からだによく効く

食材&食べあわせ手帖

改訂版

三浦理代
永山久夫
監修

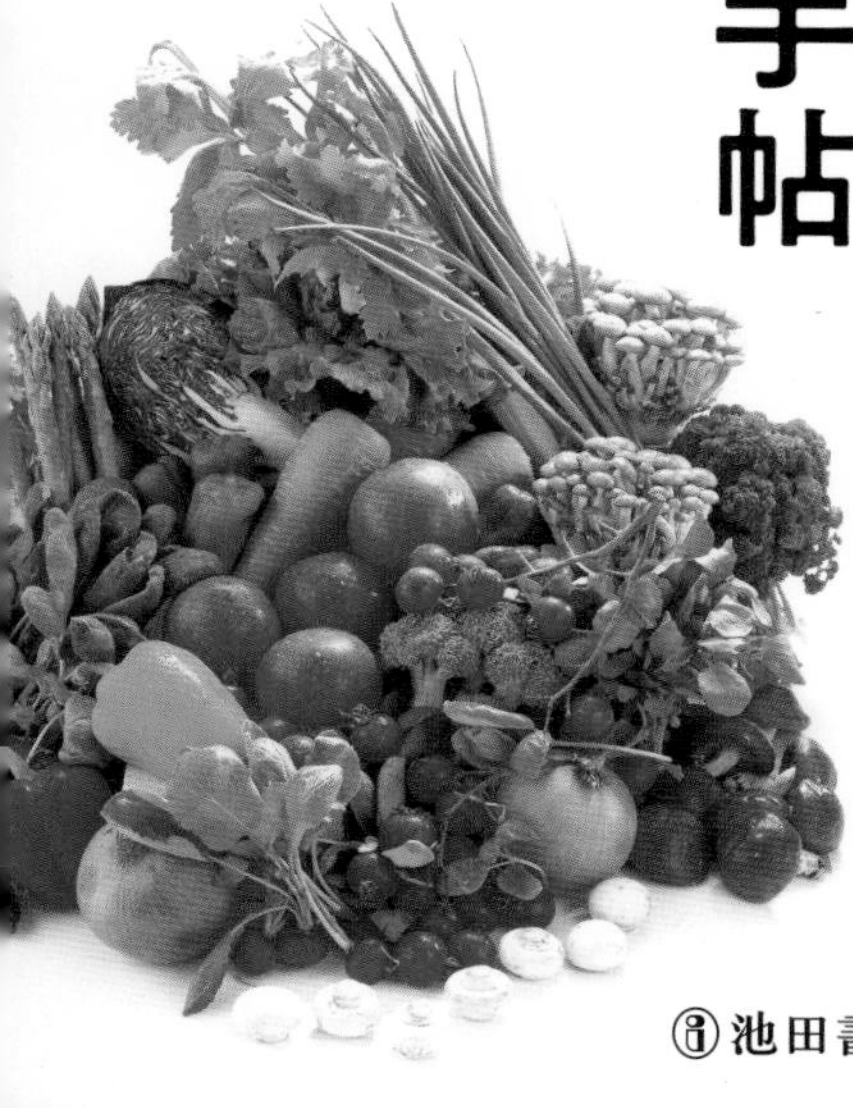

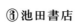

池田書店

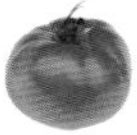
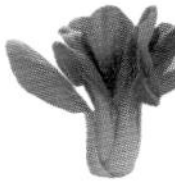
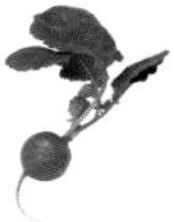
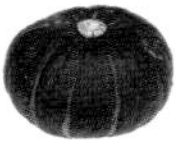

目次
contents

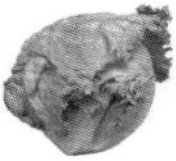 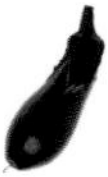 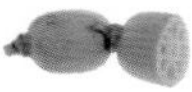 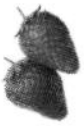 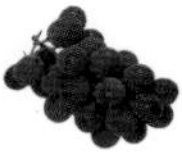 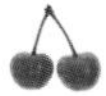

果物・木の実
fruits nuts

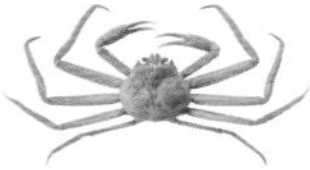
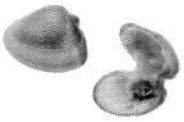
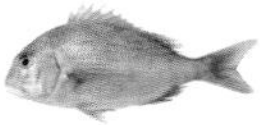
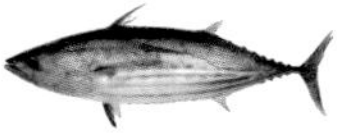
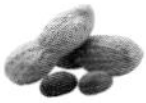

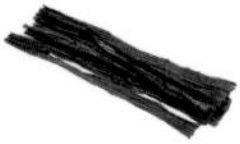
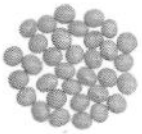
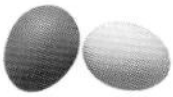
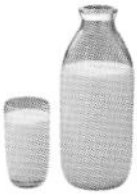
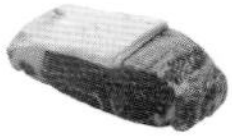

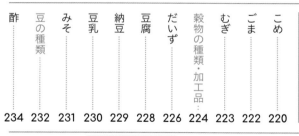

本書の使い方

本書は基本的に次のような要素で構成しています。各要素の見方として参考にしてください。

旬・選び方

その食材がもっともおいしく、栄養価が高いとされている時期を示しています。輸入品や栽培方法によって異なるため、あくまでも目安としてください。
選び方は、その食材を入手する前の主なポイントを紹介しています。種類や品種、生産地によって異なることがあるので、参考までとしてください。

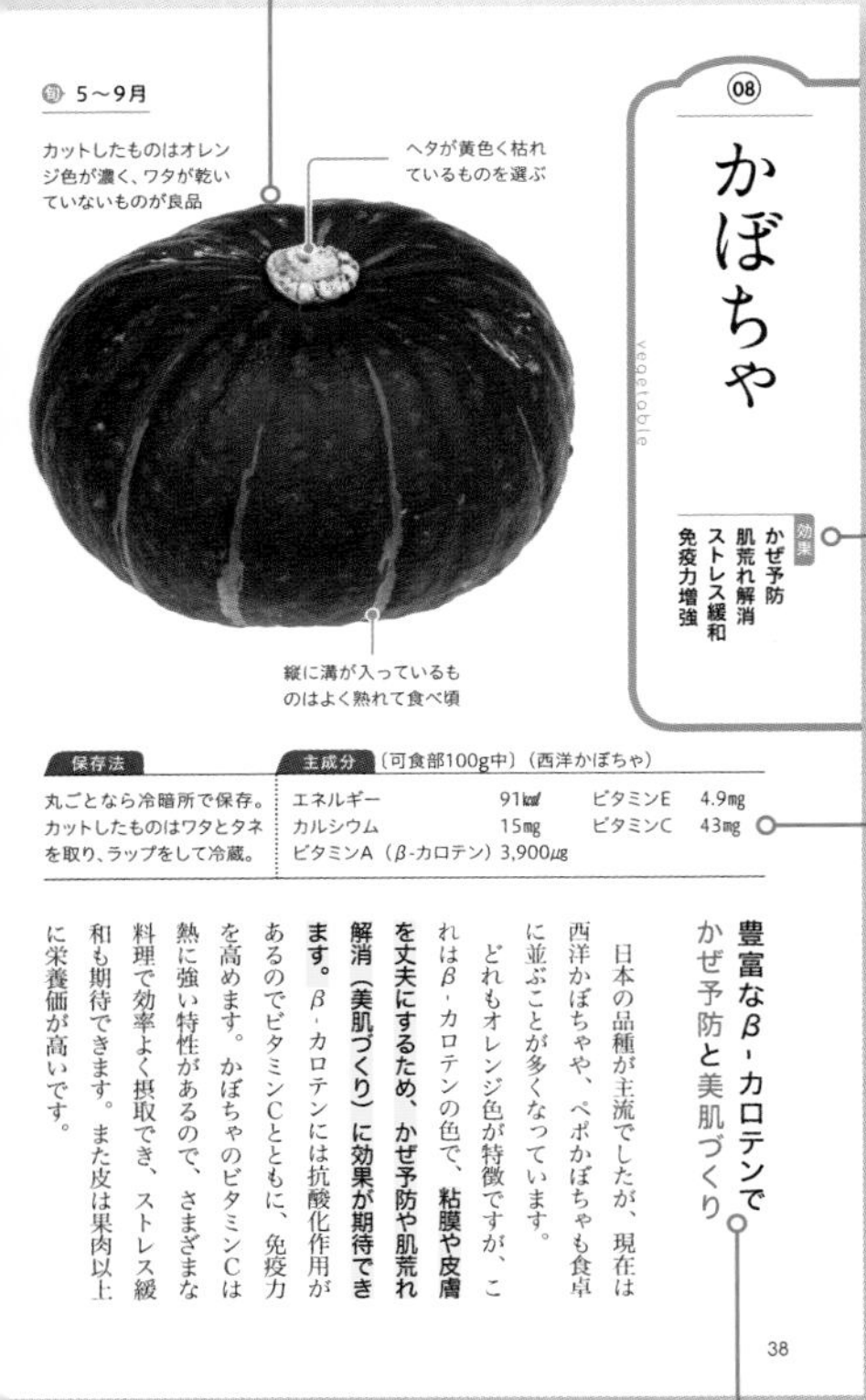

⑮ 5～9月

カットしたものはオレンジ色が濃く、ワタが乾いていないものが良品

ヘタが黄色く枯れているものを選ぶ

縦に溝が入っているものはよく熟れて食べ頃

08

かぼちゃ

vegetable

効果 かぜ予防 肌荒れ解消 ストレス緩和 免疫力増強

保存法	主成分（可食部100g中）（西洋かぼちゃ）			
丸ごとなら冷暗所で保存。カットしたものはワタとタネを取り、ラップをして冷蔵。	エネルギー	91㎉	ビタミンE	4.9㎎
	カルシウム	15㎎	ビタミンC	43㎎
	ビタミンA（β-カロテン）	3,900㎍		

豊富なβ-カロテンで
かぜ予防と美肌づくり

日本の品種が主流でしたが、現在は西洋かぼちゃや、ペポかぼちゃも食卓に並ぶことが多くなっています。

どれもオレンジ色が特徴ですが、これはβ-カロテンの色で、**粘膜や皮膚を丈夫にするため、かぜ予防や肌荒れ解消（美肌づくり）に効果が期待できます。**β-カロテンには抗酸化作用があるのでビタミンCとともに、免疫力を高めます。かぼちゃのビタミンCは熱に強い特性があるので、さまざまな料理で効率よく摂取でき、ストレス緩和も期待できます。また皮は果肉以上に栄養価が高いです。

38

効果

その食材を食べることによって得られると考えられている主な効果を表しています。ただし、体質や体調によって差はあり、必ずしもその効果を得られるというわけではありません。また、効果を得るための作用も含まれています。

保存法・主成分

その食材に適した保存法の例を記載しています。記載の保存方法が完璧ではないので、早めに食すことが前提となります。
また「魚介類」や「肉類」においては鮮度の兼ね合いがあり、保存方法は記載していません。
主成分の数値は「日本食品標準成分表（七訂）」を参考に、原則、生の食材の可食部100g中に含まれている量を示しています。㎎は1000分の1g、㎍は1000分の1㎎です。なおビタミンE（トコフェロール）は、α-トコフェロールのもののみを示しています。

食材の栄養素と、健康への影響について紹介しています。

使い切り＆お役立ち情報

その食材の栄養を余すことなくからだに摂り入れる方法や、食材のルーツ、料理以外の活用法を紹介しています。また、古くから伝えられている健康づくりのための利用方法（監修　永山久夫）を紹介しています。昔の利用方法については、必ずしもその効果を得られるというわけではなく、あくまでも食材の利用法の歴史についての情報です。

調理のコツ

その食材の持つ栄養素とおいしさを引き出すための、調理法や料理について紹介しています。

品種・種類・加工品・部位など

その食材の代表的な品種や種類、加工品を紹介しています。肉類などは部位の特徴についても紹介しています。

からだによく効く食べあわせ

その食材とほかの食材を組み合わせることで、得られると考えられる効果を紹介しています。ひとつの料理として組み合わせるもの、別の料理だが同じ食事で一緒に食べるものの両方のケースがあります。ただし、体質や体調によって差はあり、必ずしもその効果を得られるというわけではありません。また、効果を得るための作用も含まれています。

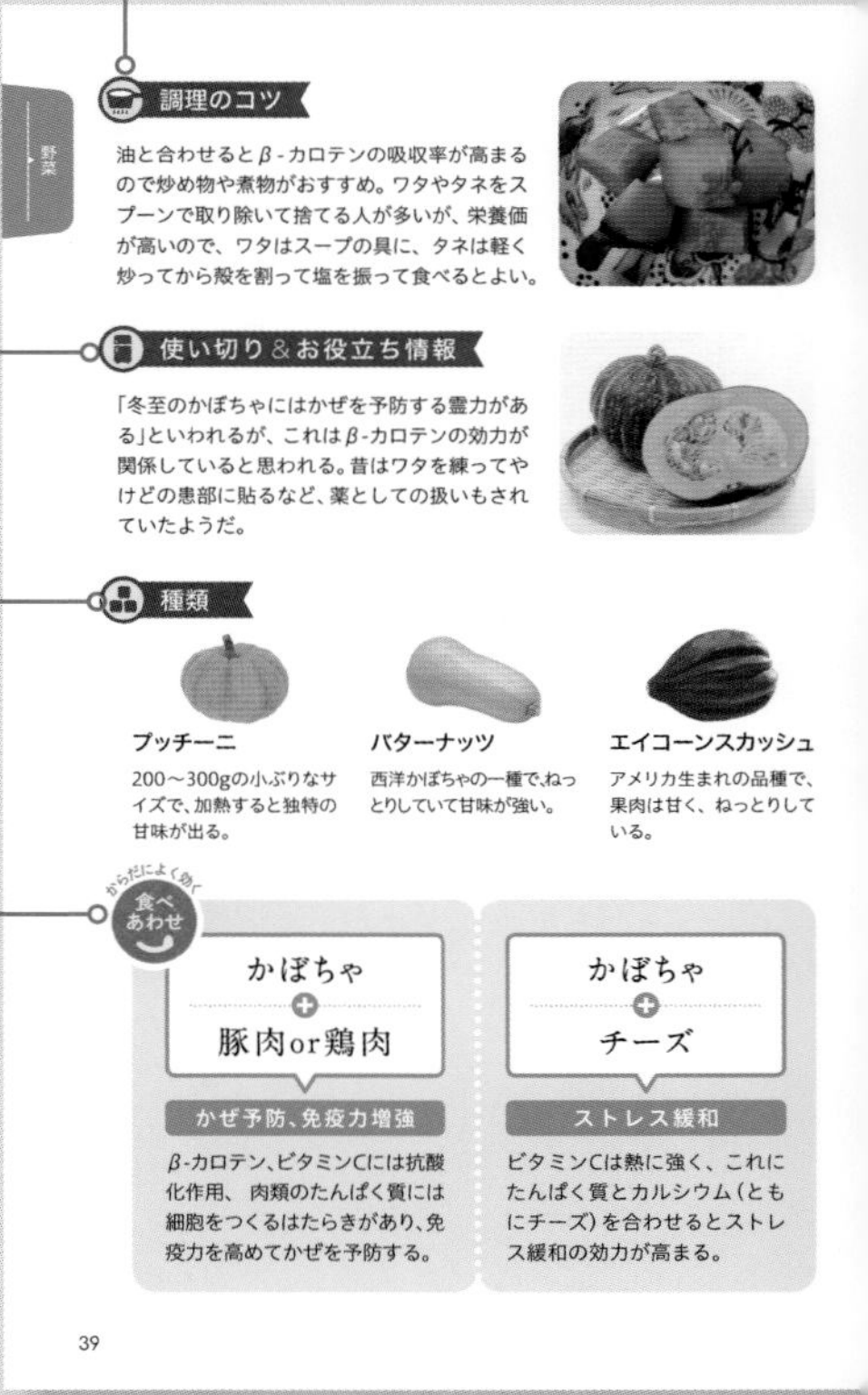

野菜

調理のコツ

油と合わせるとβ-カロテンの吸収率が高まるので炒め物や煮物がおすすめ。ワタやタネをスプーンで取り除いて捨てる人が多いが、栄養価が高いので、ワタはスープの具に、タネは軽く炒ってから殻を割って塩を振って食べるとよい。

使い切り＆お役立ち情報

「冬至のかぼちゃにはかぜを予防する霊力がある」といわれるが、これはβ-カロテンの効力が関係していると思われる。昔はワタを練ってやけどの患部に貼るなど、薬としての扱いもされていたようだ。

種類

プッチーニ
200～300gの小ぶりなサイズで、加熱すると独特の甘味が出る。

バターナッツ
西洋かぼちゃの一種で、ねっとりしていて甘味が強い。

エイコーンスカッシュ
アメリカ生まれの品種で、果肉は甘く、ねっとりしている。

からだによく効く食べあわせ

かぼちゃ＋豚肉or鶏肉
かぜ予防、免疫力増強
β-カロテン、ビタミンCには抗酸化作用、肉類のたんぱく質には細胞をつくるはたらきがあり、免疫力を高めてかぜを予防する。

かぼちゃ＋チーズ
ストレス緩和
ビタミンCは熱に強く、これにたんぱく質とカルシウム（ともにチーズ）を合わせるとストレス緩和の効力が高まる。

39

からだに必要な栄養素のはたらき

**日々の健康維持に、子どもの成長に、
加齢による衰えに、"食べあわせ"が大事！**

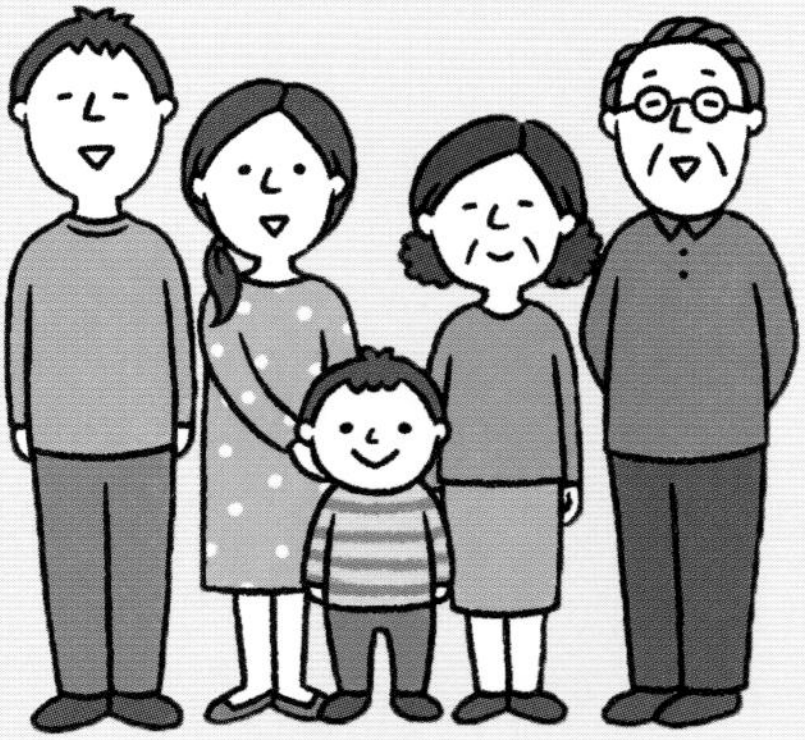

たんぱく質　炭水化物　脂質

ミネラル　ビタミン

体調を整えるには、五大栄養素をバランスよく！

健康なからだをつくるのに、また不調を回復させるのには栄養が欠かせません。**必要な栄養素を摂り入れるには、複数の食物を組み合わせたバランスのよい食事が大切**になります。栄養素には、「たんぱく質」、「炭水化物」（糖質、食物繊維）、「脂質」のエネルギー源（三大栄養素といいます）と、「ビタミン」、「ミネラル」のからだの機能を調整するものがあります。これらを五大栄養素と呼び、すべてをバランスよく摂ることで、健康なからだになるのです。また五大栄養素はさらに細分化され、役割や効能も違います。

五大栄養素

No.1

たんぱく質

protein

p10

約20種類のアミノ酸で構成され、筋肉や内臓、酵素、ホルモン、脳の神経伝達物質などをつくる。体内でつくれない必須アミノ酸は9種類あり、肉、魚、卵、乳、だいずなどに含まれている。

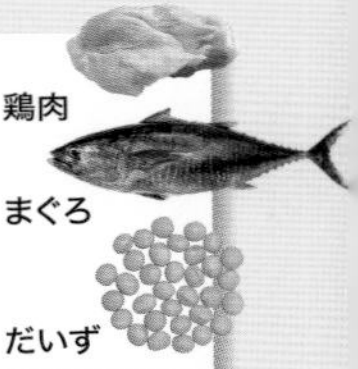
鶏肉
まぐろ
だいず

No.2

炭水化物

carbohydrates

p12

体内でブドウ糖や果糖などに分解されてエネルギーになる糖質は、果物や穀物に多く含まれている。整腸作用のある食物繊維は、穀物、野菜、果物、きのこ類、海藻類に豊富。

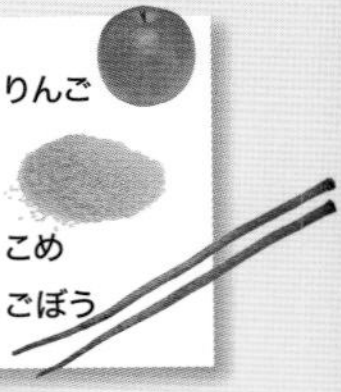
りんご
こめ
ごぼう

No.3

脂質

lipid

p14

エネルギーを生み出し、主に血液や細胞膜、ホルモンなどをつくる。脂質を構成する脂肪酸は、飽和脂肪酸と不飽和脂肪酸の2種類があり、前者は肉類、後者は魚類や植物油に豊富。

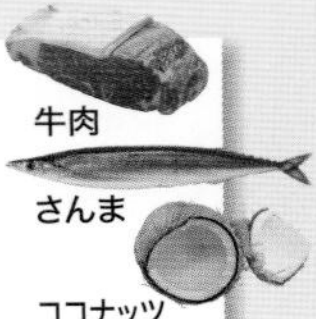
牛肉
さんま
ココナッツ
オイル

No.4

ミネラル

mineral

p15

骨の形成、血圧や体温の調整、神経や筋肉などの機能維持などにはたらく。16種類の必須ミネラルがあり、種類によって野菜、果物、牛乳、肉、魚介類など含まれる食材はさまざま。

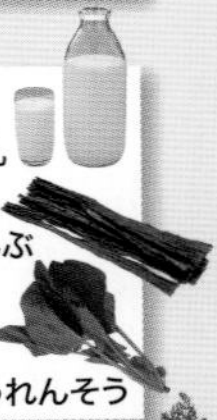
牛乳
こんぶ
ほうれんそう

No.5

ビタミン

vitamin

p16

からだの機能を正常にはたらかせるほか、たんぱく質、脂質、糖質のはたらきを助ける役割もある。野菜、果物、穀類に多く含まれており、種類は脂溶性と水溶性に分けられる。

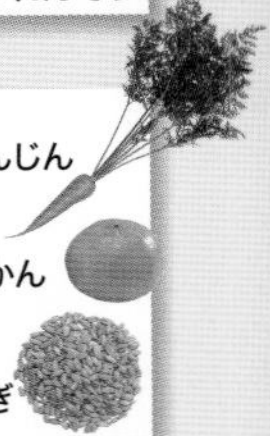
にんじん
みかん
むぎ

からだに必要な栄養素のはたらき —— ①

たんぱく質

protein

食べ物から摂取

［ 必須アミノ酸 ］

体内では合成されず、必ず食物から摂取しなければならないアミノ酸。筋肉づくりに関係するものや、神経伝達や機能に関わるもの、代謝を促進するものなどがある。

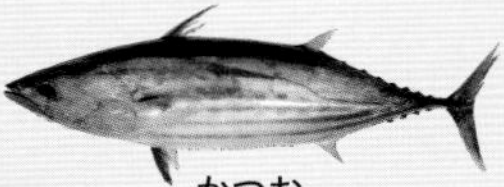

かつお

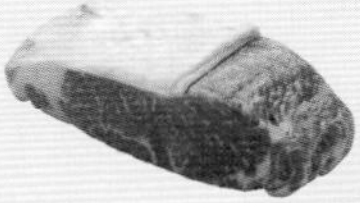

牛肉

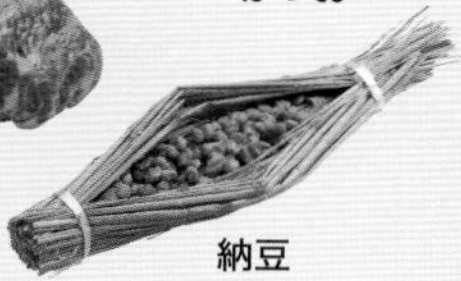

納豆

体内で合成できる

［ 非必須アミノ酸 ］

体内で合成できるアミノ酸だが、それぞれに重要なはたらきがあるため食物からも摂取したい。からだの機能に関わるもののほか、グルタミン酸などうま味成分のものもある。

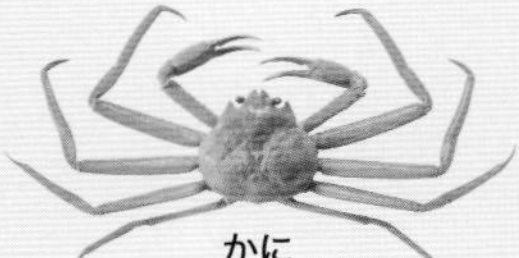

かに

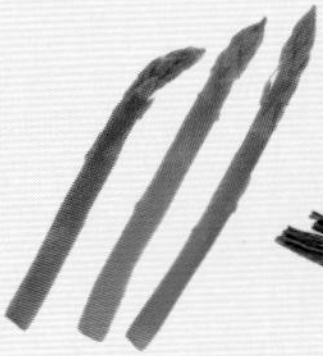

アスパラガス

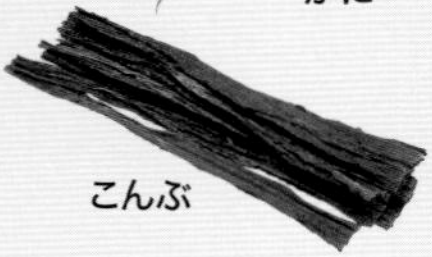

こんぶ

筋肉だけじゃない！ 内臓・血液・肌・心を健康に

からだの約60%は水分でできていますが、その次に多いのがたんぱく質で、約20%を占めます。たんぱく質は約20種類のアミノ酸が結合してできており、特に必須アミノ酸と呼ばれる9種類は体内で合成されないため食物から積極的に摂取する必要があります。

たんぱく質には**筋肉づくりのはたらきがある**ことはよく知られていますが、実は全身のエネルギー源であり、**内臓や血液、肌、髪、遺伝子をつくったり、ストレスなどのメンタル面にも関わっていたり**、健康を維持するための重要な役割があるのです。

からだをつくるもとになるたんぱく質

部位	たんぱく質	役割
脳	セロトニン	精神の安定。感情のコントロール。
目	クリスタリン	焦点を合わせる。眼のレンズ機能。
口腔	リゾチーム	細菌から守る。
舌	受容体たんぱく質	味を脳に伝える。
肺	炭酸脱水酵素	酸素と二酸化炭素を交換する。
胃	ペプシン	胃でたんぱく質を分解する。
十二指腸	トリプシン	十二指腸でたんぱく質を分解する。
すい臓	インスリン	血糖値を下げる。
肝臓	アルコール分解酵素	アルコールを分解する。
爪・髪	ケラチン	表皮細胞の構造を支える。
肌	コラーゲン	肌の張りと弾力を生み出す。
筋肉	アクチン	筋肉をつくり、運動を起こす。
血液	ヘモグロビン	酸素をからだ全体に運ぶ。
免疫	抗体	体内に入った異物質を排除する。

たんぱく質+αの食べあわせ

＼免疫力増強／

豚肉 + にんじん

免疫機能を正常に保つたんぱく質（豚肉）に、有害な活性酸素からからだを守るβ-カロテン(にんじん)を組み合わせると免疫力を高められる。

＼ストレス解消／

かれい + こまつな

たんぱく質(かれい)とビタミンC（こまつな）はストレスで消費されやすいので、これらをつねに組み合わせて摂取することで、ストレス解消につながる。

＼筋肉と骨の強化／

さけ + 牛乳

たんぱく質(さけ)はカルシウム（牛乳）の吸収を高める作用があり、骨の健康維持に役立つ。さけのビタミンDはたんぱく質による筋肉づくりを助ける。

炭水化物（糖質、食物繊維）

carbohydrates

［ 消化・吸収による炭水化物の分類 ］

炭水化物

消化性炭水化物

からだで消化・吸収され、主にエネルギーとして利用される。食物の消化性炭水化物はからだの中でブドウ糖など（食物によって種類や、種類の数は違う）に分解され、小腸で吸収される。

↓

糖質

難消化性炭水化物

からだではほとんど消化・吸収されないもので、水に溶けるもの（水溶性）と溶けないもの（不溶性）がある。エネルギーとしてはほとんど利用されないが、腸のはたらきを整える役割がある。

↓

食物繊維

糖質はエネルギーの源
食物繊維は腸にはたらく

多数の種類がある炭水化物は、「糖質」と「食物繊維」に分かれます。糖質には砂糖やごはん、いもなどに含まれるでんぷんも入ります。**「糖質」は消化・吸収されてエネルギーになります。**一方、ほとんど消化・吸収されないのが「食物繊維」です。**不溶性食物繊維は排便を促し、腸内環境を整える**作用があります。**水溶性食物繊維は血糖値の急上昇やコレステロールの吸収を抑える**のにはたらきます。

炭水化物は、エネルギー源としてだけでなく、食物繊維としてのはたらきを持つ重要な食材なのです。

エネルギーに関わる！

[糖質を多く含む食材]

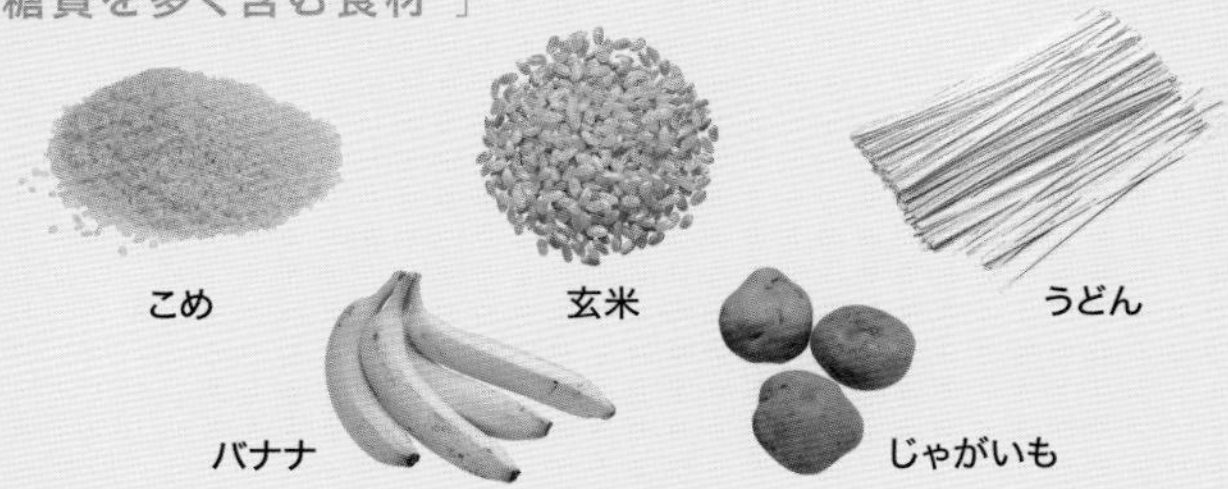
こめ
玄米
うどん
バナナ
じゃがいも

腸内改善にはたらく！
血糖値を抑制する！

[食物繊維を多く含む食材]

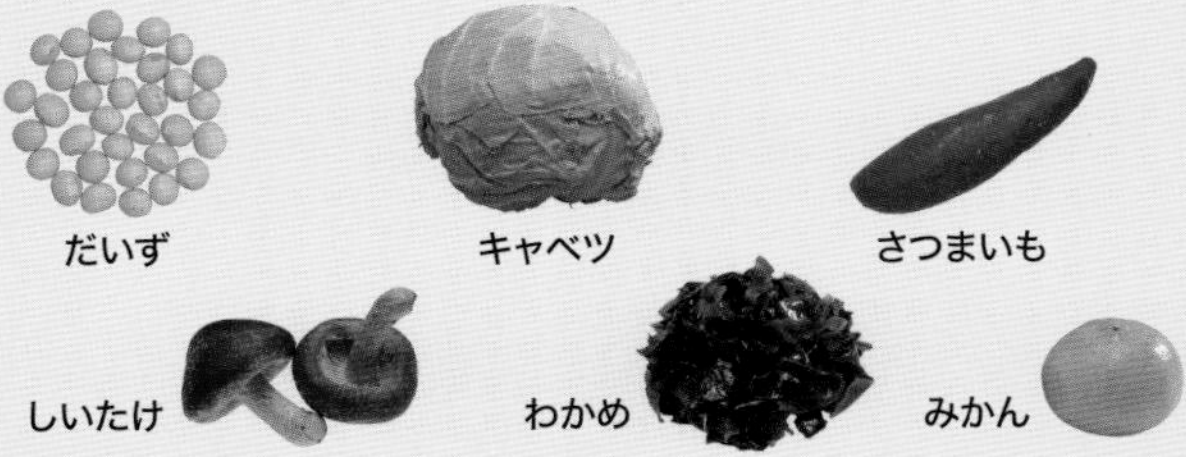
だいず
キャベツ
さつまいも
しいたけ
わかめ
みかん

炭水化物+αの 食べあわせ

＼疲労をやわらげる／

玄米 ＋ ごま

糖質（玄米）を素早くエネルギーに変えるビタミンB_1（ごま）を組み合わせると、疲労をやわらげる効果が期待できる。

＼腸内環境を整える／

さつまいも ＋ ブロッコリー

排便を促す食物繊維（さつまいも）に、抗酸化作用により細胞を丈夫にするβ-カロテン（ブロッコリー）を組み合わせる。

＼血流改善／

わかめ ＋ たけのこ

コレステロールの吸収を抑え、余分なコレステロールを排泄する食物繊維同士を組み合わせ、血流の改善を促す。

脂質

lipid

[脂質を多く含む食材]

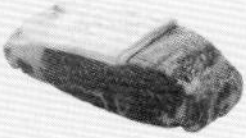
牛肉

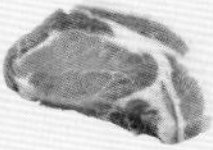
豚肉

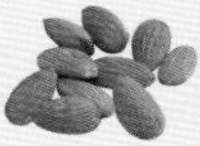
アーモンド

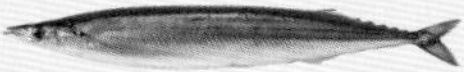
さんま

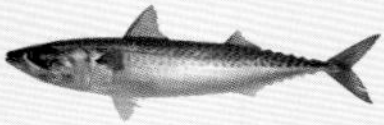
さば

脂質+αの 食べあわせ

＼ 血流改善 ／

さば ＋ だいこん

コレステロール低下作用のある脂肪酸(さば)に、血圧低下作用のあるカリウム（だいこん)を組み合わせて血流改善に期待。

＼ 脳の活性化 ／

まぐろ ＋ パスタ

脳の活性化にはたらく脂肪酸（まぐろ）に、脳のエネルギーになる糖質（パスタ）を組み合わせると相乗効果が生まれる。

＼ 免疫力増強 ／

さんま ＋ 鶏卵

コレステロール低下作用のある脂肪酸(さんま)に、良質なたんぱく質（鶏卵）を組み合わせると免疫力増強が期待できる。

少量でも大きなエネルギーに 摂りすぎは不調を招く

脂質はもっとも高いエネルギーを生み出します。その量は糖質やたんぱく質の2倍以上といわれています。ただし、余剰となったエネルギーの多くは中性脂肪として体内に蓄積されます。いわゆる体脂肪で肥満や生活習慣病の原因になりますが、**内臓を守るクッションとなり、体温の維持にも役立っています。**

また、脂質は細胞膜やホルモンの材料にもなり、ビタミンA、D、Eなどの吸収を高める役割もあります。摂りすぎには注意が必要ですが、脂質はからだにとって重要な栄養素なのです。

からだに必要な栄養素のはたらき —— ④

ミネラル

mineral

[からだに不足しがちなミネラルの種類と食材]

ナトリウム

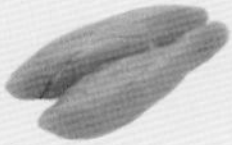

たらこ

体内の水分バランスや、細胞内外の浸透圧を維持する。

カリウム

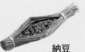

納豆

似た作用のあるナトリウムの余剰分を排泄し、むくみ解消に役立つ。

カルシウム

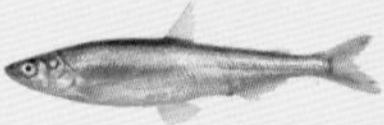

ししゃも

骨や歯をつくったり丈夫にしたりする。筋肉の収縮にもはたらく。

マグネシウム

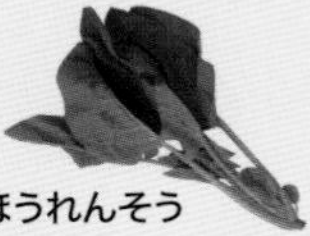

ほうれんそう

骨の形成、血圧の調節、糖質の代謝やたんぱく質の合成を助ける。

亜鉛

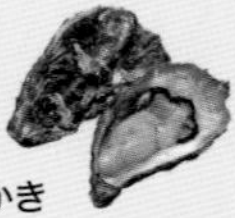

かき

細胞分裂、たんぱく質の合成、ホルモンの合成や分泌に作用する。

リン　鉄　銅　マンガン　ヨウ素　セレン　クロム　モリブデン

体内では合成できない栄養素 食事からバランスよく摂取を

体内に5%しか含まれず、からだの中でしか合成されないため、食物から摂取する必要があります。さまざまな種類があり、細胞内外の状態を正常に保ち、水分量の調整を行うナトリウムやカリウム、骨づくりに関わるカルシウム、血流に関わる鉄、さまざまな代謝のはたらきに役立つ亜鉛をはじめ、**必須ミネラルとされる16種類は不足するとからだの不調の原因に**なります。

ただし、これらは過剰摂取によっても不調の原因になるので、適量を摂取するのはもちろん、ほかの栄養素と上手に組み合わせることが大切です。

ビタミン

vitamin

[脂溶性ビタミンを多く含む食材]

ビタミンA

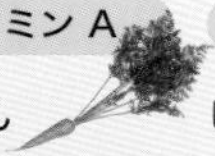

にんじん

粘膜や皮膚を正常に保ち、免疫力増強にはたらく。

ビタミンD

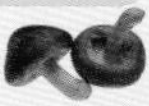

しいたけ

骨づくりに作用するカルシウムの吸収を促す。

ビタミンE

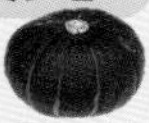

かぼちゃ

抗酸化作用により細胞を守り、血流改善にはたらく。

ビタミンK

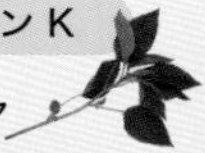

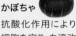

モロヘイヤ

血液の凝固や抑制、カルシウムの骨への沈着に作用する。

脂溶性ビタミン+αの 食べあわせ

＼細胞を丈夫にする／

かぼちゃ ＋ 豚肉

細胞を丈夫にするビタミンA（β-カロテン）に、細胞をつくるたんぱく質(豚肉)を組み合わせる。

＼骨を丈夫にする／

干ししいたけ ＋ こまつな

ビタミンD（干ししいたけ）はカルシウム（こまつな）の吸収力を高めるはたらきがあり、骨を丈夫にする。

血管、粘膜、皮膚、骨に必要 毎日一定量を摂りたい

血管や粘膜、皮膚、骨をはじめ、からだのあらゆる機能を正常にはたらかせるために必要な栄養素です。野菜や果物、穀類に多く含まれていることはよく知られていますが、肉や魚に含まれている種類もあります。ビタミンは4種類の脂溶性ビタミンと、9種類の水溶性ビタミンに分けられ、それぞれが健康を保つ役割を持ちます。

からだに必要な量は微量ですが、**体内ではほとんどつくられないので、毎日の食事で一定量を摂り、また、吸収しやすい料理にすることが大切**です。

［ 水溶性ビタミンを多く含む食材 ］

ビタミン B_1

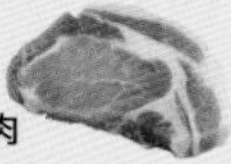

豚肉

糖質がエネルギーに変わるのを助け、疲労物質がたまるのを防ぐ。

ビタミン B_2

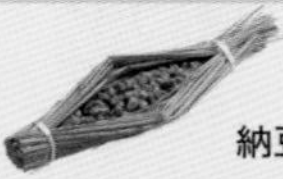

納豆

エネルギー代謝や、皮膚や毛髪の新陳代謝を促す役割がある。

ナイアシン

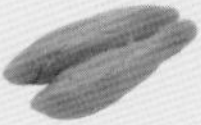

たらこ

糖質や脂質、たんぱく質がエネルギーに変わるのを助ける。

ビタミン B_6

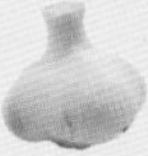

にんにく

たんぱく質の代謝にはたらく。皮膚や粘膜、髪の健康を保つ。

ビタミン B_{12}

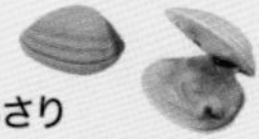

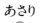

あさり

赤血球の生成にはたらき、貧血予防の効果にも期待できる。

葉酸

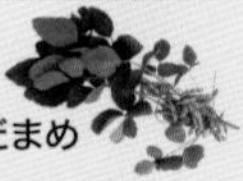

えだまめ

赤血球の生成に関わり、細胞の遺伝情報の合成にもはたらく。

パントテン酸

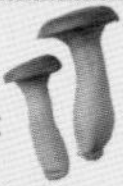

エリンギ

糖質や脂質のエネルギー代謝、ホルモンの合成に関わる。

ビオチン

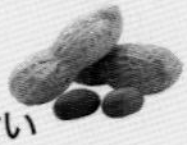

らっかせい

糖質、脂質、たんぱく質の代謝に関わり、皮膚の健康を維持。

ビタミンC

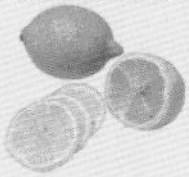

レモン

皮膚、血管、筋肉づくりに関わり、免疫力増強にはたらく。

水溶性ビタミン+αの食べあわせ

＼ 免疫力増強 ／

豚肉
＋
キャベツ

疲労をやわらげるビタミン B_1（豚肉）に、細胞を丈夫にするビタミンC（キャベツ）を組み合わせると、免疫力増強の相乗効果が生まれる。

＼ 血流改善 ／

あさり
＋
ブロッコリー

赤血球の生成に関わるビタミン B_{12}（あさり）には、血流改善にはたらく鉄も含まれ、鉄の吸収を高めるビタミンC（ブロッコリー）との組み合わせがよい。

免疫力を増強させる食材

［ 免疫力に関わる栄養素と食材 ］

ビタミン B_1

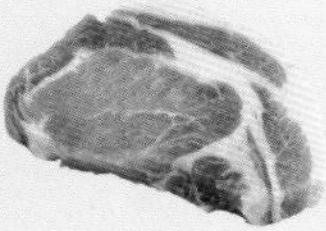

豚肉

ビタミン C

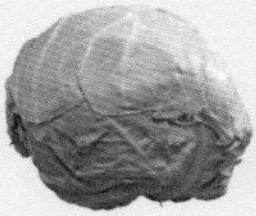

キャベツ

たんぱく質

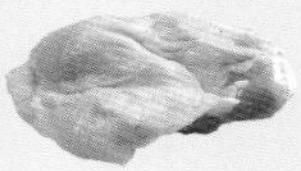

鶏肉

β - カロテン

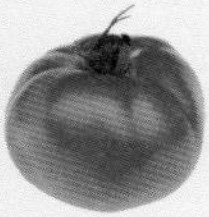

トマト

食物繊維

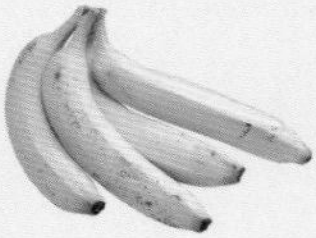

バナナ

ビタミン E

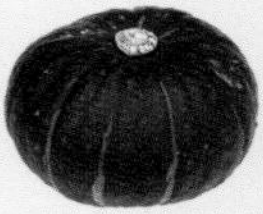

かぼちゃ

ウィルスや疲労に負けない食べあわせとは？

からだのダメージを防ぐには、免疫力を高めることが必要です。栄養バランスを整えることが大前提ですが、その中でも細胞を丈夫にする栄養素を積極的に摂りましょう。具体的には**筋肉や骨の形成に関わるたんぱく質をベースに、抗酸化作用のあるβ - カロテン、ビタミンC、Eを組み合わせます。**

また、胃腸のはたらきを高め、栄養の吸収・消化を促すことも重要。食物繊維がこの役割を果たします。疲労をためないからだにするには、たんぱく質と、疲労物質の処理に関わるビタミン B_1 を組み合わせるとよいでしょう。

［ 免疫力を増強させる食べあわせ ］

1 細胞を丈夫にする

からだによく効く食べあわせ

ツナ ＋ あしたば

筋肉、骨、血液などの細胞づくりに関わるたんぱく質（ツナ）に、抗酸化作用により細胞を丈夫にするβ-カロテン（あしたば）を合わせる。

豚肉 ＋ キャベツ

細胞をつくるたんぱく質（豚肉）に、抗酸化作用により細胞が傷つくのを防ぐビタミンC（キャベツ）を組み合わせる。

2 胃腸のはたらき強化

からだによく効く食べあわせ

バナナ ＋ ヨーグルト

整腸作用のある食物繊維（バナナ）と乳酸菌（ヨーグルト）の組み合わせ。バナナの糖質、ヨーグルトのたんぱく質で免疫力をさらに高める。

たけのこ ＋ セロリ

食物繊維が豊富な食材を組み合わせ、腸内環境をより整える。排便を促して有害物質を排出し、血流改善にはたらき、免疫力増強に期待。

3 疲労をためない

からだによく効く食べあわせ

豚肉 ＋ さやえんどう

細胞やストレス耐性を強化するたんぱく質（豚肉）と、疲労物質を処理するビタミンB_1（さやえんどう）の組み合わせ。豚肉はビタミンB_1も豊富。

豆腐 ＋ 豚肉

良質なたんぱく質が豊富な豆腐に、疲労物質を処理するビタミンB_1（豚肉）を組み合わせる。ビタミンB_1は糖質の代謝にもはたらく。

疲労をやわらげる食材

［ 疲労回復に役立つ栄養素と食材 ］

ビタミン B_1

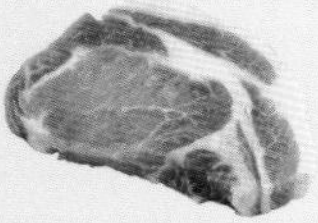

豚肉

ビタミン B_2

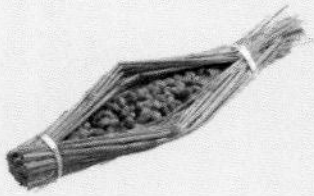

納豆

ビタミン B_6

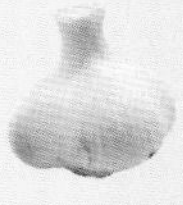

にんにく

ビタミン C

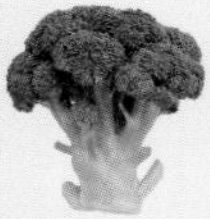

ブロッコリー

たんぱく質

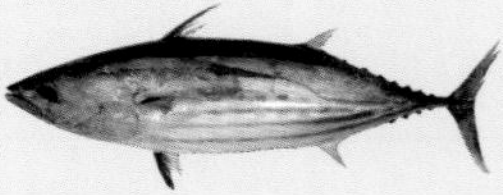

まぐろ

クエン酸

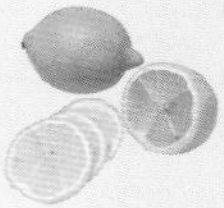

レモン

たんぱく質をベースに疲労回復の栄養を合わせる

疲れたときに第一に考えるのがエネルギー補給です。特にたんぱく質は暑さなどで消費されやすいため、食事のベースにします。**たんぱく質の代謝を助けるビタミンB_2、B_6を組み合わせるとよい**でしょう。また、ビタミンB_1やC、カリウムは汗で失われやすいため、意識して摂りたい栄養素です。

疲労物質を取り除く栄養素にも注目です。果糖、クエン酸、リンゴ酸、乳酸菌、ビタミンB_1などがそれに当たります。体内の水分量を調整したり、血流改善にはたらいたりするミネラルも上手に組み合わせるとよいでしょう。

[疲労回復を促す食べあわせ]

1 消費される栄養素を補う

からだによく効く 食べあわせ

すいか ＋ メロン

汗で失われるカリウムと、暑さで消費されるビタミンCの両方を含むすいかとメロンを一緒に食べることで、相乗効果が生まれる。

えだまめ ＋ 鶏肉

汗とともに失われるビタミンB_1とCをえだまめで補い、暑さで消費されるたんぱく質（鶏肉）を一緒に摂ることで夏バテ防止に役立つ。

2 筋肉や皮膚、血管を丈夫にする

からだによく効く 食べあわせ

もも ＋ ヨーグルト

血圧低下作用のあるカリウム(もも)に、骨を丈夫にするカルシウム(ヨーグルト）を組み合わせ、からだの衰え防止にはたらきかける。

カリフラワー ＋ ブロッコリー

強力な抗酸化作用により細胞を丈夫にするビタミンCとβ-カロテンを含む、カリフラワーとブロッコリーを組み合わせる。

3 疲労物質を取り除く

からだによく効く 食べあわせ

梅干し ＋ トマト

疲労物質の乳酸を分解して排出するクエン酸(梅干し)に、抗酸化作用により細胞を丈夫にするリコピン（トマト）を組み合わせ、回復を促す。

なし ＋ かき

なしの果糖やリンゴ酸、クエン酸は疲労物質を取り除く作用がある。これにかきを組み合わせ、失われやすいカリウムとビタミンCを補う。

筋肉や骨の衰えを防ぐ食材

［ 低栄養状態にならないための食材 ］

たんぱく質

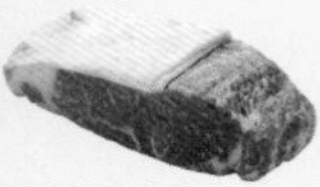

牛肉

カルシウム

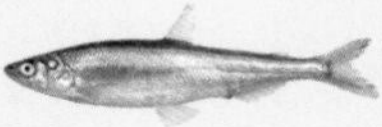

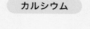

ししゃも

マグネシウム

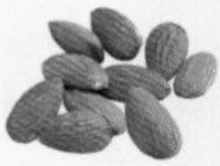

アーモンド

ビタミンD

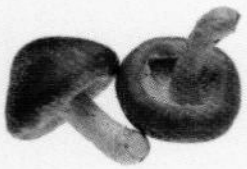

しいたけ

ビタミンK

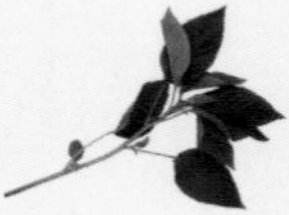

モロヘイヤ

低栄養とは？

エネルギーとたんぱく質が欠乏し、健康なからだを維持するために必要な栄養素が足りない状態のこと。また身体的機能や認知機能の低下が見られることを「フレイル」という。

たんぱく質を中心とした筋肉と骨に役立つ食事に

食欲がなくなった、力がなくなった、歩くのが億劫になった、と感じることはありませんか？　加齢とともに筋力や活動が低下してくるとこのような症状が現れることがあります。これは低栄養状態といい、特に高齢者の場合、健康寿命に影響を与えます。

低栄養状態を防ぐのにもっとも重要なのはたんぱく質。筋肉や血液をつくるのにはたらく栄養素で、これに骨や歯を丈夫にするカルシウムやビタミンDなどを組み合わせた食事にしていきます。これらの栄養素は成長期の子どもにも必要なものです。

［ 体力を養う食べあわせ ］

1 筋力を高める

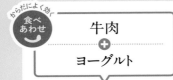

からだによく効く食べあわせ

牛肉 ＋ ヨーグルト

必須アミノ酸をすべて含む牛肉のたんぱく質。これにたんぱく質の分解を促す乳酸菌（ヨーグルト）を組み合わせる。

さけ ＋ たまねぎ

たんぱく質、ビタミンB群が豊富なさけに、ビタミンB_1の吸収を促す硫化アリルが豊富なたまねぎを組み合わせる。

2 丈夫な骨を保つ

からだによく効く食べあわせ

ししゃも ＋ だいず

カルシウム（ししゃも）と、骨を丈夫にするイソフラボン（だいず）を組み合わせる。ししゃもはミネラルが豊富で新陳代謝も促す。

しらす ＋ 葉ねぎ

しらすは、たんぱく質、カルシウムの吸収を高めるビタミンDを含む。葉ねぎはカルシウムを沈着させるビタミンKを含む。

3 血流改善で筋肉と骨の生成を助ける

からだによく効く食べあわせ

しいたけ ＋ あじ

しいたけは血圧低下に作用するカリウムや、コレステロール低下作用のあるエリタデニンが含まれる。あじの脂肪酸は血行促進にはたらく。

らっかせい ＋ 豚肉

抗酸化作用のあるビタミンE（らっかせい）は血管壁をきれいにする作用がある。これに血管をしなやかにするたんぱく質（豚肉）を合わせる。

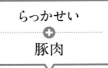

肌や髪など美容に役立つ食材

［ 美容に関わる栄養素と食材 ］

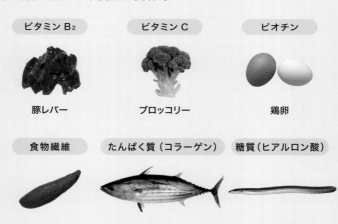

ビタミンB_2

豚レバー

ビタミンC

ブロッコリー

ビオチン

鶏卵

食物繊維

さつまいも

たんぱく質（コラーゲン）

まぐろ

糖質（ヒアルロン酸）

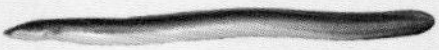

うなぎ

シミや肌荒れにもたんぱく質ビタミンと食物繊維を足す

筋肉や骨づくりにはたらく**たんぱく質は、肌や髪の細胞をつくる作用もあります。**肌に張りを生み出すコラーゲンや、弾力を与えるエラスチンなどが代表例です。たんぱく質による筋肉づくりで脂肪を燃焼させ、基礎代謝を高める効果も美容にはたらきます。

美肌づくりにはビタミンも欠かせません。細胞の新陳代謝を促すビタミンB_2、コラーゲンの生成を助けるビタミンC、肌荒れを防ぐビオチンなどが主なものです。腸内環境を整え有害物質を取り除く食物繊維、肌の保湿に関わる糖質のヒアルロン酸なども重要です。

［ 美容効果が期待できる食べあわせ ］

1 肌に張りを与える

からだによく効く 食べあわせ

かいわれだいこん ＋ かつお

かいわれだいこんのビタミンCは、かつおのコラーゲン（たんぱく質）の生成に役立つ。肌の張りを生み出す効果が期待できる。

だいこんの葉 ＋ 鶏肉

だいこんの葉にはβ-カロテン、カルシウム、ビタミンCといった肌づくりに作用する栄養が豊富。皮膚をつくるたんぱく質（鶏肉）を合わせる。

2 髪に潤いを与える

からだによく効く 食べあわせ

さけ ＋ トマト

さけには髪の栄養源となるたんぱく質の生成にはたらくビタミンB_2が含まれており、抗酸化作用のあるリコピン（トマト）が髪に張りをもたらす。

鶏卵 ＋ じゃがいも

鶏卵には髪の健康を保つ栄養素が多数含まれている。これにコラーゲン（たんぱく質）の生成に役立つビタミンC（じゃがいも）を合わせる。

3 脂肪燃焼にはたらく

からだによく効く 食べあわせ

納豆 ＋ とうがらし

たんぱく質は脂肪燃焼、納豆菌は脂肪分解酵素の生成、ビタミンB_2は脂質の代謝に関わる。とうがらしの辛味成分は体脂肪の分解に役立つ。

牛肉（赤身） ＋ 豆腐

たんぱく質が豊富な食材を組み合わせ、基礎代謝を高めて脂肪燃焼しやすいからだをつくる。牛肉は脂質が少ない赤身がよりよい。

血圧や血糖値に関わる食材

［ 血圧や血糖値の低下作用のある栄養素と食材 ］

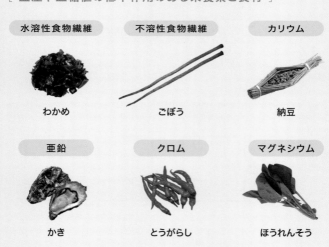

水溶性食物繊維

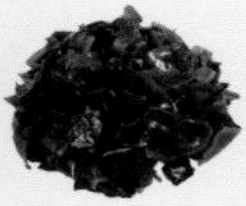

わかめ

不溶性食物繊維

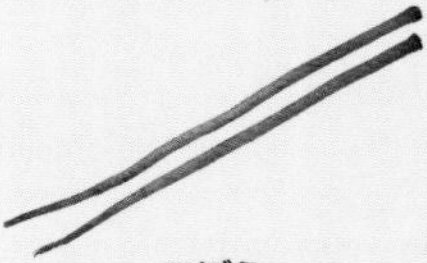

ごぼう

カリウム

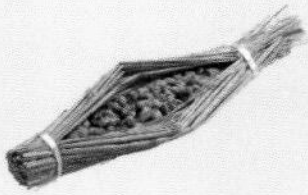

納豆

亜鉛

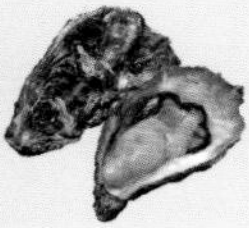

かき

クロム

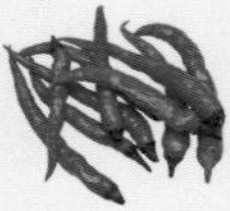

とうがらし

マグネシウム

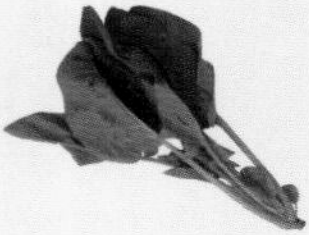

ほうれんそう

食物繊維とミネラルで過剰なナトリウムを排出する

暴飲暴食、睡眠不足など生活習慣の乱れから血糖値や血圧が高くなることがあります。この状態が続くと高血圧や糖尿病の原因になります。**血圧を下げるには体内のナトリウムを排出する必要があります。**また、水分を排出することで血圧の上昇を抑えられますが、これには食物繊維やカリウム、亜鉛、クロム、マグネシウムといったミネラルがはたらきます。

食材では野菜、魚介類、海藻類に多く含まれています。これらにはコレステロール値を下げる作用もあるので積極的に摂取しましょう。

[血圧や血糖値の調整をする食べあわせ]

からだによく効く 食べあわせ

\ 血圧 /

エリンギ ＋ あさり

血圧低下作用のあるカリウム（エリンギ）に、コレステロール低下作用のあるタウリン（あさり）を組み合わせる。

\ 血圧 /

さといも ＋ 豚肉

さといものぬめり成分は、血圧とコレステロールを低下させ、血管をしなやかにするたんぱく質（豚肉）を組み合わせる。

\ 血圧 /

さば ＋ さやいんげん

血圧低下やコレステロール低下にはたらくDHA、EPAが豊富なさばに、食物繊維（さやいんげん）を組み合わせる。

\ 血糖値 /

オクラ ＋ まぐろ

オクラの食物繊維は、血糖値の上昇を抑制するはたらきがあり、コレステロールの低下作用があるDHA（まぐろ）を組み合わせる。

\ 血糖値 /

ひじき ＋ だいず

ひじきは血糖値を正常に保つのに作用するミネラルが豊富。これにたんぱく質や食物繊維が豊富なだいずを組み合わせる。

\ 血糖値 /

かき ＋ にら

かきには血糖値を調整する作用のある亜鉛をはじめ、ミネラルが豊富。これに食物繊維が豊富なにらを組み合わせると、相乗効果が生まれる。

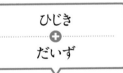

脳を活性化させる食材

［ 脳の活性化に役立つ栄養素と食材 ］

ブドウ糖

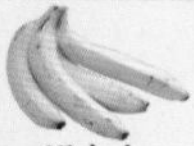

バナナ

DHA

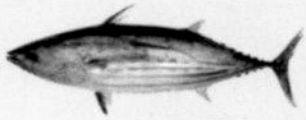

まぐろ

レシチン

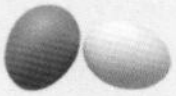

鶏卵

アラキドン酸

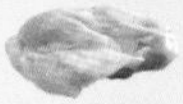

鶏肉

［ 脳の活性化が期待できる食べあわせ ］

からだによく効く 食べあわせ

さんま ＋ こめ

脳の活性化に役立つDHA(さんま)に、脳のエネルギーになる糖質（こめ）を組み合わせる。さらにだいこんおろしを合わせると消化を促す。

さば ＋ にんじん

さばに含まれるビタミンEは、脳の活性化にはたらくDHAの酸化を防ぐ。これに細胞が傷つくのを防ぐβ-カロテン(にんじん)を組み合わせる。

エネルギーはブドウ糖 魚のDHAを積極的に摂取

適度な運動や十分な睡眠が脳の機能を高めることはよく知られていますが、実は食事も大きく関係しています。まず、脳のエネルギーとなるのはブドウ糖です。脳の機能を高めるほか、記憶力や集中力を高め、さらに脳の疲れをやわらげるはたらきもあります。

また、**近年脳の活性化で注目され続けているのが、脳の構成物質であるDHA**です。特に青魚に豊富です。神経伝達に関わるレシチンや脳細胞をつくるアラキドン酸なども重要な栄養素です。これらを食事で組み合わせると効果がより期待できます。

野菜

vegetable

身近な野菜（一部加工品）を50音別に紹介（一部前後する）。野菜はビタミンやミネラルが豊富なのが特徴です。からだづくりやエネルギー補給に必要な肉や魚などのたんぱく質や脂質、こめやパンなどの炭水化物を上手に組み合わせ、丈夫なからだをつくりましょう。

旬 3〜9月

01

あしたば

vegetable

効果
免疫力増強
腸のはたらき強化
肌荒れ解消

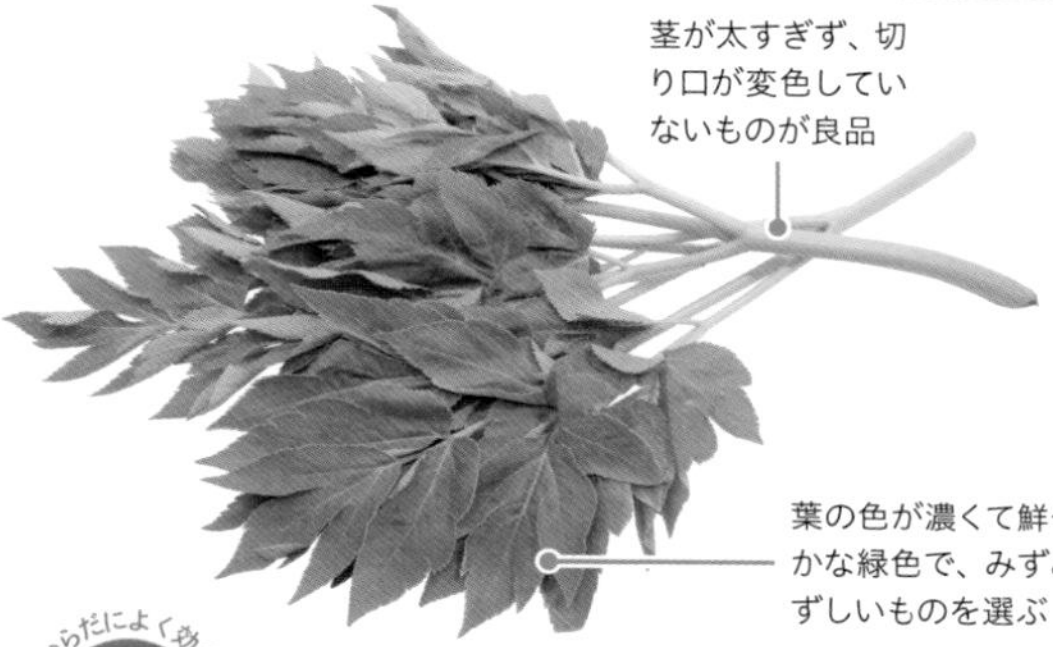

茎が太すぎず、切り口が変色していないものが良品
葉の色が濃くて鮮やかな緑色で、みずみずしいものを選ぶ

からだによく効く 食べあわせ

あしたば ＋ ツナ

免疫力増強

抗酸化作用により細胞を丈夫にするβ-カロテンに、エネルギー源であるたんぱく質（ツナ）を組み合わせる。

保存法

湿らせた新聞紙で包み、ポリ袋に入れて冷蔵。

主成分〔可食部100g中〕

エネルギー	33kcal	ビタミンB_2	0.24mg
カリウム	540mg	食物繊維	5.6g
ナトリウム	60mg		

食物繊維とβ-カロテンでお通じと美肌に効果あり

あしたばは、野菜の中でも食物繊維が豊富で栄養バランスが整っています。**食物繊維は便秘予防に役立ち、β-カロテンは肌荒れ解消につながります。**

また、強いぬめり成分には抗酸化作用があるポリフェノールの一種のフラボノイドが含まれており、芳香成分の一種のクマリンも含むので血流を改善する効果が期待できます。

使い切り&お役立ち情報

成長力が強く「今日、葉をつんでも明日にはもう新しい葉が出る」の意味で「あしたば」と名前がつけられたという。油と一緒に摂ると、β-カロテンの吸収率もアップ。

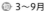

旬 5～6月

02

アスパラガス

vegetable

効果
免疫力増強
疲労をやわらげる
血流改善

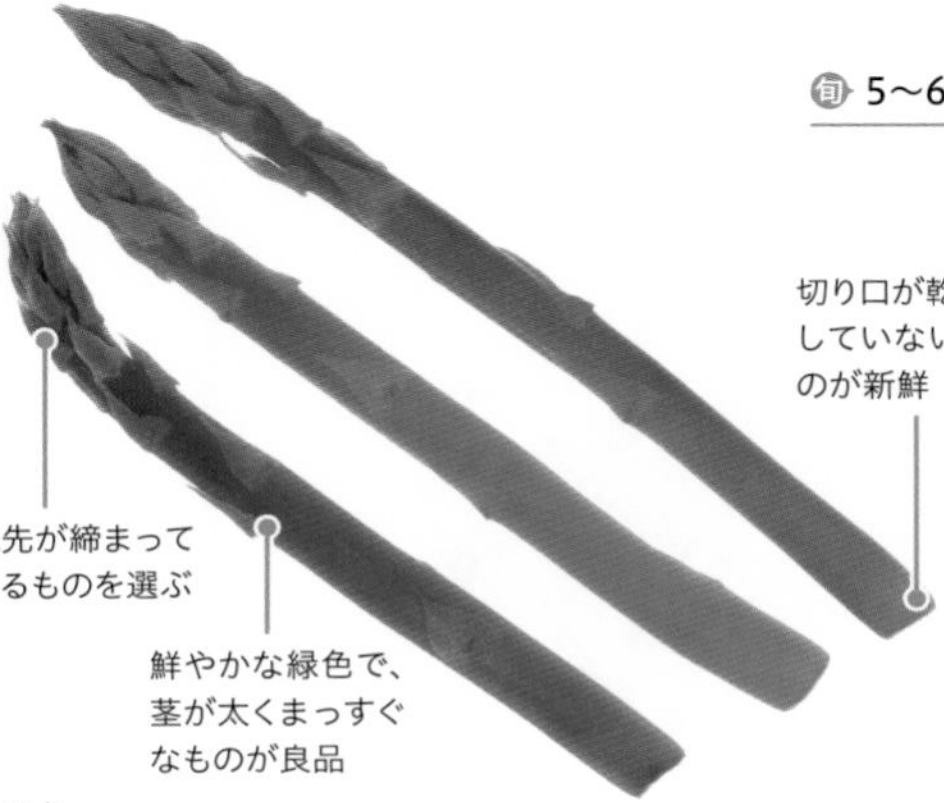

切り口が乾燥していないものが新鮮
穂先が締まっているものを選ぶ
鮮やかな緑色で、茎が太くまっすぐなものが良品

からだによく効く 食べあわせ

アスパラガス ＋ ほたて

免疫力増強

アスパラギン酸には疲労をとる作用があり、亜鉛（ほたて）を組み合わせることで免疫力を高める。

保存法

湿らせた新聞紙で包み、ポリ袋に入れて立てて冷蔵。固ゆで冷凍もできる。

主成分〔可食部100g中〕

エネルギー	22kcal	ビタミンB2	0.15mg
ビタミンA（β-カロテン）	370μg	ビタミンC	15mg
ビタミンE	1.5mg		

多種のビタミンを含み 免疫力を高めてからだを守る

免疫力増強に効果があるアスパラガスには、多種のビタミンがバランスよく含まれています。中でも、**β-カロテンやビタミンCは病気に対する免疫力を高め、かぜやウイルス性疾患からからだを守る**ことが期待できます。

アミノ酸の一種のアスパラギン酸は新陳代謝を活発にし、疲労をやわらげ、体力増強の効果も期待できます。

使い切り&お役立ち情報

β-カロテンやビタミンCは粘膜を丈夫にする。細胞を強くするたんぱく質と一緒に摂ると、免疫力アップに。穂先に含まれるルチンは血管を丈夫にし、利尿作用もある。

03

えだまめ

vegetable

旬 7〜9月

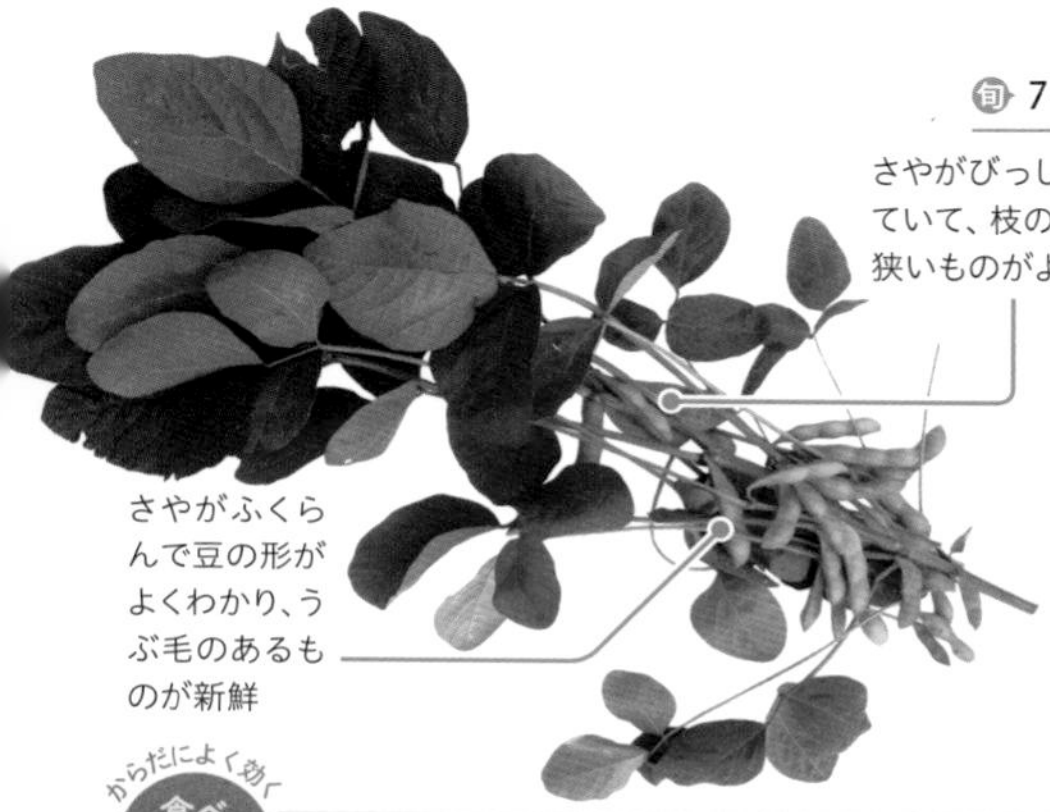

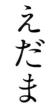

さやがびっしりついていて、枝の間隔が狭いものがよい
さやがふくらんで豆の形がよくわかり、うぶ毛のあるものが新鮮

効果
夏バテ予防
肝臓のはたらき強化
疲労をやわらげる
免疫力増強

からだによく効く食べあわせ

えだまめ ＋ 鶏肉

夏バテ予防

ビタミンB_1、Cは汗とともに失われるので、夏バテ予防に必須。暑さのストレスで消費するたんぱく質は鶏肉で補う。

保存法

固ゆでしてラップに包んで冷凍。

主成分〔可食部100g中〕

エネルギー	135kcal	ビタミンB_1	0.31mg
カリウム	590mg	葉酸	320μg
カルシウム	58mg	ビタミンC	27mg

ビタミンB_1とCの活躍で夏バテ予防の効果大

えだまめのビタミンB_1は糖質をエネルギーに変える作用があり、疲労をやわらげるのに期待大。**汗と一緒に失われがちなビタミンB_1と、免疫力を高めるビタミンCが豊富で、夏バテ予防に効果的です。**えだまめのたんぱく質に含まれるメチオニンは、ビタミンB_1、ビタミンCとともにアルコールを分解し、肝臓への負担を軽減します。

調理のコツ

枝つきは食べる寸前に枝から豆を切り離すのが、鮮度と栄養価を保つコツ。ゆでるときは、塩もみ後にたっぷりのお湯で。ザルで冷ませば変色防止に効果がある。

04

えのき

vegetable

効果
疲労をやわらげる
免疫力増強
腸のはたらき強化

旬 10〜11月

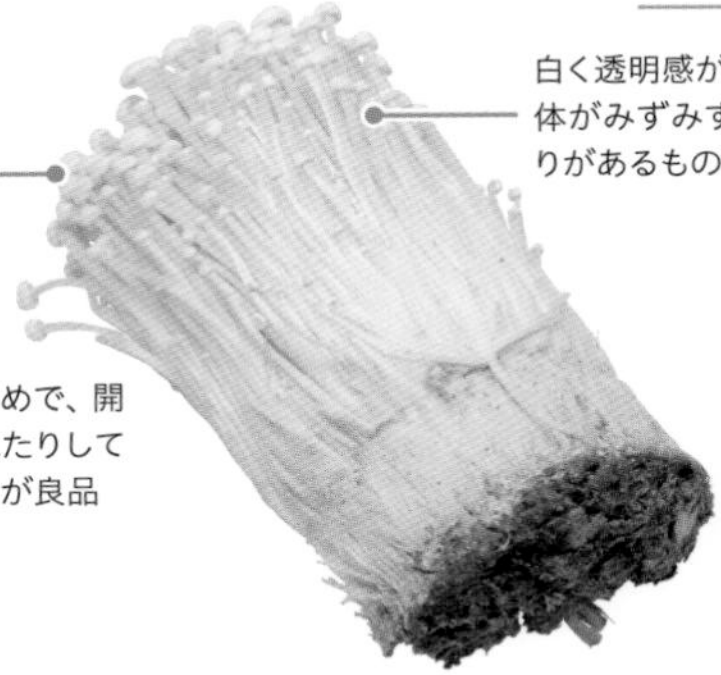

白く透明感があり、全体がみずみずしくて張りがあるものを選ぶ

かさが小さめで、開いたり割れたりしていないものが良品

からだによく効く食べあわせ

えのき ＋ 豚肉

疲労をやわらげる

食物繊維は腸内環境を整える作用があり、ビタミンB1（豚肉）を組み合わせると疲労をやわらげるのに、より期待できる。

保存法

袋のまま冷蔵庫に立てて保存。袋から出した場合は、水気をふき取り、新聞紙に包んで冷蔵。

主成分（可食部100g中）

エネルギー	22kcal	ビタミンB2	0.17mg
カリウム	340mg	葉酸	75μg
ビタミンB1	0.24mg		

カルシウム吸収を高めるビタミンDで骨を丈夫に

えのきは日光に当たるとビタミンDに変わるエルゴステリンを含みます。**ビタミンDはカルシウムの吸収を高めて骨や歯を丈夫にします。**

食物繊維のβ-グルカンも豊富なので、免疫力を高めてさまざまな病気の予防を促します。また、炭水化物の消化を促し、疲労回復や食欲増進にはたらくビタミンB1も豊富です。

使い切り＆お役立ち情報

複合糖質のキノコキトサンを、きのこの中でいちばん含むのがえのき。キノコキトサンは脂肪の吸収を抑えるのでダイエットにも有効。冷凍すると効能アップ。

05

エリンギ

vegetable

旬 10～12月

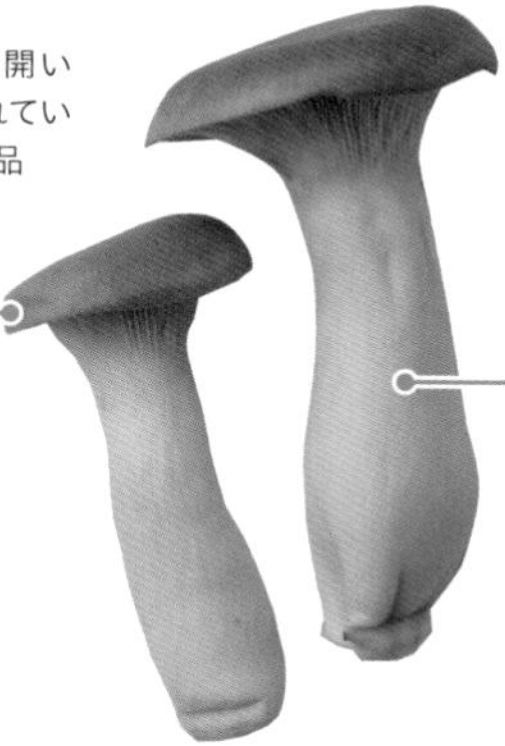
かさがあまり開いておらず、割れていないものが良品
軸が白くて太く、弾力があるものを選ぶ

効果
血流改善
腸のはたらき強化
むくみ解消

からだによく効く食べあわせ

エリンギ ＋ あさり

血圧改善、コレステロール改善

血圧低下作用があるカリウムに、コレステロール低下作用があるタウリン(あさり)を組み合わせる。

保存法

容器のまま保存する場合は、楊枝などで数カ所穴を開けて冷蔵。取り出した場合は、新聞紙に包んでポリ袋に入れて冷蔵。

主成分〔可食部100g中〕

エネルギー	19kcal	ビタミンB2	0.22mg
カリウム	340mg	食物繊維	3.4g
ビタミンB1	0.11mg		

食物繊維豊富で低カロリー 便秘解消が期待できる

食卓でおなじみの食材ですが、日本で食べられるようになったのは平成になってから。しっかりとした食感で食べごたえがあるきのこです。**食物繊維が豊富で、便秘解消に効果が期待でき、カロリーは1本あたり約10kcalと低く**、ダイエット中に重宝します。余分な塩分の排泄を促すカリウムも多く、むくみ解消も期待できます。

調理のコツ

きのこ類は冷凍保存をすると分解酵素が作用してうま味がアップ。解凍するとうま味や水溶性ビタミンが失われるので凍ったまま使うのがおすすめ。

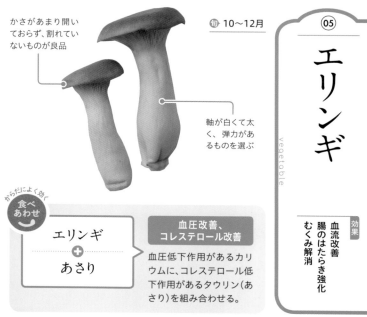

06

オクラ

vegetable

旬 7〜9月

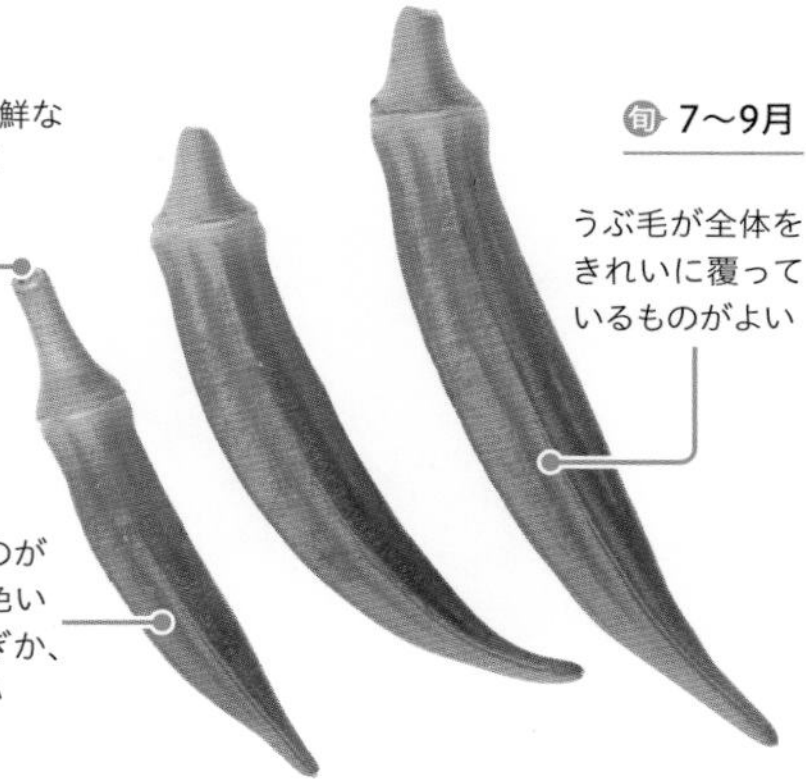
切り口が新鮮なものを選ぶ
うぶ毛が全体をきれいに覆っているものがよい
緑色の濃いものが良品。角が茶色いものは育ちすぎか、鮮度がよくない

効果
- 夏バテ予防
- 胃腸のはたらき強化
- 血糖値の抑制
- 疲労をやわらげる

からだによく効く 食べあわせ

オクラ ＋ 牛肉

夏バテ予防

消化器の粘膜を守るムチン、抗酸化作用のβ-カロテン、疲労回復のビタミンB1に、ストレス緩和のたんぱく質(牛肉)を合わせる。

保存法

乾燥と低温に弱いので、ポリ袋に入れて冷蔵。

主成分〔可食部100g中〕

エネルギー	30kcal	ビタミンB1	0.09mg
カルシウム	92mg	食物繊維	5.0g
ビタミンA（β-カロテン）	670μg		

ネバネバ成分が胃腸のはたらきを整える

オクラのネバネバの元であるアラバンやペクチンなどの食物繊維は、胃腸のはたらきを整え、血糖値の上昇を抑えるのに効果があります。ネバネバ成分のひとつである**糖タンパク質は、消化器の粘膜を守り、たんぱく質の消化吸収を助け、便通改善に役立ちます。**抗酸化作用のβ-カロテン、疲労をやわらげるビタミンB1も含みます。

使い切り&お役立ち情報

抗酸化作用に効果があるβ-カロチン、疲労回復が期待できるビタミンB1を多く含む。また、ストレス緩和効果が高いたんぱく質などを一緒に摂ると、夏バテ予防に。

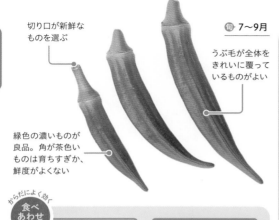

07

かぶ

vegetable

旬 3〜5月、10〜12月

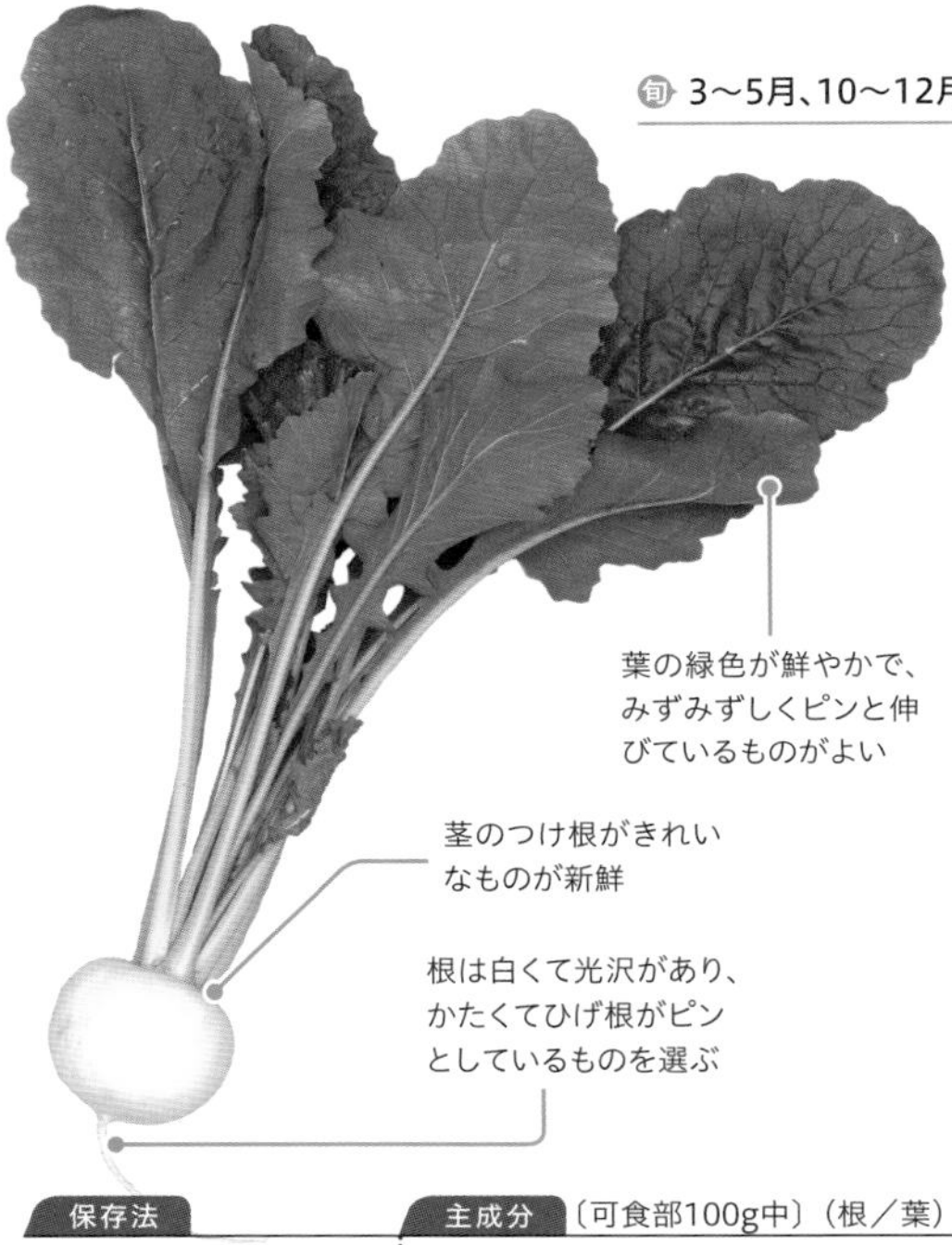

葉の緑色が鮮やかで、みずみずしくピンと伸びているものがよい
茎のつけ根がきれいなものが新鮮
根は白くて光沢があり、かたくてひげ根がピンとしているものを選ぶ

効果
消化促進
肌荒れ解消
免疫力増強
かぜ予防

保存法

根と葉に切り分け、根はポリ袋に入れ、葉は湿らせた新聞紙で包んで冷蔵。

主成分〔可食部100g中〕（根／葉）

エネルギー	20㎉（根、葉とも）	ビタミンA（β-カロテン）	0μg /2,800μg
カリウム	280㎎ /330㎎		
カルシウム	24㎎ /250㎎	ビタミンC	19㎎ /82㎎

根は消化吸収を助け、葉はかぜ予防に

根部分と葉部分で大きく栄養素が違うかぶは、冬に食べたい栄養豊富な野菜です。淡色野菜の白い根部分は、ビタミンCや消化酵素のアミラーゼを多く含みます。アミラーゼは消化吸収を助け、**胸焼けや食べすぎなどの不快感を解消する整腸作用に優れます。**

葉は緑黄色野菜で、根部分に比べて栄養素が豊富です。特にビタミンC、β-カロテン、カルシウム、カリウム、食物繊維などが多く、**かぜ予防や肌荒れ解消にぜひ取り入れたい野菜です。**炒め物や煮物などさまざまな料理に使えます。

調理のコツ

根部分は火の通りが早く、煮崩れもしやすいので短時間の加熱がおすすめ。消化酵素のアミラーゼやビタミンCを多く含むが、加熱には弱い栄養素なのでぜひ生食で。酢の物やサラダで、かぶの甘味を生かそう。

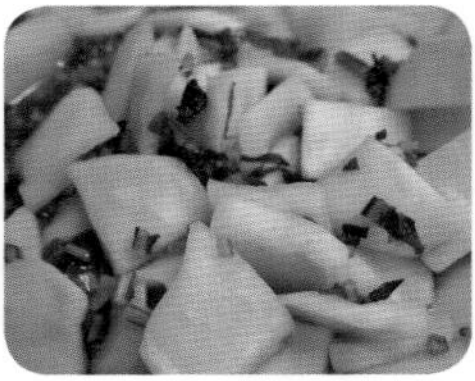

使い切り&お役立ち情報

おすすめは、細かく刻んで軽く塩もみ。葉や茎部分も生で食べればビタミン類を効率的に摂取できます。茎や葉部分に含まれるβ-カロテンは、油と摂ると吸収率がアップ。たんぱく質とともに炒めると免疫力増強に。

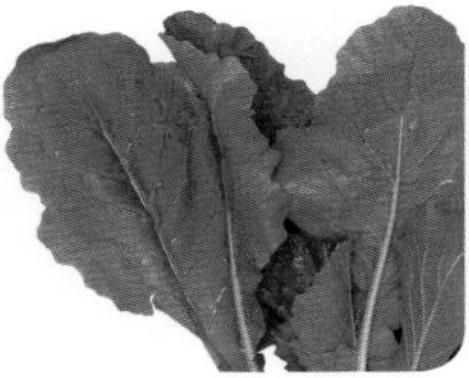

種類

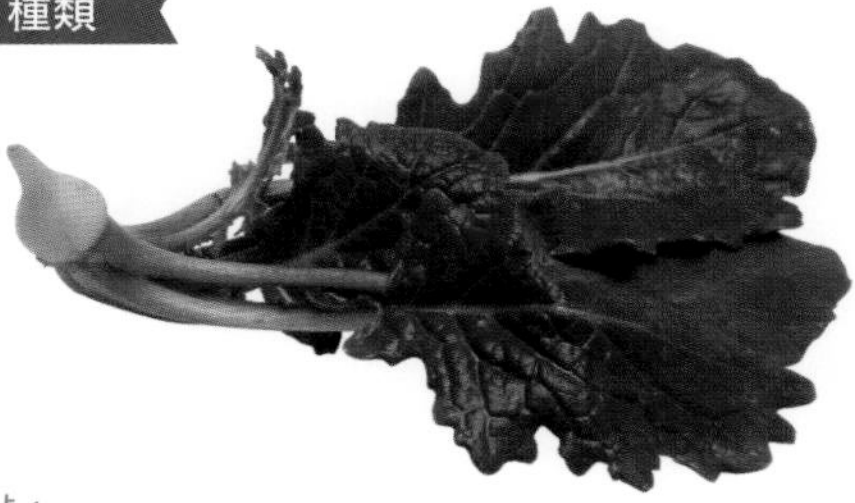

芽かぶ

小かぶをさらに早採りしたもので、そのまま酢の物やおすましなどに使われる。

からだによく効く 食べあわせ

かぶ ＋ にんじん

かぜ予防

抗酸化作用に優れたビタミンCに、同じく抗酸化作用のあるβ-カロテン（にんじん）を組み合わせ、相乗効果に期待。

かぶ ＋ 油揚げ

骨を丈夫にする

かぶのカリウムと、油揚げのカルシウムはともに骨を丈夫にするはたらきがある。血圧低下作用も期待できる。

旬 5〜9月

08 かぼちゃ

vegetable

効果
かぜ予防
肌荒れ解消
ストレス緩和
免疫力増強

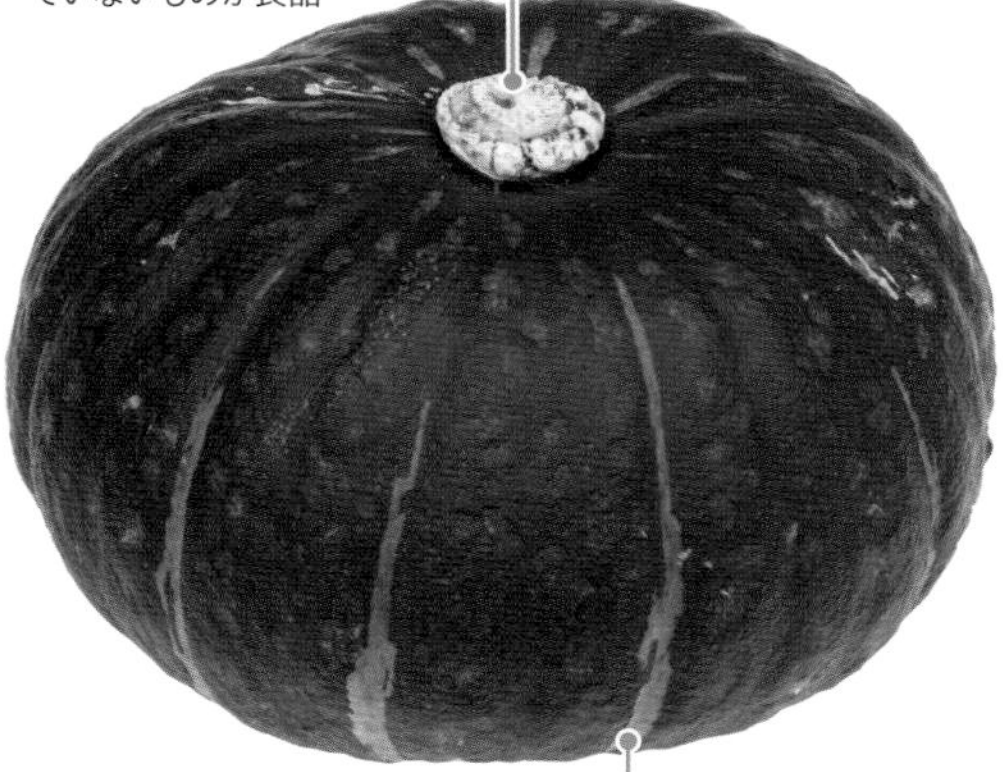
カットしたものはオレンジ色が濃く、ワタが乾いていないものが良品
ヘタが黄色く枯れているものを選ぶ
縦に溝が入っているものはよく熟れて食べ頃

保存法

丸ごとなら冷暗所で保存。カットしたものはワタとタネを取り、ラップをして冷蔵。

主成分〔可食部100g中〕（西洋かぼちゃ）

エネルギー	91kcal	ビタミンE	4.9mg
カルシウム	15mg	ビタミンC	43mg
ビタミンA（β-カロテン）	3,900μg		

豊富なβ-カロテンで かぜ予防と美肌づくり

日本の品種が主流でしたが、現在は西洋かぼちゃや、ペポかぼちゃも食卓に並ぶことが多くなっています。

どれもオレンジ色が特徴ですが、これはβ-カロテンの色で、**粘膜や皮膚を丈夫にするため、かぜ予防や肌荒れ解消（美肌づくり）に効果が期待できます。**β-カロテンには抗酸化作用があるのでビタミンCとともに、免疫力を高めます。かぼちゃのビタミンCは熱に強い特性があるので、さまざまな料理で効率よく摂取でき、ストレス緩和も期待できます。また皮は果肉以上に栄養価が高いです。

調理のコツ

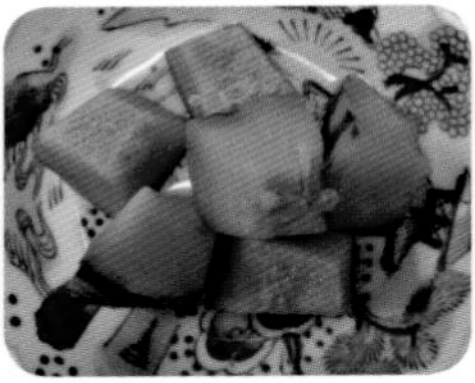

油と合わせるとβ-カロテンの吸収率が高まるので炒め物や煮物がおすすめ。ワタやタネをスプーンで取り除いて捨てる人が多いが、栄養価が高いので、ワタはスープの具に、タネは軽く炒ってから殻を割って塩を振って食べるとよい。

使い切り&お役立ち情報

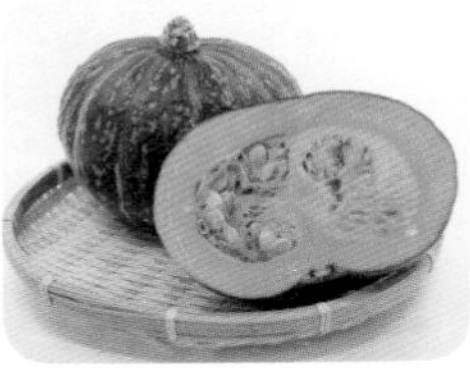

「冬至のかぼちゃにはかぜを予防する霊力がある」といわれるが、これはβ-カロテンの効力が関係していると思われる。昔はワタを練ってやけどの患部に貼るなど、薬としての扱いもされていたようだ。

種類

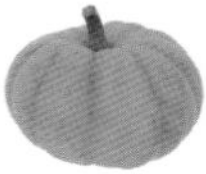

プッチーニ

200～300gの小ぶりなサイズで、加熱すると独特の甘味が出る。

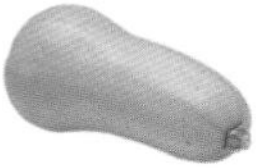

バターナッツ

西洋かぼちゃの一種で、ねっとりしていて甘味が強い。

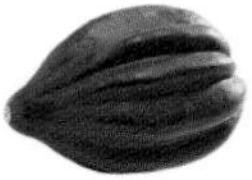

エイコーンスカッシュ

アメリカ生まれの品種で、果肉は甘く、ねっとりしている。

からだによく効く 食べあわせ

かぼちゃ ＋ 豚肉or鶏肉

かぜ予防、免疫力増強

β-カロテン、ビタミンCには抗酸化作用、 肉類のたんぱく質には細胞をつくるはたらきがあり、免疫力を高めてかぜを予防する。

かぼちゃ ＋ チーズ

ストレス緩和

ビタミンCは熱に強く、これにたんぱく質とカルシウム（ともにチーズ）を合わせるとストレス緩和の効力が高まる。

旬 2〜4月

全体に光沢があり、みずみずしいものを選ぶ

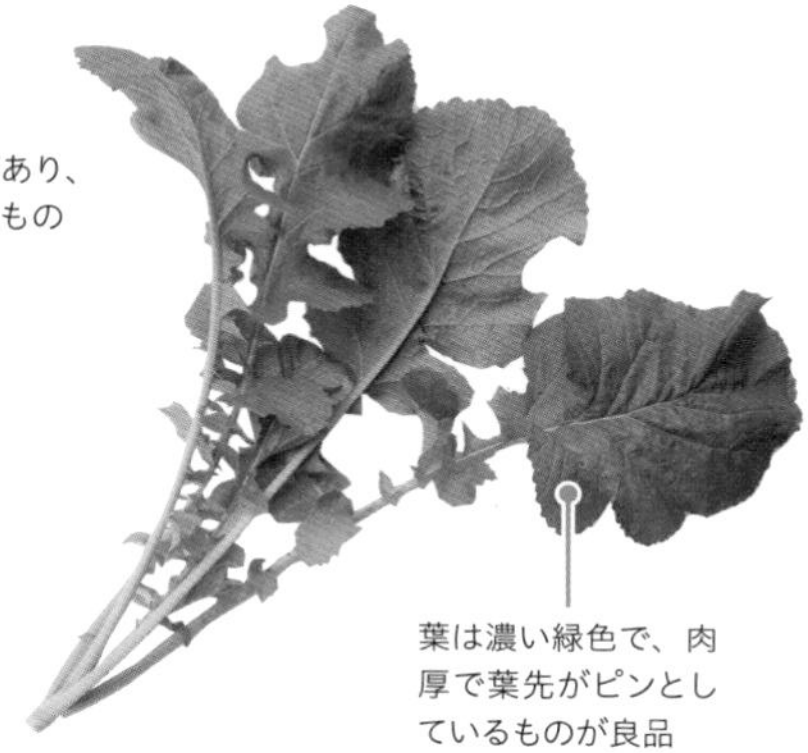

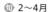

葉は濃い緑色で、肉厚で葉先がピンとしているものが良品

09

からしな

vegetable

効果
- 免疫力増強
- 骨を丈夫にする
- 貧血予防

からだによく効く 食べあわせ

からしな ＋ 鶏卵

免疫力増強

皮膚や粘膜を強くするβ-カロテンとビタミンCに、疲労をやわらげる作用のある良質なたんぱく質(鶏卵)を合わせる。

保存法

湿らせた新聞紙に包んで冷蔵。

主成分〔可食部100g中〕

エネルギー	26kcal	葉酸	310μg
カルシウム	140mg	ビタミンC	64mg
ビタミンA（β-カロテン）	2,800μg		

β-カロテンとビタミンCで免疫力を増強させる

高い栄養素を含むからしなは、特に**免疫力を増強させるβ-カロテンや、ビタミンC、骨粗しょう症の予防になるカルシウムが豊富**です。また、成長促進に欠かせない葉酸は、からしな100g中に成人男女の1日の必要量の約1・3倍も含み、貧血予防に効果があります。タネがカラシの原料となり、葉にも特徴的な辛味があります。

調理のコツ

からしな特有の刺激的な辛味を味わいたいなら、ゆでて細かくきざむのが最適。ビタミンCは水溶性なので、おひたしや炒め物などの加熱時間は、なるべく短くする。

旬 11〜3月

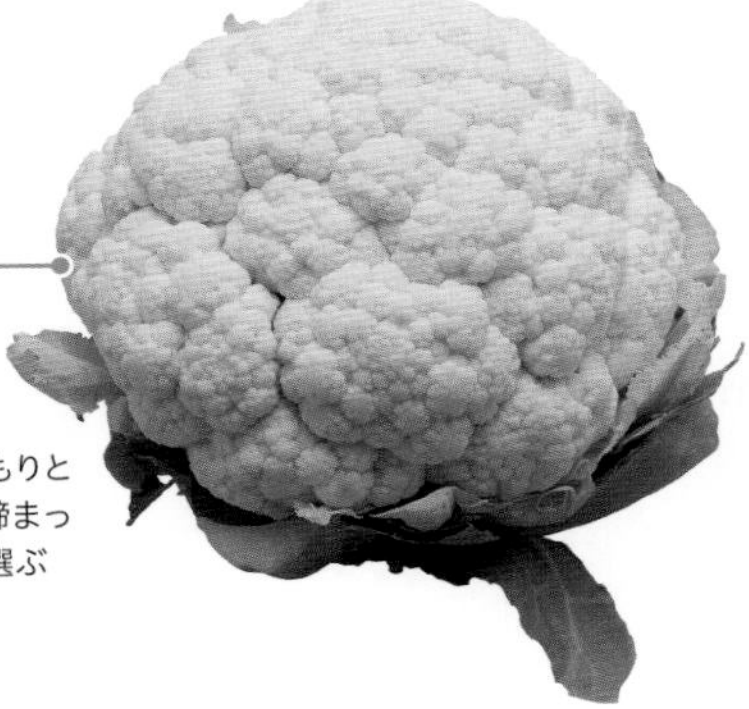
つぼみがこんもりとして、かたく締まっているものを選ぶ

⑩

カリフラワー

vegetable

効果
肌荒れ解消
免疫力増強
腸のはたらき強化
細胞を丈夫にする

からだによく効く 食べあわせ

カリフラワー ＋ ブロッコリー

肌荒れ解消

ビタミンC、β-カロテン（ブロッコリー）ともに強力な抗酸化作用があり、細胞を丈夫にし、美肌に。

保存法

生のままラップで包んで冷蔵。または下ゆで（固ゆで）をしてラップに包んで冷蔵。

主成分〔可食部100g中〕

エネルギー	27kcal	葉酸	94μg
カリウム	410mg	食物繊維	2.9g
ビタミンC	81mg		

熱に強いビタミンCが細胞を丈夫にする

加熱しても失われにくいビタミンCが多く含まれています。**ビタミンCには強力な抗酸化作用があり、免疫力を高める効果が期待できます。細胞をつなぐコラーゲンの生成にも関係**しており、美肌づくりにも優れています。

豊富な食物繊維は、腸内にたまった老廃物を排泄する作用があるので、腸内の環境も整えます。

調理のコツ

レモンに匹敵するくらいのビタミンCがあり、茎にも含まれている。また加熱してもビタミンCは壊れにくいが、生食もできるのでサラダなどにプラスするとよい。

⑪

キャベツ

vegetable

効果
胃腸のはたらき強化
細胞を丈夫にする
消化促進
肌荒れ解消

旬 春、夏、冬

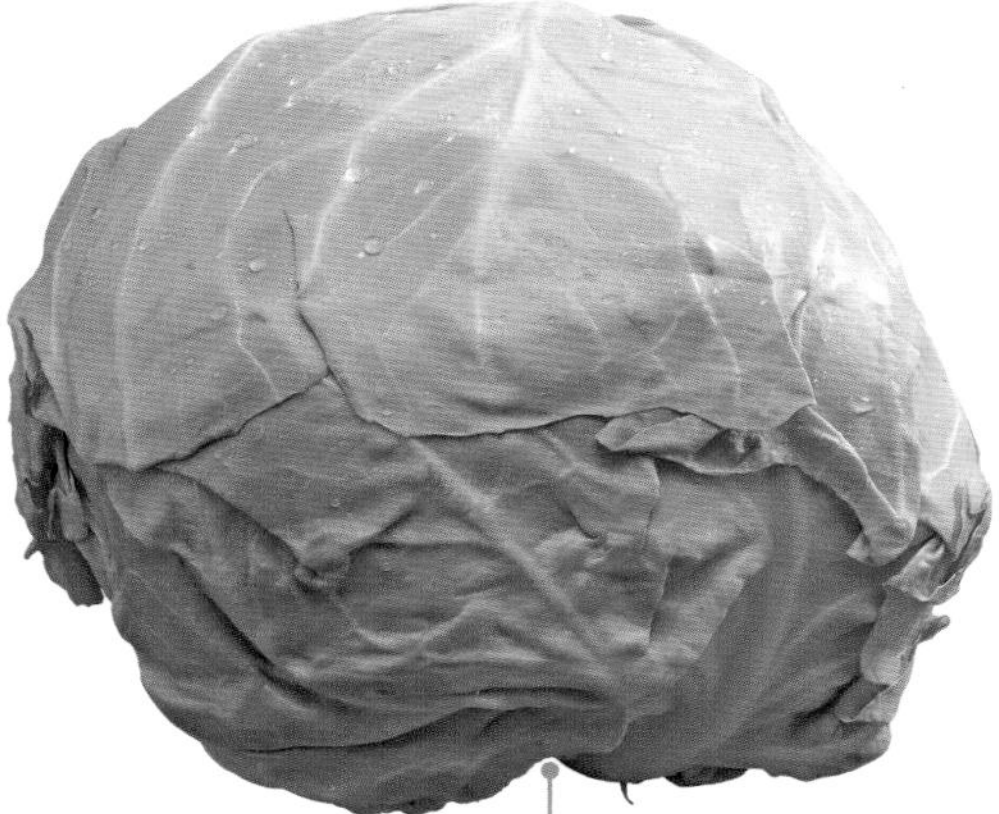

大きさに対して重く、形のよいものを選ぶ

芯の切り口が変色していないものを選ぶ

保存法

ラップをかけて冷蔵。芯をくり抜いて保存するとよい。

主成分〔可食部100g中〕

エネルギー	23kcal	ビタミンK	78μg
カリウム	200mg	ビタミンC	41mg
カルシウム	43mg		

豊富なビタミン群で胃腸と骨を強くする

胃腸・骨を強くするビタミンなど、からだを健やかに保つために欠かせないさまざまな栄養素を含みます。豊富に含まれる**ビタミンUという成分は、胃腸を強く保ちます。硫黄を含む化合物も持っており、消化吸収をアシストし、消化不良を防ぐ**はたらきをします。また、骨を強くするビタミンKも豊富に含んでいるので、骨を丈夫にすることも期待できます。

細胞を強くし、美肌づくりに効果があるビタミンCも多く、大きめの葉1枚で、1日の必要量の約20％を摂ることができます。

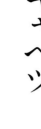

調理のコツ

キャベツの千切りをシャキシャキとした歯ざわりにするためには、冷たい水にさらすのがおすすめ。キャベツに含まれるビタミンC、ビタミンUは水溶性ビタミンなので、水に長時間さらすのはNG。目安は10分以内。

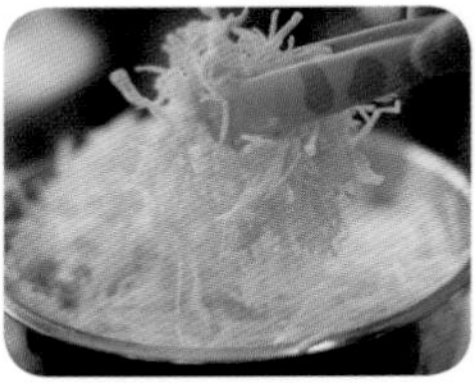

使い切り＆お役立ち情報

キャベツの芯には、葉の２倍といわれるほどのカルシウムをはじめ、多くの栄養素が含まれている。時間が経つと芯が葉の養分を吸い取ってしまうので、保存の際は芯をくり抜いておくとよい。

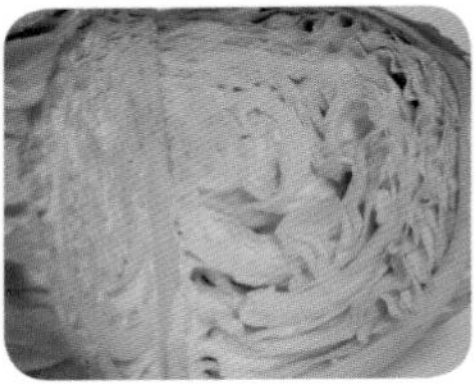

品種

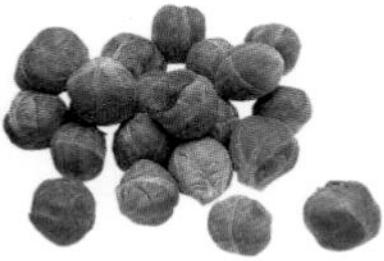

芽キャベツ

わき芽が球をつくってできるピンポン玉サイズのキャベツ。ビタミンC含有量(100gあたり)はキャベツの約4倍。

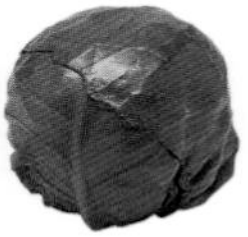

赤キャベツ

別名「紫キャベツ」。赤い色はアントシアニンによるもので、目の機能を向上させるはたらきがある。

からだによく効く 食べあわせ

キャベツ ＋ にんじん

胃腸のはたらき強化

胃腸を強くするビタミンUに抗酸化作用で胃腸の粘膜を保護するβ-カロテン（にんじん）を合わせ、効果アップ。

キャベツ ＋ 豚肉

免疫力増強

細胞を丈夫にするビタミンCに、疲労をやわらげるビタミンB_1（豚肉）を組み合わせると、免疫力がより高まる。

⑫

きゅうり

vegetable

効果
血流改善
二日酔い解消
むくみ解消

旬 5〜8月

張りのあるものが良品。外からさわって張りがあれば、ス（空洞）が入っていないものが多い

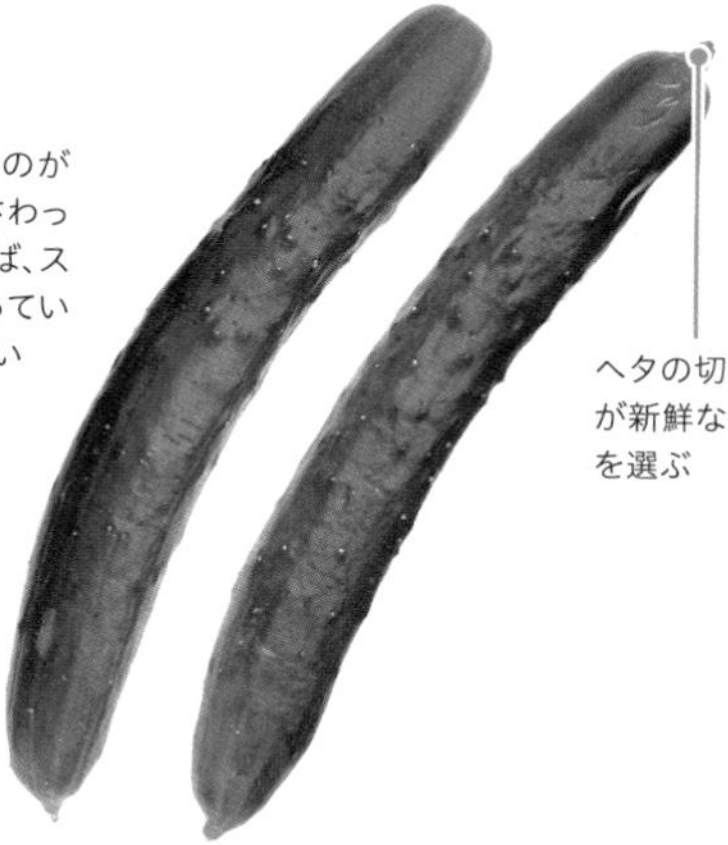

ヘタの切り口が新鮮なものを選ぶ

からだによく効く 食べあわせ

きゅうり ＋ 鶏肉

血流改善

カリウムが血圧を低下させ、たんぱく質（鶏肉）がしなやかな血管をつくる。

保存法

新聞紙で包み、ポリ袋に入れて冷蔵。冷やしすぎに注意。

主成分〔可食部100g中〕

エネルギー	14kcal	葉酸	25µg
カリウム	200mg	ビタミンC	14mg
ビタミンA（レチノール）	28µg		

カリウムが塩分を排泄し血圧低下を促す

豊富な**カリウムには、余分な塩分の排泄を活発にするはたらきがあり、高血圧予防**にも期待できます。多く含む水分とカリウムのはたらきで利尿作用も高く、むくみ解消にも役立ちます。

きゅうりは95%が水分なため、水分補給にも重宝し、二日酔いの解消にも期待できます。抗酸化作用のあるビタミンCも含まれています。

使い切り&お役立ち情報

二日酔いがつらいときには、生のままかじるのもよい。カリウムの利尿作用で症状緩和を期待できる。また、からだを冷やす作用もあるので夏バテ予防にも役立つ。

野菜

⑬

くうしんさい

vegetable

旬 6～8月

効果
貧血予防
肌荒れ解消
夏バテ予防

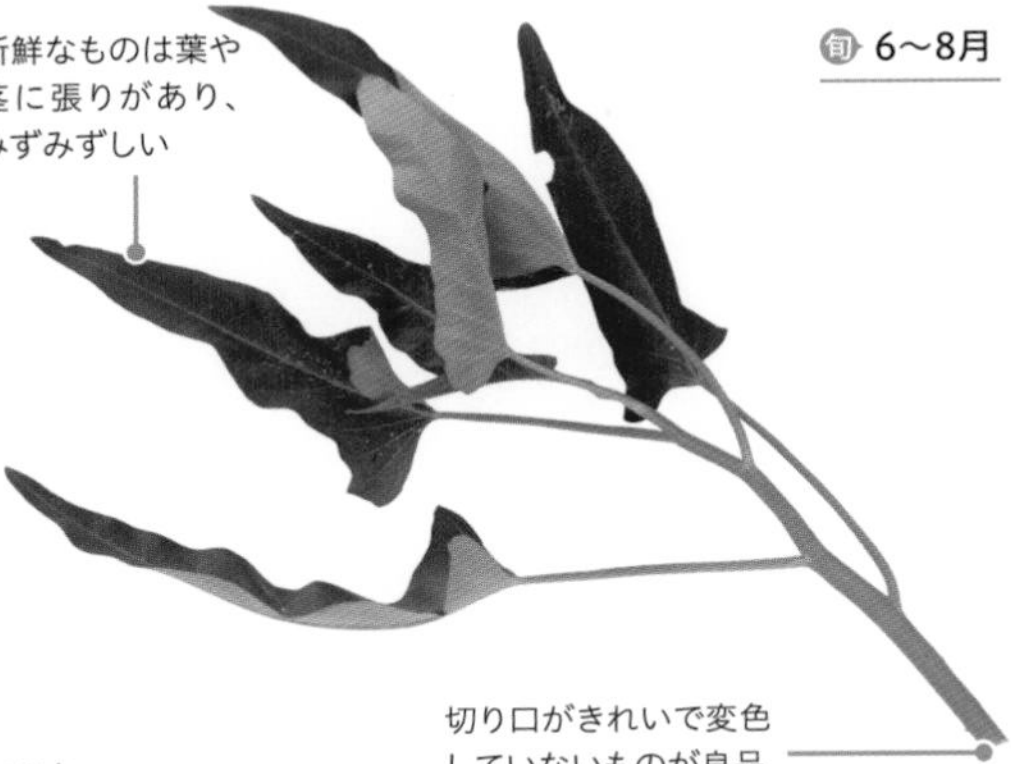
新鮮なものは葉や茎に張りがあり、みずみずしい
切り口がきれいで変色していないものが良品

からだによく効く 食べあわせ

くうしんさい ＋ 牛肉

貧血予防

ヘモグロビンをつくる鉄と、血液をつくるたんぱく質（牛肉）を組み合わせると、より効果が期待できる。

保存法

湿らせた新聞紙で包んで冷蔵。

主成分〔可食部100g中〕

エネルギー	17kcal	ビタミンA（β-カロテン）	4,300μg
カリウム	380mg	ビタミンC	19mg
鉄	1.5mg		

鉄とカリウムがたっぷりで 貧血と夏バテ予防に最適

葉もの類が少ない夏に出回る貴重な野菜。茎の中が空洞なので「くうしんさい（空芯菜）」と呼ばれます。特に**鉄分が豊富で、貧血予防に効果的です。血液をつくるのに欠かせないたんぱく質を一緒に摂ると効果倍増です。**β-カロテン、ビタミンCなどのビタミンや、カリウムも豊富で、肌荒れ解消や夏バテ予防にも期待できます。

調理のコツ

東南アジアでは人気の野菜で炒め物などによく使われる。中華ではオイスターソース、タイではナンプラーが味の決め手。手早く炒めるのが鮮やかな緑色に仕上げるコツ。

⑭

グリンピース

vegetable

効果
- 疲労をやわらげる
- 免疫力増強
- 細胞を丈夫にする

旬 4〜6月

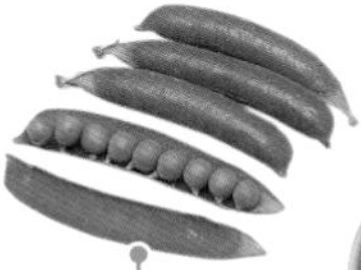

さやつきのものが新鮮。きれいな緑色でふっくらと張りのあるものを選ぶ

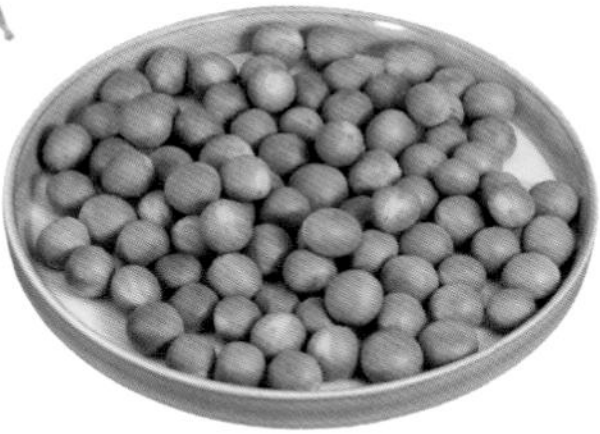

からだによく効く 食べあわせ

グリンピース ＋ ベーコン

疲労をやわらげる

整腸作用のある食物繊維に、ビタミンB_1(ベーコン)を組み合わせると疲労回復が期待できる。

保存法

さやごとポリ袋に入れて冷蔵。日持ちが悪いので、さやから取り出してゆでて冷蔵するとよい。

主成分〔可食部100g中〕

エネルギー	93kcal	ビタミンA(β-カロテン)	410μg
たんぱく質	6.9g	ビタミンB_1	0.39mg
カリウム	340mg	食物繊維	7.7g

豊富なビタミン群が細胞を丈夫にする

料理では脇役ですが、栄養に優れた野菜です。特に**β-カロテンには抗酸化作用があり、細胞を傷つける活性酸素を抑えるのにはたらきます**。ビタミンCも多く、皮膚や粘膜の細胞を正常に保ち、美肌づくりへとつながります。豆類なので野菜としては多くのたんぱく質を含みます。ビタミンB_1も多く疲労回復に役立ちます。

使い切り&お役立ち情報

乾燥しやすいので、さやつきがおすすめ。さやの色がみずみずしい緑色で、全体的にふっくらしたものを選ぶ。さやをむいたら、すぐに塩ゆでしよう。

旬 3〜5月

⑮

クレソン

vegetable

効果
免疫力増強
食中毒予防
血流改善

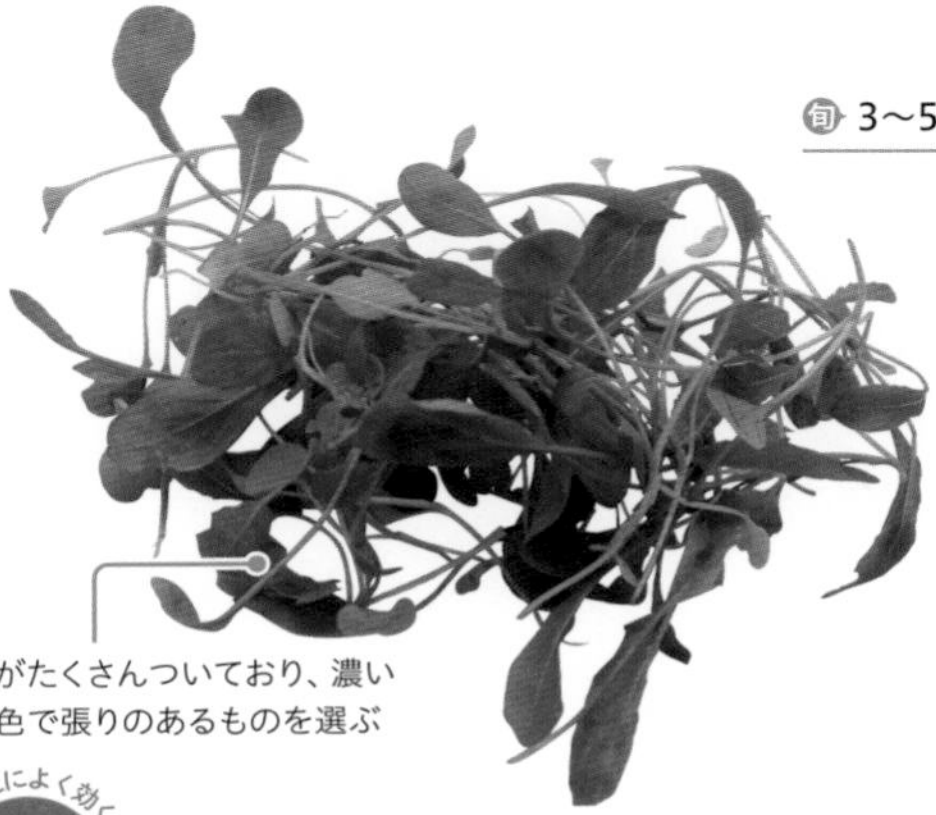

葉がたくさんついており、濃い緑色で張りのあるものを選ぶ

からだによく効く 食べあわせ

クレソン ＋ 牛肉

免疫力増強

抗酸化作用により細胞を丈夫にするβ-カロテンに、たんぱく質（牛肉）を組み合わせて免疫力を高める。

保存法	主成分〔可食部100g中〕			
湿らせたキッチンペーパーで包み、冷蔵。	エネルギー	15kcal	ビタミンA（β-カロテン）	2,700μg
	カリウム	330mg	ビタミンC	26mg
	カルシウム	110mg		

β-カロテンが抜群に多く免疫力増強に期待大

緑黄色野菜の中でもβ-カロテンの含有量がとび抜けて高い食材です。独特のほろ苦さは、辛味成分のシニグリンによるもの。**シニグリンは体内で、アリルイソチオシアネートという物質に変化し、免疫力増強や抗菌などの効果があり**、食中毒予防にもつながります。またカリウムも多く、高血圧予防に役立ちます。

ヨーロッパ原産の野菜で、現在は世界各地で帰化植物として野生化している。日本では山梨県での栽培が盛ん。茎にも栄養が豊富なので、余さず食べよう。

旬 11〜1月、4〜5月

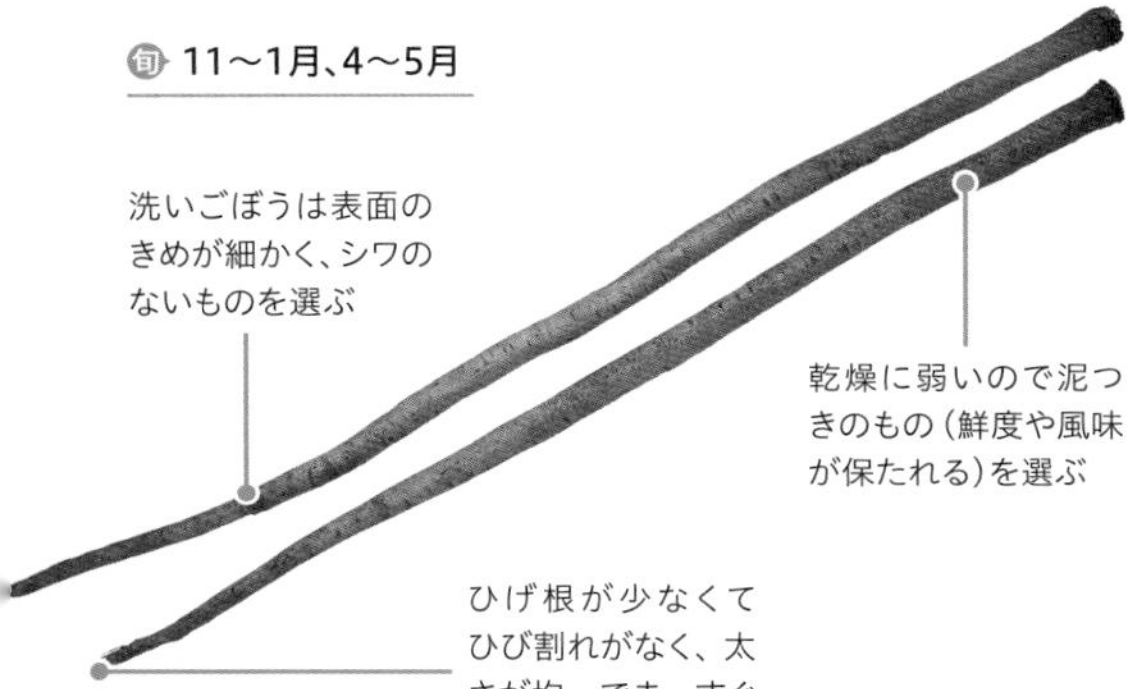
洗いごぼうは表面のきめが細かく、シワのないものを選ぶ
乾燥に弱いので泥つきのもの（鮮度や風味が保たれる）を選ぶ
ひげ根が少なくてひび割れがなく、太さが均一でまっすぐのものが良品

⑯

ごぼう

vegetable

効果
腸のはたらき強化
血流改善
腎臓のはたらき強化

からだによく効く 食べあわせ

ごぼう ＋ 鶏肉

血流改善

食物繊維の整腸作用と、たんぱく質（鶏肉）のしなやかな血管をつくる作用で相乗効果がある。

保存法

泥つきのものは湿った新聞紙に包んで冷暗所へ。洗ったものはポリ袋に入れて冷蔵。

主成分〔可食部100g中〕

エネルギー	65kcal	銅	0.21mg
カルシウム	46mg	食物繊維	5.7g
鉄	0.7mg		

食物繊維が腸内を整え、中性脂肪を抑制する

ごぼうといえば、なんといっても食物繊維が豊富なのが特徴。**腸のはたらきを高めて便通をよくするだけではなく、悪玉コレステロールや中性脂肪を抑え**、高血圧予防にも役立ちます。

また、腎臓の機能を高める利尿作用が高いのも特徴で、血糖値を抑制して悪玉コレステロールを下げるはたらきもあります。

調理のコツ

皮の部分に香りやうま味があるので、皮のこそげすぎは禁物。ごぼうのアクは、抗酸化作用が高いポリフェノール。栄養的には、水にさらさず調理したほうがおすすめ。

17

こまつな

vegetable

旬 12〜2月

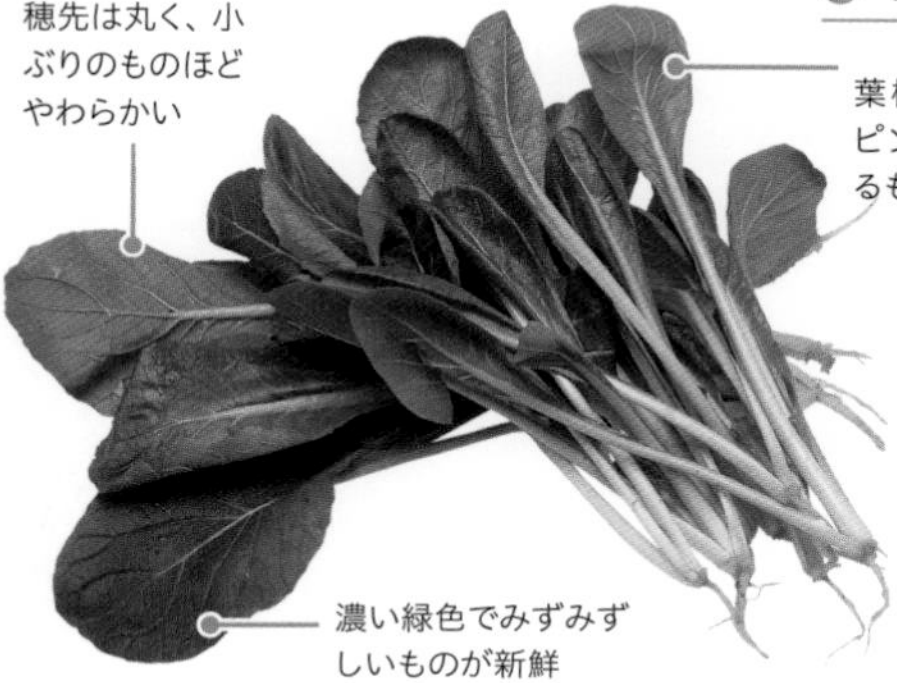
穂先は丸く、小ぶりのものほどやわらかい
葉柄が短く、ピンとしているものを選ぶ
濃い緑色でみずみずしいものが新鮮

効果
骨を丈夫にする
かぜ予防
肌荒れ解消

からだによく効く 食べあわせ

こまつな + 干ししいたけ

骨を丈夫にする

カルシウムは、干ししいたけなどのビタミンDと一緒に摂ることで吸収率が高まる。

保存法

全体を湿らせてポリ袋に入れ、根を下にして冷蔵。

主成分〔可食部100g中〕

エネルギー	14kcal	ビタミンA（β-カロテン）	3,100μg
カルシウム	170mg	ビタミンC	39mg
鉄	2.8mg		

細胞の老化を抑える緑黄色野菜の王様

栄養価が高く、「緑黄色野菜の王様」と表現されることもあります。中でもカルシウムが豊富に含まれているので、骨粗しょう症予防に期待できます。

抗酸化作用のあるβ-カロテンやビタミンCを多く含むため、かぜ予防や肌荒れ解消にも効果があります。また、**細胞の老化を促す物質を抑えるのにはたらくビタミンEも含みます**。

調理のコツ

アクが少ないので水にさらす必要はない。ビタミンCは熱で壊れやすい性質なので、さっとゆでるなど、火を通すときは短時間で済ませるようにしたい。

旬 通年

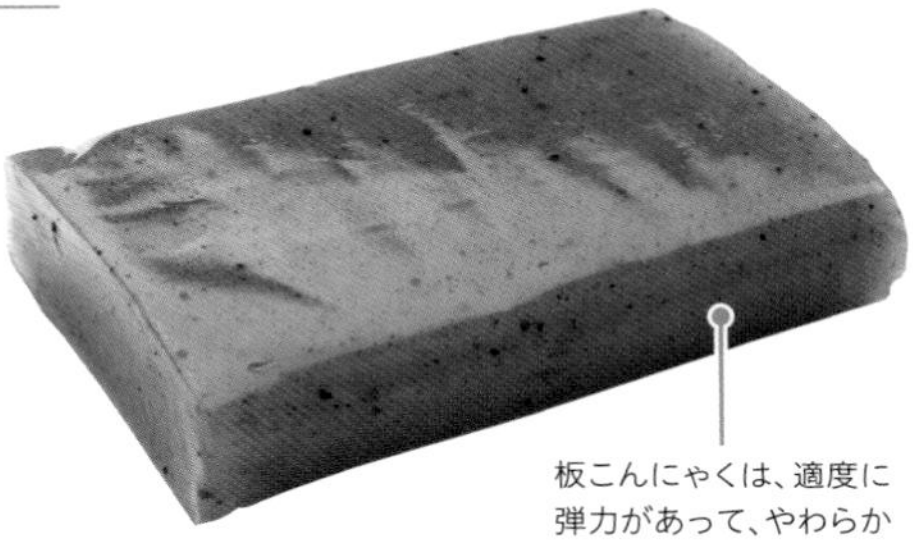

板こんにゃくは、適度に弾力があって、やわらかすぎないものがよい

vegetable

⑱ こんにゃく

効果
腸のはたらき強化
血流改善
肥満予防

からだによく効く食べあわせ

こんにゃく ＋ にんじん

便秘解消

食物繊維が豊富な組み合わせで便通を促す。にんじんのβ-カロテンやビタミンCは肌荒れ解消や免疫力増強にもはたらく。

保存法

水または袋に入っている石灰水と一緒に冷蔵。

主成分 〔可食部100g中〕（精粉こんにゃく）

エネルギー	5kcal	鉄	0.4mg
カリウム	33mg	食物繊維	2.2g
カルシウム	43mg		

グルコマンナンがはたらき、腸内をきれいに保つ

ノンカロリー食材の代表格。約97％が水分で栄養的価値はそれほどではありませんが、食物繊維の一種であるグルコマンナンが豊富です。

グルコマンナンは、体内の消化酵素では消化されず、**腸内の老廃物や毒素を吸収して体外に排出し、便秘解消に役立ちます**。また、コレステロールの上昇を抑えるはたらきもあります。

使い切り＆お役立ち情報

こんにゃくは、こんにゃくいもを薄く切って乾燥させて製粉した後に、水で煮て溶かし、アクを抜きながら消石灰で固めたもの。こんにゃくいもは約3年かけて生長する。

⑲

さつまいも

vegetable

効果
腸のはたらき強化
肌荒れ解消
免疫力増強

旬 9〜11月

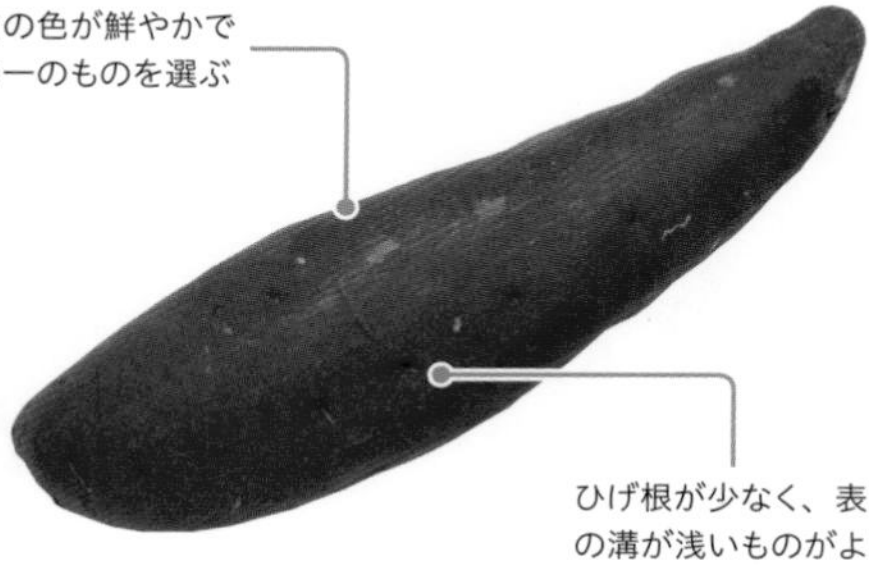
皮の色が鮮やかで
均一のものを選ぶ
ひげ根が少なく、表面
の溝が浅いものがよい

からだによく効く 食べあわせ

さつまいも ＋ ブロッコリー

便秘解消

便通を促す食物繊維に、抗酸化作用により細胞を丈夫にするβ-カロテン（ブロッコリー）を組み合わせる。

保存法

低温に弱いため、新聞紙に包んで常温保存。

主成分〔可食部100g中〕

エネルギー	134kcal	ビタミンC	29mg
カリウム	480mg	食物繊維	2.2g
ビタミンE	1.5mg		

食物繊維&ヤラピンで便通をよくする

切り口から出る白い乳液のような液は、**ヤラピンという成分で、食物繊維とともに便通をよくする作用があります**。シミやソバカスの抑制に役立つビタミンCも豊富で、免疫力を高めるのに役立ちます。またビタミンEは、過酸化脂質の発生を抑えるのに期待でき、細胞の老化を遅らせるため、美肌を保つ効果もあります。

調理のコツ

じっくり加熱すると、β-アミラーゼという酵素がはたらいて甘味が増す。電子レンジは急速に加熱するため甘味が少なくなる可能性がある。

20

さといも

vegetable

効果
血流改善
コレステロール改善
肝臓のはたらき強化
胃腸のはたらき強化

旬 9〜11月

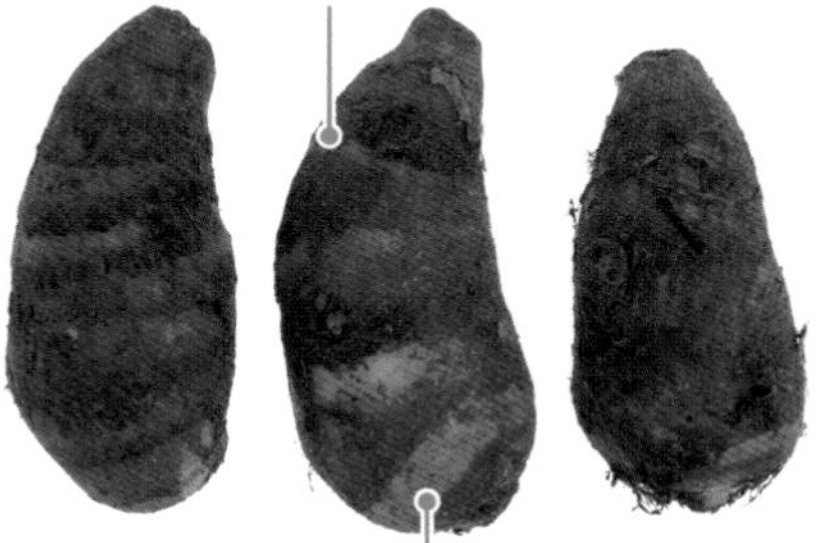
こぶやひびがないものが良品
泥がついていてかたく締まっているものがよい

からだによく効く 食べあわせ

さといも ＋ 豚肉

血流改善

食物繊維の仲間であるガラクタンにコレステロール低下作用があり、血管をしなやかにするたんぱく質(豚肉)を合わせる。

保存法

泥つきのままぬらした新聞紙に包み、冷暗所で保存。

主成分〔可食部100g中〕

エネルギー	58kcal	ビタミンC	6mg
カリウム	640mg	食物繊維	2.3g
ビタミンB_1	0.07mg		

血圧を下げるぬめり成分で血流改善に期待

独特の**ぬめり成分のうち、糖質とたんぱく質が結合したガラクタンは血圧を下げる**はたらきがあります。ぬめり成分にはムチンも含まれ、胃や腸など消化器官の粘膜を保護し、肝臓強化に役立ちます。

栄養価が高く、ビタミンB_1やビタミンCも多く含まれています。食物繊維も豊富で、便秘にも効果があります。

調理のコツ

カリウムが豊富だが、水に溶け出す性質があるので、洗ったら皮がついたまま蒸すのがおすすめ。加熱後は皮がむきやすくなるので一石二鳥。

㉑

さやいんげん

vegetable

効果
免疫力増強
肌荒れ解消
疲労をやわらげる

旬 6～9月

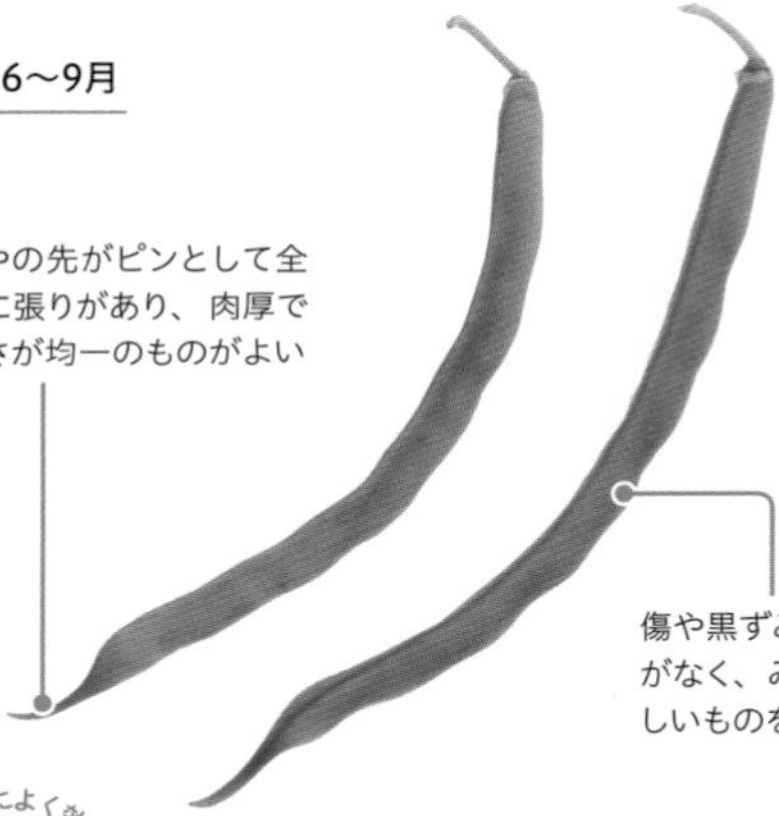
さやの先がピンとして全体に張りがあり、肉厚で太さが均一のものがよい
傷や黒ずみやシワがなく、みずみずしいものを選ぶ

からだによく効く食べあわせ

さやいんげん ＋ 豚肉

免疫力増強

β-カロテンにたんぱく質（豚肉）を合わせると、相乗効果で免疫力アップにつながる。

保存法

ポリ袋に入れて冷蔵。食べきれないものは固ゆでしてラップに包んで冷凍。

主成分〔可食部100g中〕

エネルギー	23kcal	ビタミンA（β-カロテン）	520μg
カルシウム	48mg	ビタミンB_2	0.11mg
マグネシウム	23mg		

たっぷりのβ-カロテンで免疫力増強＆美肌づくり

未成熟豆をさやごと食べる夏野菜です。**β-カロテンが多く含まれているので、免疫力増強**が期待できます。また、β-カロテンは体内でビタミンAに変化し、**皮膚や粘膜の抵抗力をアップさせる**のに役立ちます。

ビタミンB_2、必須アミノ酸のリジンやアスパラギン酸も多く含まれているので、美肌づくりにはぴったりです。

調理のコツ

β-カロテンは油と一緒に摂ると、吸収率がアップする。おすすめは、炒め物や揚げ物。たっぷりのお湯に塩を入れてゆでると、色鮮やかにゆであがる。

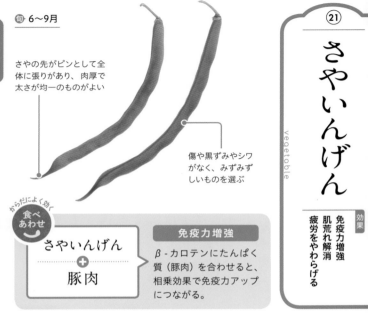

㉒

さやえんどう

vegetable

効果
免疫力増強
かぜ予防
肌荒れ解消
腸のはたらき強化

旬 4〜5月

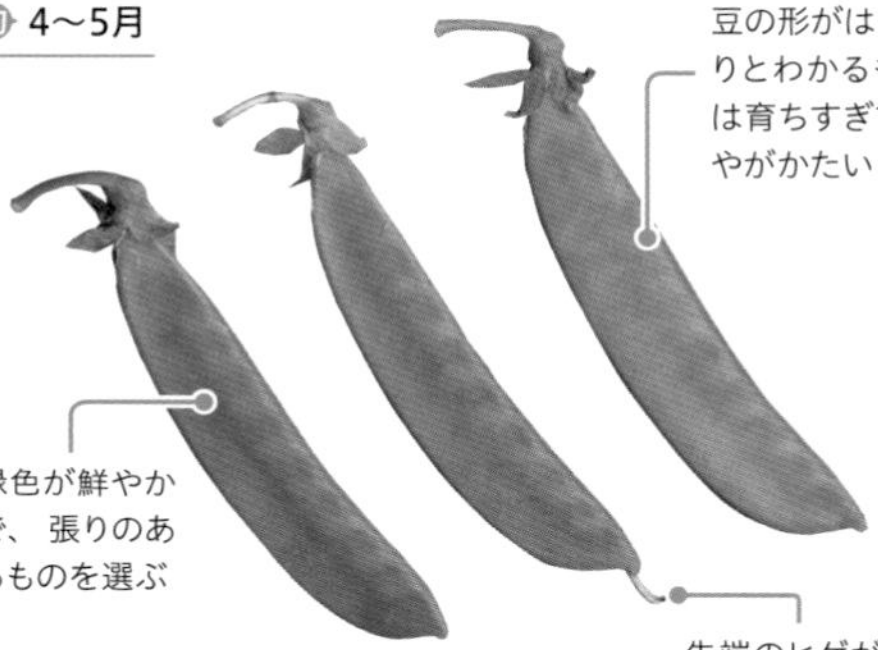
豆の形がはっきりとわかるものは育ちすぎてさやがかたい
緑色が鮮やかで、張りのあるものを選ぶ
先端のヒゲがピンとしているものが新鮮

からだによく効く 食べあわせ

さやえんどう ＋ 豚肉

免疫力増強

疲労回復のあるビタミンB_1に、ストレス耐性を強化するたんぱく質（豚肉）を合わせて免疫力アップにつなげる。

保存法

ポリ袋に入れて冷蔵。またはゆでて冷凍してもよい。

主成分〔可食部100g中〕

エネルギー	36kcal	ビタミンC	60mg
カルシウム	35mg	食物繊維	3.0g
ビタミンA（β-カロテン）	560μg		

ビタミンCとβ-カロテンの相乗効果で免疫力増強

えんどう豆がまだ小粒のうちに、さやごと収穫したのがさやえんどう。**ビタミンCが多く、免疫力増強のはたらきに優れている**ので、かぜ予防に効果があります。ビタミンCはβ-カロテンとともに、コラーゲンの生成にも深く関係するので、美肌づくりにも役立ちます。食物繊維も豊富で、高い整腸効果も期待できます。

調理のコツ

彩りを添えるだけでなく、温野菜としても楽しみたい。ビタミンCは水溶性で熱にも弱いので、さっと火を通す程度に。ひとつまみの塩で鮮やかな緑色にゆであがる。

㉓

しいたけ

vegetable

効果
血流改善
骨を丈夫にする
胃腸のはたらき強化

旬 3～5月、9～11月

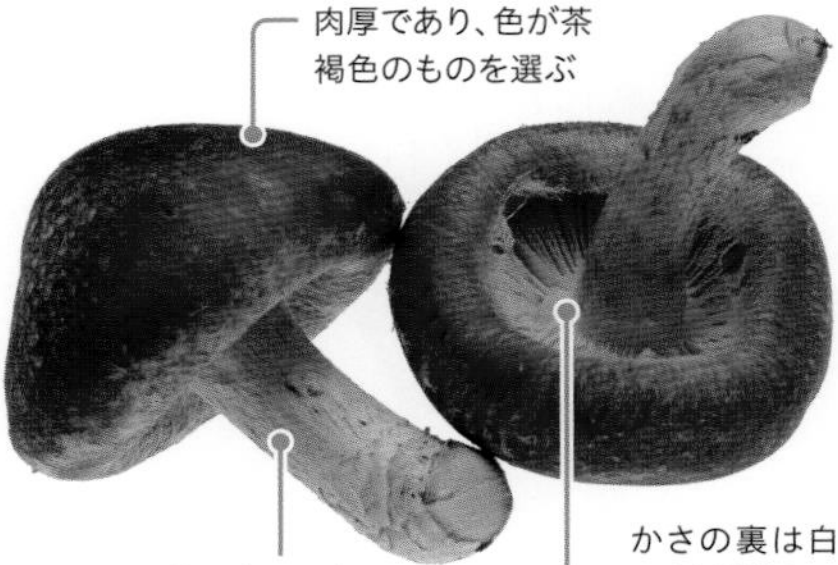
かさは八分開きで肉厚であり、色が茶褐色のものを選ぶ
軸は太くて短いものがよい
かさの裏は白く、ひだが崩れていないものが新鮮

からだによく効く 食べあわせ

しいたけ ＋ あじ

コレステロール改善

しいたけのエリタデニンに、コレステロール低下作用のあるDHA、EPA（あじ）を組み合わせる。

保存法

かさを上にしてポリ袋に入れ、冷蔵か冷凍。

主成分〔可食部100g中〕

エネルギー	19kcal	ビタミンB2	0.20mg
カリウム	280mg	食物繊維	4.2g
ビタミンD	0.4μg		

特有のエリタデニンがコレステロール低下を促す

コレステロールを下げるエリタデニンをはじめ、高血圧予防のはたらきをするカリウムなどを多く含みます。

生しいたけは食べる前に半日ほど天日干しをするのがおすすめ。豊富に含むエルゴステロールは、日光に当たると骨の形成に欠かせないビタミンDに変化します。整腸作用のある食物繊維が豊富で低カロリーなのも魅力です。

使い切り&お役立ち情報

しいたけだけでなく、きのこ類のほとんどは無農薬で栽培されているため、ぬらしたキッチンペーパーで表面の汚れをふき取る程度でよい。

㉔

しそ

vegetable

旬 赤じそ6～8月
青じそ7～10月

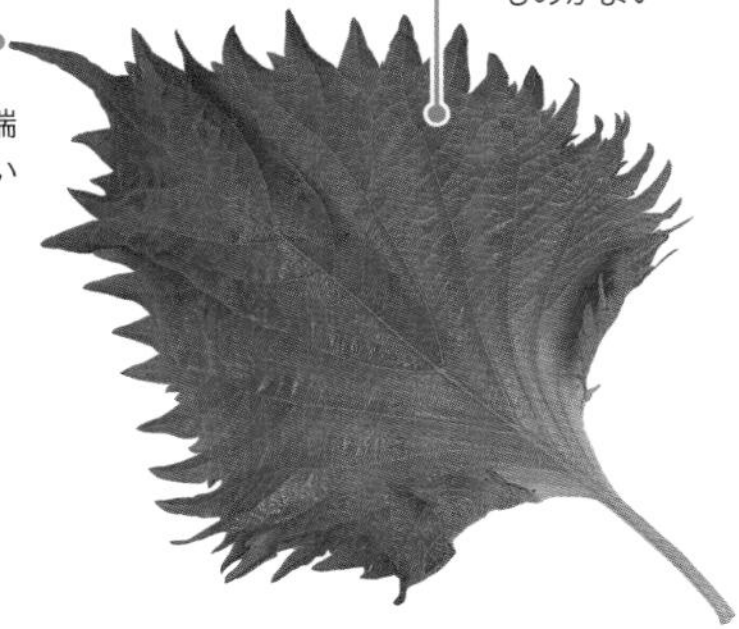

葉は色鮮やかで変色していないものがよい
香りが強く、先端までピンとしているものが新鮮

効果
免疫力増強
かぜ予防
食中毒予防

からだによく効く 食べあわせ

しそ ＋ 牛肉

免疫力増強

抗酸化作用のあるβ-カロテンと、たんぱく質(牛肉)を一緒に摂れば、免疫力増強が期待できる。

保存法

湿らせた新聞紙で包み、ポリ袋に入れて冷蔵。

主成分〔可食部100g中〕

エネルギー	37kcal	ビタミンA（β-カロテン）	11,000μg
カルシウム	230mg	ビタミンC	26mg
鉄	1.7mg		

含有量抜群のβ-カロテン
免疫力増強でかぜ予防

野菜の中でもトップクラスの含有量（100gあたり）を誇るしその**β-カロテンには、免疫力増強のはたらきがあり**、かぜ予防が期待できます。

特有の香りは、しそ油という精油成分から生まれます。しそ油に含まれる必須脂肪酸のα-リノレン酸にはアレルギーを軽減させる作用、ペリルアルデヒドには強い防腐作用があります。

調理のコツ

葉の部分や花穂をコップ1杯の水で煮詰め、温かいうちに飲むとかぜ予防に効果がある。また、うがい薬として利用されることもある。

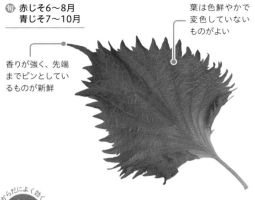

㉕ しめじ

vegetable

効果
- 腸のはたらき強化
- 肥満予防
- 免疫力増強
- 疲労をやわらげる

旬 9〜11月

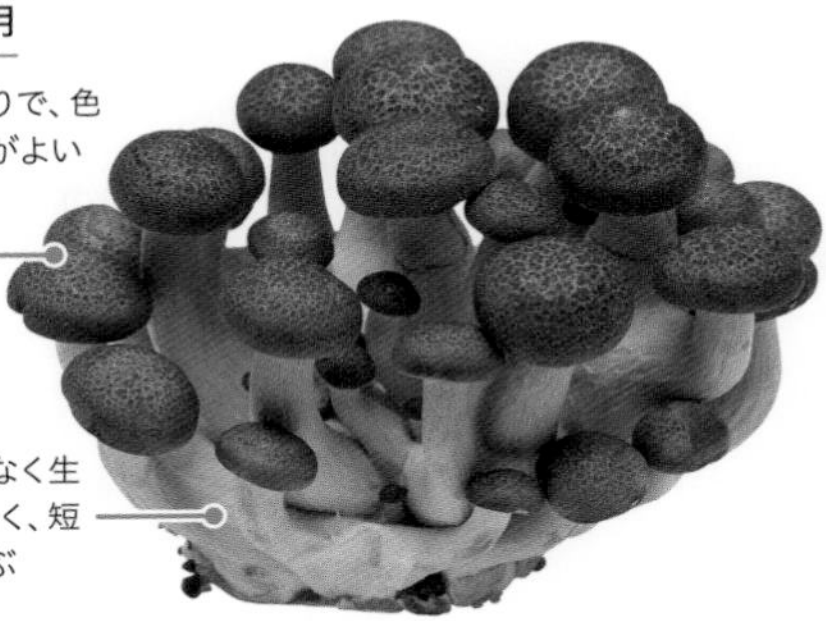

かさが小ぶりで、色が濃いものがよい

軸がすき間なく生え、太くて白く、短いものを選ぶ

からだによく効く 食べあわせ

しめじ ＋ さけ

骨と筋肉を丈夫にする

カルシウムの吸収を促すビタミンDに、筋肉をつくるたんぱく質（さけ）を組み合わせ、骨と筋肉を丈夫にする。

保存法

根元を残したままラップで包み、ポリ袋か密閉容器に入れて冷蔵。

主成分〔可食部100g中〕（ぶなしめじ）

エネルギー	17kcal	ビタミンB_1	0.15mg
カリウム	370mg	ビタミンB_2	0.17mg
ビタミンD	0.5μg	食物繊維	3.0g

豊富な酸性多糖で便秘解消にはたらく

食物繊維が多く、コレステロールを下げる酸性多糖も含まれているので、便秘解消や肥満予防、高血圧予防にも期待できます。低カロリーなので減量中にも役立ちます。

免疫系を活性化するたんぱく質のレクチンのほか、疲労回復の作用が高いビタミンB_1や、抗酸化作用があるビタミンB_2も含んでいます。

使い切り&お役立ち情報

市場に出回っているしめじの多くは「ぶなしめじ」という品種。また人工栽培の「ひらたけ」がしめじとして出回っていることもある。

㉖

じゃがいも

vegetable

効果
- 血流改善
- 腎臓のはたらき強化
- かぜ予防
- 疲労をやわらげる

旬 5〜7月

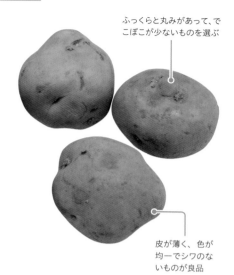

ふっくらと丸みがあって、でこぼこが少ないものを選ぶ
皮が薄く、色が均一でシワのないものが良品

保存法

新聞紙にくるむか、空気穴のついたポリ袋に入れて通気性のよい冷暗所へ。

主成分〔可食部100g中〕

エネルギー	70kcal	ビタミンC	28mg
たんぱく質	1.8g	食物繊維	9.8g
カリウム	420mg		

塩分を排出するカリウムで腎臓機能の改善に期待

「カリウムの王様」といわれるほど、豊富なカリウムを含んでいます。**カリウムには血中の塩分バランスを保つはたらきがあり、腎臓機能の改善や高血圧予防にも役立つ**といわれています。

ビタミンCも豊富で、100g中の含有量は、りんごの約7倍。じゃがいものビタミンCはでんぷん質で包まれているので、加熱に強いのが特徴です。

また、抗酸化作用が高いビタミンCは、豚肉などに多く含まれるビタミンB_1と合わせると、でんぷんの消化が促進され、かぜ予防や疲労をやわらげる効果もあります。

調理のコツ

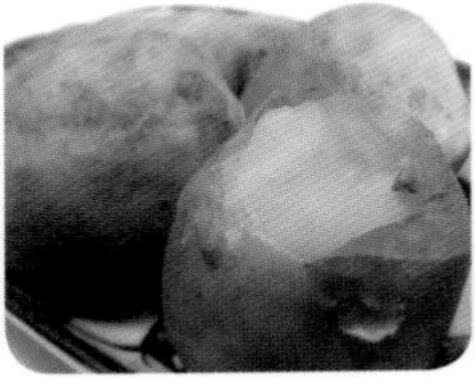

加熱するときは皮ごとがおすすめ。火が通ってから皮をむいたほうが水っぽくならず、風味や栄養素を損なわない。調理の際には、芽や芽の周りは取り除く。皮が緑に変色したじゃがいもは有毒なので食べるのは禁物。

品種

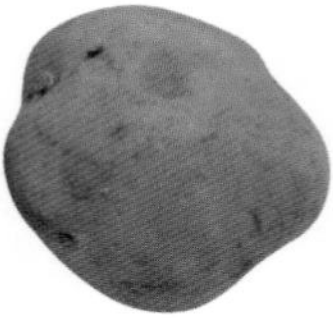

男爵《だんしゃく》

でんぷん質が多く、ほくほくとした食感。煮崩れしやすいためマッシュポテトに向く。

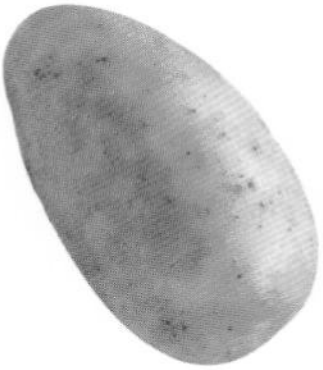

メークイン

俵状で芽が少ない。ほくほくとした甘味があり、煮物やカレーに向く。

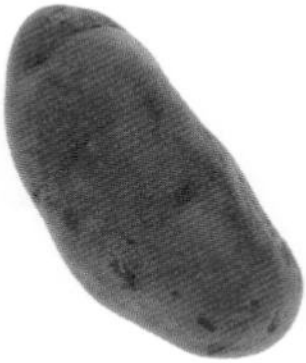

ノーザンルビー

アントシアニン色素を含み、皮、中身ともに赤みがかっているのが特徴。

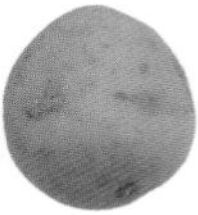

ベビーポテト

直径3cmほどで小ぶり。ゆでた後皮をむきやすく、つけ合わせとして重宝。

からだによく効く 食べあわせ

じゃがいも ＋ ヨーグルト

血流改善

抗酸化作用の持つビタミンCと血圧を下げるカリウムに、血管をやわらかくするたんぱく質(ヨーグルト)を合わせる。

じゃがいも ＋ 豚肉

かぜ予防

コラーゲンの生成を促すビタミンCに、疲労回復のビタミンB_1（豚肉）を組み合わせることで、かぜ予防が期待できる。

27 しゅんぎく

vegetable

効果
肌荒れ解消
胃腸のはたらき強化
かぜ予防

旬 11〜3月

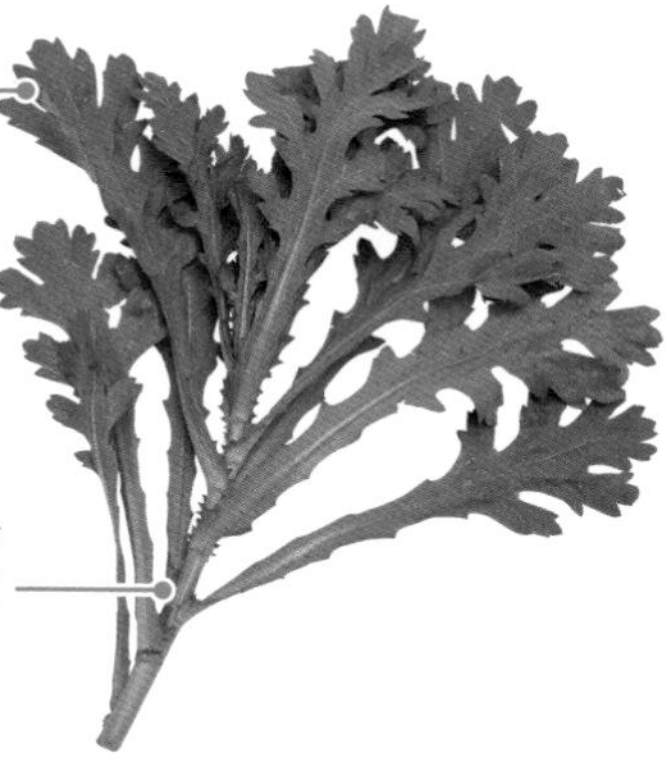

葉先まで緑色が濃く、みずみずしいものを選ぶ
茎が太すぎず、葉が根元から密生しているものを選ぶ

からだによく効く食べあわせ

しゅんぎく ＋ 豆腐

肌荒れ解消

肌を健康に保つβ-カロテンとビタミンCに、細胞を丈夫にするたんぱく質（豆腐）を組み合わせる。

保存法

さっと洗ってポリ袋に入れ、茎を下にして冷蔵。

主成分〔可食部100g中〕

エネルギー	22kcal	ビタミンA（β-カロテン）	4,500μg
カリウム	460mg	ビタミンC	19mg
カルシウム	120mg		

β-カロテンとビタミンCで肌の健康を保つ

栄養価が高い緑黄色野菜のひとつ。**肌荒れ解消に効果的なβ-カロテン、ビタミンC、カルシウムなどのミネラルも豊富**です。鍋物のアクセントにもなる独特の香りは、α-ピネン、ベンズアルデヒドなど10種類の成分で成り、自律神経に作用し、胃腸を活性化するはたらきがあります。痰を切る、咳をしずめるなどの効果も期待できます。

使い切り＆お役立ち情報

古くから漢方薬の原料として使われ、「食べるかぜ薬」とも呼ばれる。茎は加熱調理が必要だが、葉先は生食が可能なので、水溶性のビタミンCの流出を防げる。

㉘

しょうが

vegetable

効果
かぜ予防
食欲増進
冷え性解消

旬 6〜8月

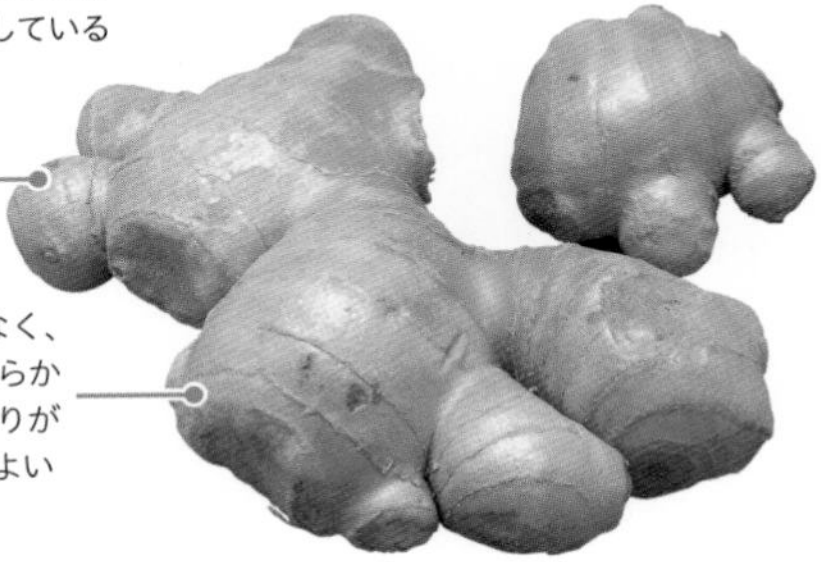

根しょうがは、肉厚でふっくらしているものを選ぶ

皮に傷がなく、表面がなめらかでツヤと張りがあるものがよい

からだによく効く 食べあわせ

しょうが ＋ ほうれんそう

かぜ予防

ショウガオールに、抗酸化作用のあるβ-カロテンとビタミンC（ほうれんそう）を組み合わせる。

保存法

ビンなどにしょうがが被るくらいの水や焼酎を入れて冷蔵。すりおろしたものは保存袋に平らに入れて冷凍。

主成分〔可食部100g中〕

エネルギー	30kcal	マグネシウム	27mg
たんぱく質	0.9g		
カリウム	270mg		

ショウガオールで体内を温めかぜを予防する

独特の辛味成分であるジンゲロンと**ショウガオールは、血行をよくしてからだを芯から温めます**。発汗作用のほか、胃液の分泌を促進して食欲を増進させる効果もあり、かぜや冷え性の予防に役立ちます。

抗菌作用、抗酸化作用、鎮痛、解熱、食中毒予防のはたらきもあり、さまざまな症状に効果を発揮します。

調理のコツ

皮と中身の間に特有の風味があるので、皮はむかずに使用したい。レバーや魚などの生臭い食材には、しょうがのしぼり汁が臭み消しになる。

㉙

ズッキーニ

vegetable

効果
- 血流改善
- 疲労をやわらげる
- 免疫力増強
- 肌荒れ解消

旬 6〜8月

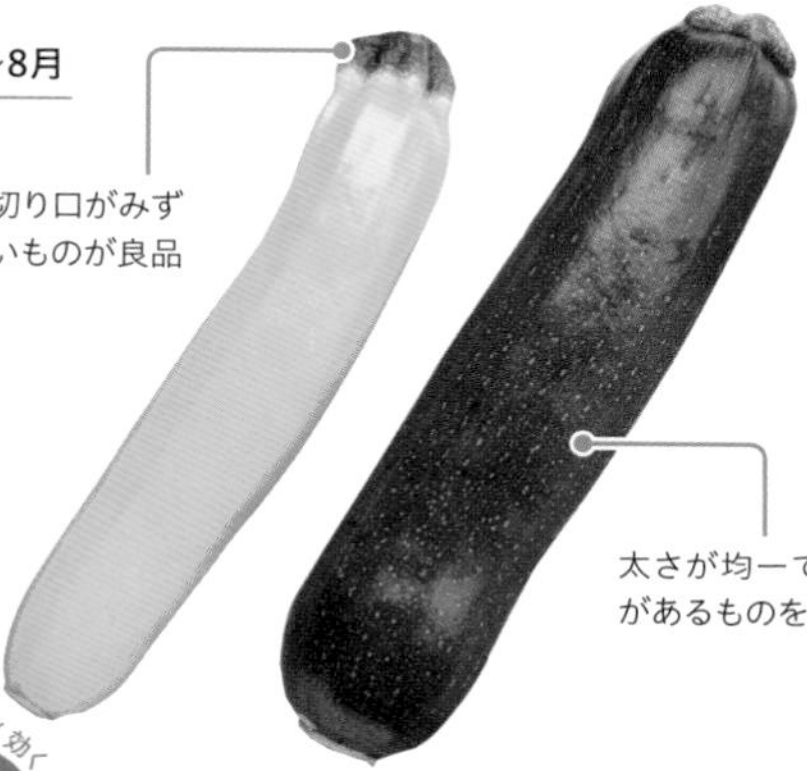

ヘタの切り口がみずみずしいものが良品

太さが均一でツヤがあるものを選ぶ

からだによく効く 食べあわせ

ズッキーニ ＋ 豚肉

疲労をやわらげる

抗酸化作用により細胞を丈夫にするβ-カロテンに、疲労をとる作用のあるビタミンB_1（豚肉）を組み合わせる。

保存法

ラップに包んで冷蔵。輪切りにしてから火を通して冷凍保存も可能。

主成分〔可食部100g中〕

エネルギー	14kcal	ビタミンC	20mg
カリウム	320mg	葉酸	36μg
ビタミンA（β-カロテン）	310μg		

豊富なカリウムがはたらき血流改善に期待

かぼちゃの仲間であるズッキーニは、**カリウムを豊富に含んでいるので余分なナトリウムを排出し、高血圧予防に役立ちます。**また、ビタミンEやβ-カロテンには強い抗酸化作用があり、皮膚や粘膜の抵抗力を高めます。ビタミンCもコラーゲンの生成を促進するはたらきがあり、より一層の美肌効果につながります。

調理のコツ

同じウリ科のかぼちゃと違って生食できる。ズッキーニのβ-カロテンは油で吸収率がアップするので、生でも加熱でもオリーブオイルなどと合わせるのがおすすめ。

旬 4〜5月

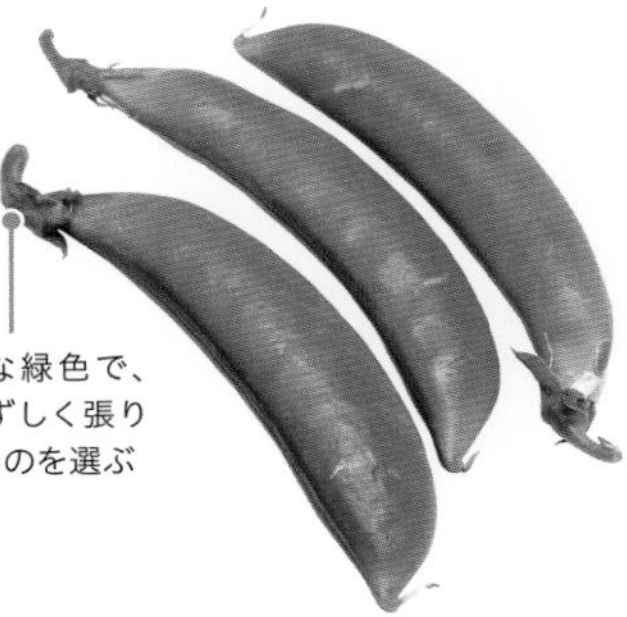
きれいな緑色で、
みずみずしく張り
のあるものを選ぶ

30

スナップエンドウ

vegetable

効果
肌荒れ解消
免疫力増強
血流改善
腸のはたらき強化

からだによく効く 食べあわせ

スナップエンドウ ＋ 鶏卵

免疫力増強

血圧低下作用のあるカリウムに、免疫力を高めるたんぱく質（鶏卵）を組み合わせると、免疫力増強が期待できる。

保存法

ビニール袋に入れて冷蔵。ゆでて冷凍保存も可能。

主成分〔可食部100g中〕

エネルギー	43kcal	ビタミンB1	0.13mg
カリウム	160mg	ビタミンC	43mg
ビタミンA（β-カロテン）	400μg	食物繊維	2.5g

ビタミンCとβ-カロテンで美肌づくりに効果的

さやと未熟な豆を一緒に食べるスナップエンドウ。**β-カロテンが多いため活性酸素を抑える効果が期待できます。ビタミンCも豊富に含み、コラーゲンの生成を促進させます。**

また、不足しがちな必須アミノ酸のリジンを含み、免疫力アップにもつながります。食物繊維も多く、便秘解消に役立ちます。

調理のコツ

水溶性のビタミンCの流出を抑えたいなら電子レンジで加熱するのがおすすめ。新鮮なら生食も可能。マヨネーズ（油分）と一緒に摂れば、β-カロテンの吸収率もアップする。

31

スプラウト

vegetable

効果
肌荒れ解消
かぜ予防
細胞を丈夫にする

旬 通年

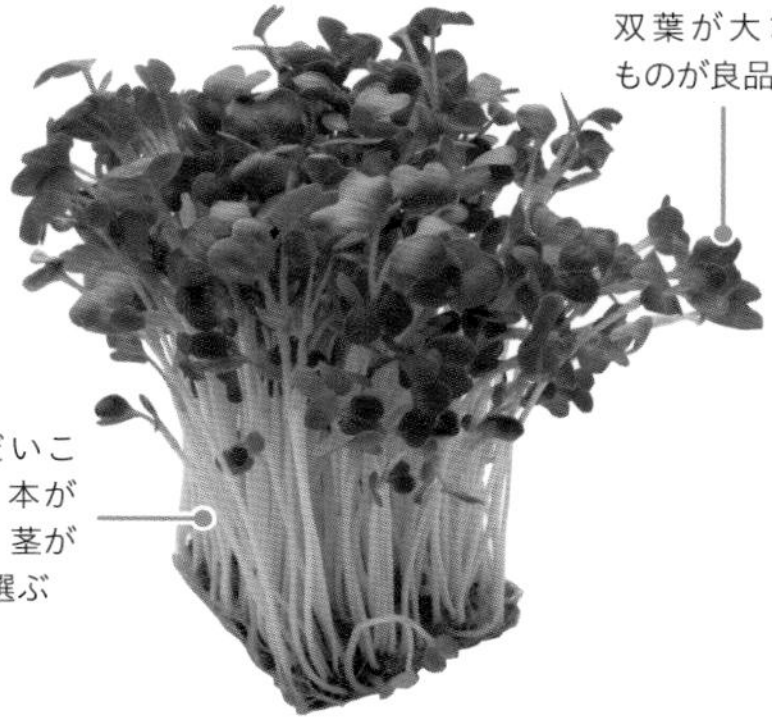
双葉が大きいものが良品
かいわれだいこんは、1本1本が立っていて、茎が白いものを選ぶ

からだによく効く食べあわせ

かいわれだいこん ＋ かつお

肌荒れ解消

コラーゲンの生成に役立つビタミンCに、肌をつくるたんぱく質（かつお）を合わせると美肌効果が期待できる。

保存法

ポリ袋に入れ、立てて冷蔵。早めに食べること。

主成分〔可食部100g中〕（かいわれだいこん）

エネルギー	21kcal	ビタミンK	200μg
カルシウム	54mg	ビタミンC	47mg
ビタミンA（β-カロテン）	1,900μg		

強い生命力とβ-カロテンで肌荒れ解消に役立つ

新芽を食べる野菜の総称です。発芽して成長しようとしている時期に収穫されるため、強い生命力と豊富な栄養素が魅力です。

β-カロテンがたっぷりと含まれているので、皮膚や粘膜の健康を保ち、肌荒れ解消やかぜ予防に役立ちます。コラーゲンの生成にはたらくビタミンCも含み、美肌効果を期待できます。

品種

だいこんの新芽が「かいわれだいこん」。レッドキャベツの新芽「レッドキャベツスプラウト」、ブロッコリーの新芽「ブロッコリースプラウト」など多数の品種がある。

旬 1〜4月

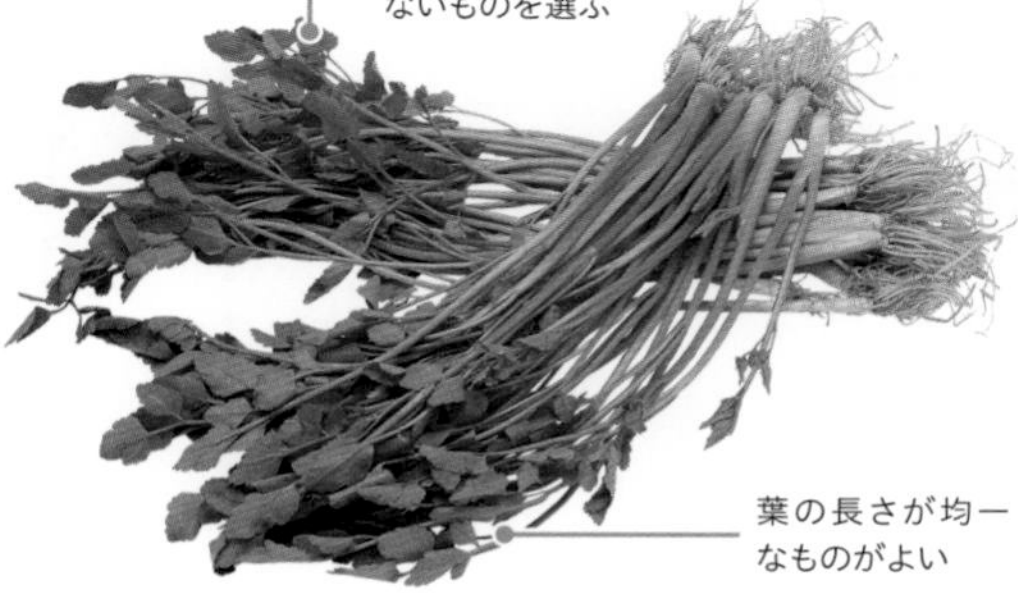
葉は鮮やかな緑色で、茎があまり太くないものを選ぶ
葉の長さが均一なものがよい

㉜ せり

vegetable

効果
- 貧血予防
- かぜ予防
- 食欲増進・精神安定
- 腸のはたらき強化

からだによく効く 食べあわせ

せり ＋ かき

貧血予防

鉄と亜鉛に、血管をしなやかにするたんぱく質(かき)を合わせると、貧血予防を期待できる。

保存法

新聞紙にくるんでポリ袋に入れ、根を下にして冷蔵。

主成分〔可食部100g中〕

エネルギー	17kcal	ビタミンA（β-カロテン）	1,900μg
カリウム	410mg	ビタミンC	20mg
鉄	1.6mg	食物繊維	2.5g

初春の健康野菜の代表格 鉄が豊富で貧血対策に

「春の七草」として昔からなじみのある野菜です。**鉄や食物繊維が豊富で、貧血予防や便通を促す**ことに期待できます。β-カロテンやビタミンCも多く、ウイルスに対する免疫力を高め、かぜ予防にも役立ちます。

ミリスチンやカンフェンなどの精油成分がもととなる香りは、食欲増進や精神の安定にもつながります。

種類

流通しているものの多くは「田ぜり」。そのほか「水ぜり」や、野生種である「山ぜり」が主な種類で、早春の時期は、天然物はまだ新芽の時期である。

旬 11～5月

33

セロリ

vegetable

効果
食欲増進
精神安定
腸のはたらき強化
かぜ予防

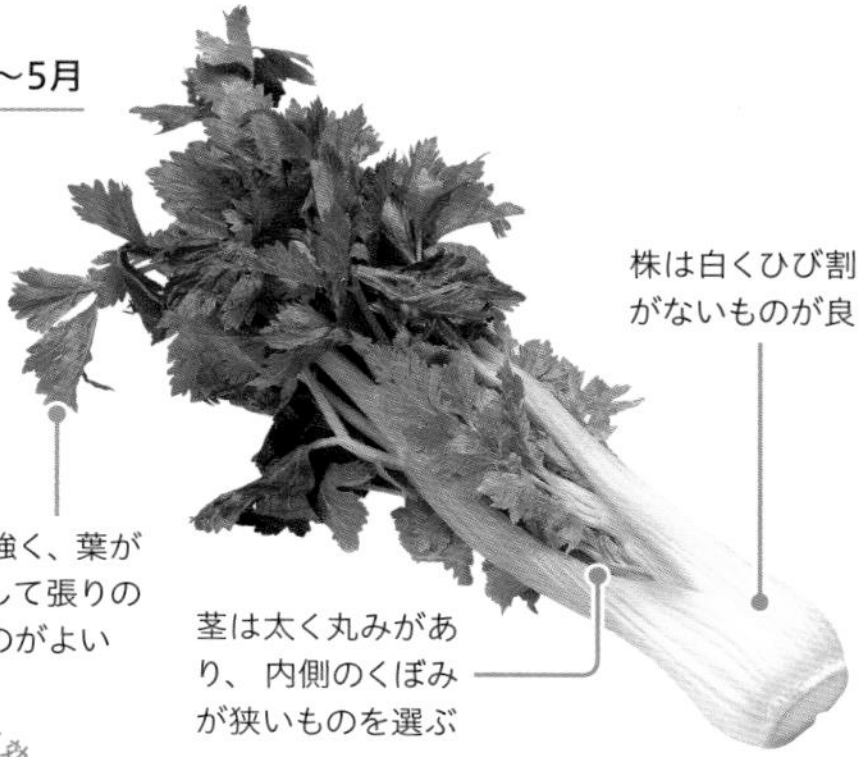

株は白くひび割れがないものが良品
香りが強く、葉が青々として張りのあるものがよい
茎は太く丸みがあり、内側のくぼみが狭いものを選ぶ

からだによく効く 食べあわせ

セロリ ＋ にんじん

血流改善

血圧低下作用のあるカリウムに、抗酸化作用により細胞を丈夫にするβ-カロテン（にんじん）を組み合わせる。

保存法

葉はポリ袋に入れて冷蔵。茎は水を入れたコップに根元をさす。

主成分〔可食部100g中〕

エネルギー	15kcal	ビタミンC	7mg
カリウム	410mg	食物繊維	1.5g
ビタミンA（β-カロテン）	44μg		

独特の香り成分が食欲増進にはたらく

香りの成分であるセネリンとセダノリッドには、食欲増進や精神安定などに優れた作用があります。カリウムも多く、血圧低下も期待できます。豊富な食物繊維は便秘の解消にも役立ちます。抗酸化作用に優れたビタミンCも豊富に含まれているので、疲労回復効果があるたんぱく質やビタミンB1と一緒に摂るとかぜ予防に役立ちます。

調理のコツ

油と合わせるとβ-カロテンの吸収率が高まるので、生食ならマヨネーズと一緒に。スープでは片栗粉でとろみをつけると、カリウムを効果的に摂取できる。

㉞
そらまめ
vegetable

効果
疲労をやわらげる
夏バテ予防
貧血予防
腸のはたらき強化

旬 4〜6月

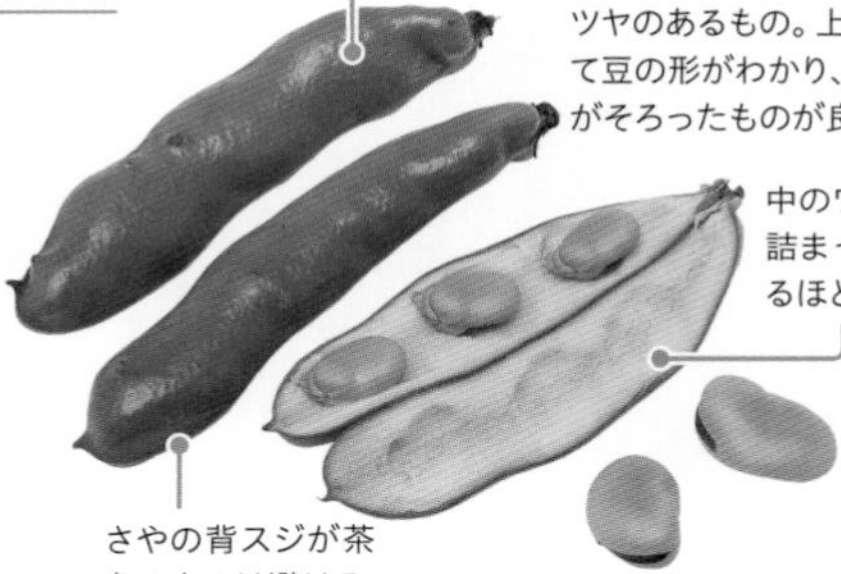
さやの緑色が濃く、張りとツヤのあるもの。上から見て豆の形がわかり、大きさがそろったものが良品
中のワタが詰まっているほど新鮮
さやの背スジが茶色のものは避ける

からだによく効く食べあわせ

そらまめ ＋ ごはん

疲労をやわらげる、夏バテ予防

疲労をやわらげる効果のあるビタミンB_1は、糖質の代謝にも関わる。ごはんと組み合わせると、相乗効果が期待できる。

保存法

ポリ袋に入れて冷蔵。または固ゆでしてラップに包んで冷凍。

主成分〔可食部100g中〕

エネルギー	108kcal	鉄	2.3mg
たんぱく質	10.9g	ビタミンB_1	0.30mg
カリウム	440mg		

疲労回復のビタミンB_1は夏バテ予防にも最適

初夏の一時期にしか出回らない旬の短い豆野菜です。**疲労回復に効果があるビタミンB_1を多く含み、夏バテ予防**の効果も期待できます。また、ビタミンB_1は美肌効果にも優れています。貧血予防に役立つ鉄分などのミネラルも豊富です。皮には食物繊維が多く含まれ、皮ごと食べるとスムーズな便通が期待できます。

調理のコツ

「おいしいのは3日だけ」といわれるくらい、鮮度が落ちやすい。できるだけさやごとで購入し、早めの調理がおすすめ。さやをむいたら、たっぷりのお湯で塩ゆでしよう。

㉟

だいこん

vegetable

効果
- 胃腸のはたらき強化
- 血流改善
- 肌荒れ解消
- 二日酔い解消

旬 11〜3月、7〜8月

見ためにに対して重みがあれば良品

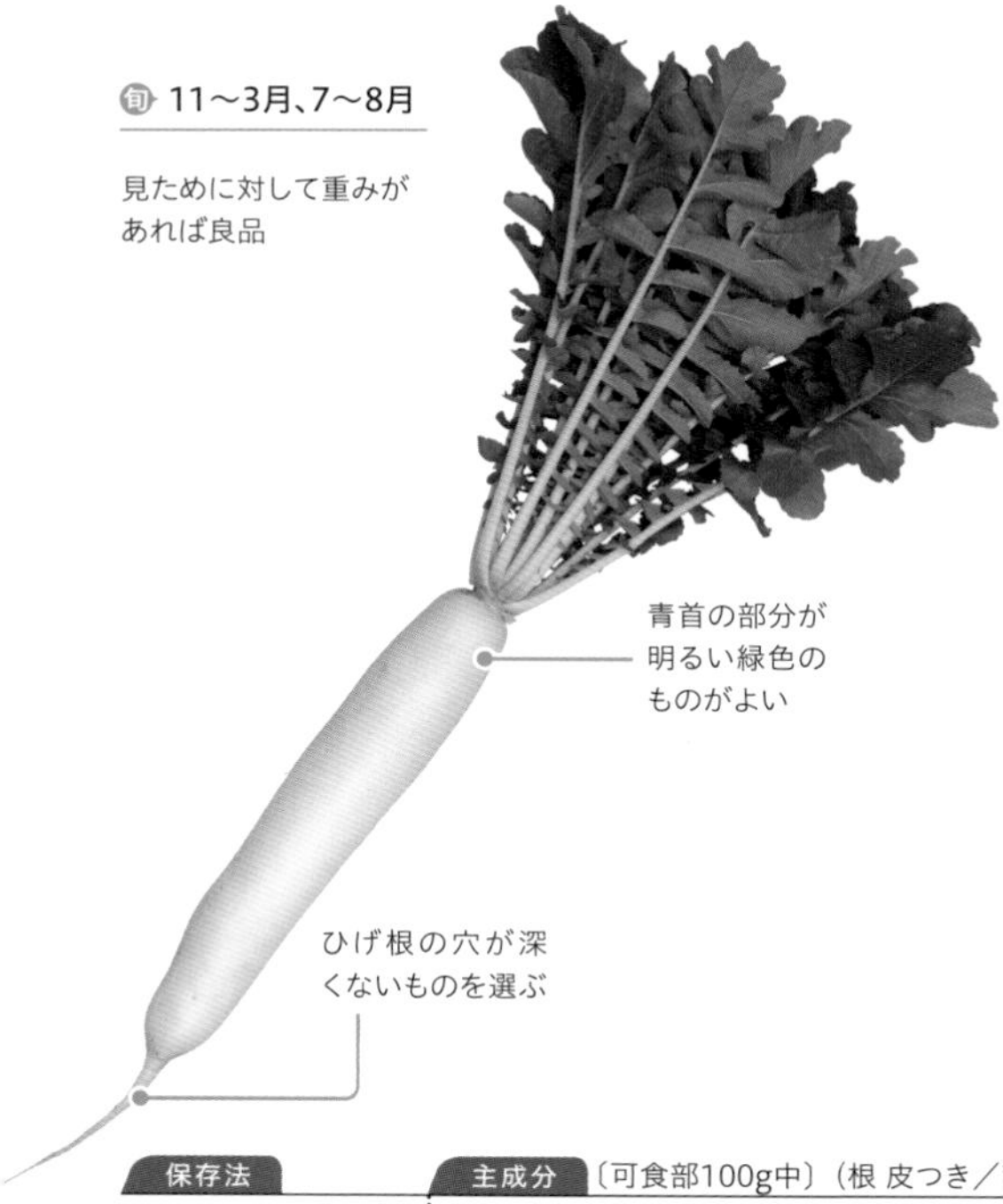
青首の部分が明るい緑色のものがよい
ひげ根の穴が深くないものを選ぶ

保存法

根と葉を分け、それぞれ湿らせた新聞紙とラップで包んで冷蔵。

主成分〔可食部100g中〕（根 皮つき／葉）

エネルギー	18kcal /25kcal	ビタミンC	12mg /53mg
カリウム	230mg /400mg	食物繊維	1.4g/4.0g
ビタミンA（β-カロテン）	0μg /3,900μg		

消化酵素のアミラーゼで胃腸のはたらきを高める

栄養素が豊富なだいこんは、葉部分の先から根部分の皮まで捨てるところがない優等生です。根部分と葉部分では栄養素が大きく違います。**根部分には消化酵素のアミラーゼが多く含まれ、整腸作用に優れているので、消化を促進し、胃腸のはたらきを整えます。**

美肌づくりに欠かせない、β-カロテンやカルシウム、ビタミンCなどを多く含むのは葉部分。豊富な栄養で、かぜ予防の効果が期待できます。根部分の皮には、毛細血管を強くして血圧低下にはたらくルチンも多く含まれています。

調理のコツ

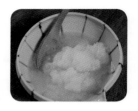

根部分に含まれるアミラーゼは熱に弱く、 整腸作用を生かすには生食が最適。 だいこんおろしは、時間が経つと苦味が出るので、食べる直前にするのがおすすめ。 葉部分に含まれるβ-カロテンは油で調理すると吸収率がアップ。

使い切り＆お役立ち情報

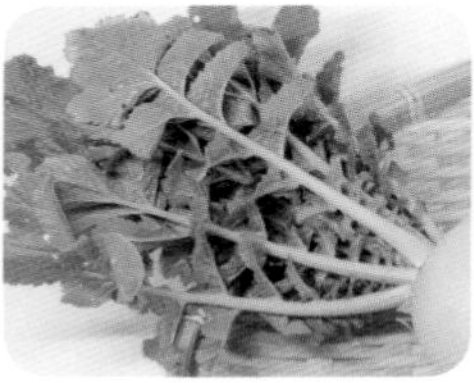

おろし汁は整腸作用が高く、二日酔いや食べすぎによる胸焼けなどをすっきりさせる効果がある。葉部分は干したものを布などに入れて入浴剤としても利用でき、冷え性予防にも役立つ。

加工品

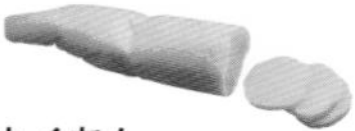

たくあん

干しただいこんをぬかと塩で漬けたもので、黄色いものはウコン粉などで着色している。

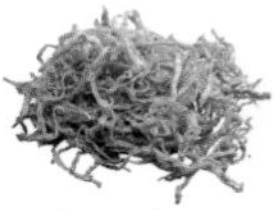

切り干しだいこん

だいこんを細長く切って干したもの。昔ながらの保存食で、 栄養素が凝縮されている。

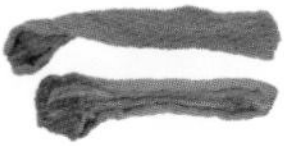

凍《し》みだいこん

極寒地域でつくられる干しだいこん。ゆでる→凍らせる、という工程を繰り返して仕上げる。

からだによく効く 食べあわせ

だいこん ＋ 豚肉

血流改善

血圧低下作用があるカリウムに、しなやかな血管をつくるたんぱく質(豚肉)を組み合わせ、血流改善に期待。

だいこんの葉 ＋ 鶏肉

肌荒れ解消

だいこんの葉に多く含まれるビタミンCに、細胞を丈夫にするたんぱく質 (鶏肉) を組み合わせる。

品種

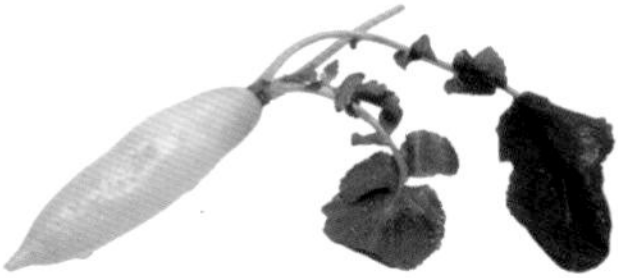

ラディッシュ（白）

手の指サイズで、別名「ミニだいこん」。だいこん特有の苦味がなく、風味だけが残っている。

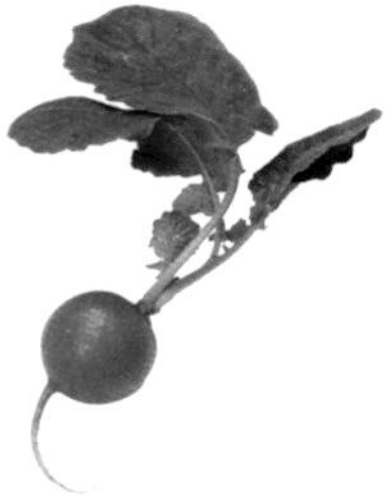

ラディッシュ（赤）

栽培時期が短いことから「二十日だいこん」とも呼ばれる。抗酸化作用のあるアントシアニンを含む。

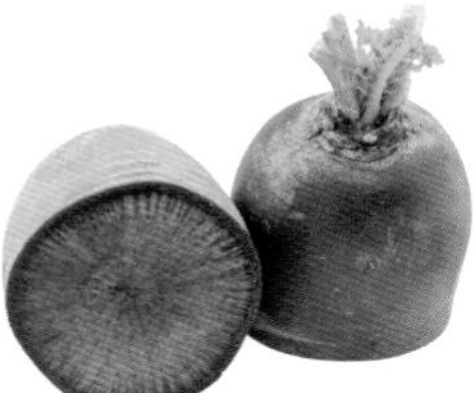

紅くるりだいこん

皮だけでなく中も紅色なのが特徴。水分が多く、甘い。ゆでると変色するのでサラダや漬物に適している。

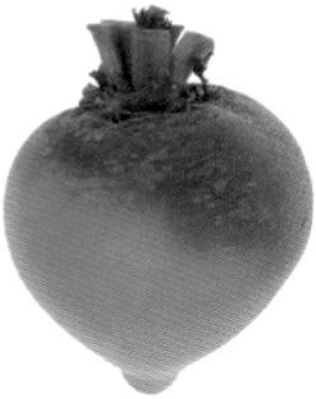

辛味だいこん

辛味成分のイソチオシアネートは熱に弱いので、おろしなど生食が最適。白や赤いものもある。

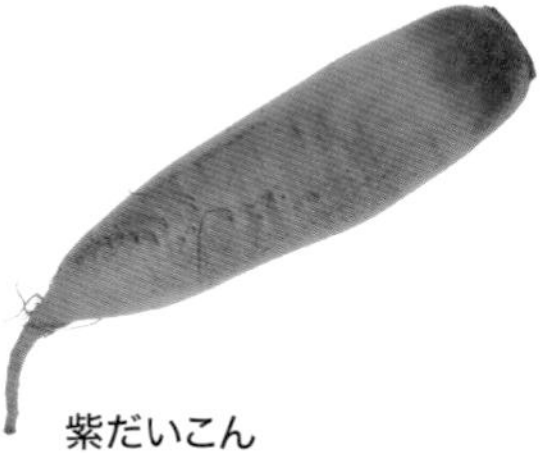

紫だいこん

約20cmと小さめで、甘酢に漬けると色が鮮やかになる。ビタミンやミネラルが豊富。

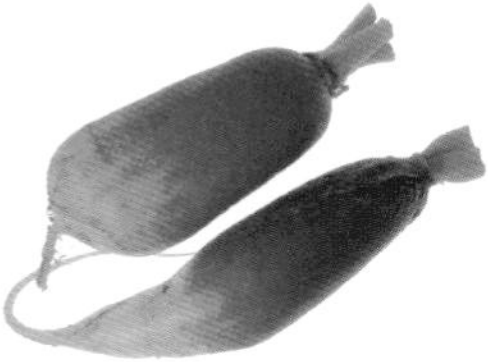

赤だいこん

外側の赤色はポリフェノールのアントシアニンによるもの。中は白い。

㊱

たけのこ

vegetable

効果
腸のはたらき強化
血流改善
コレステロール改善

旬 4〜5月

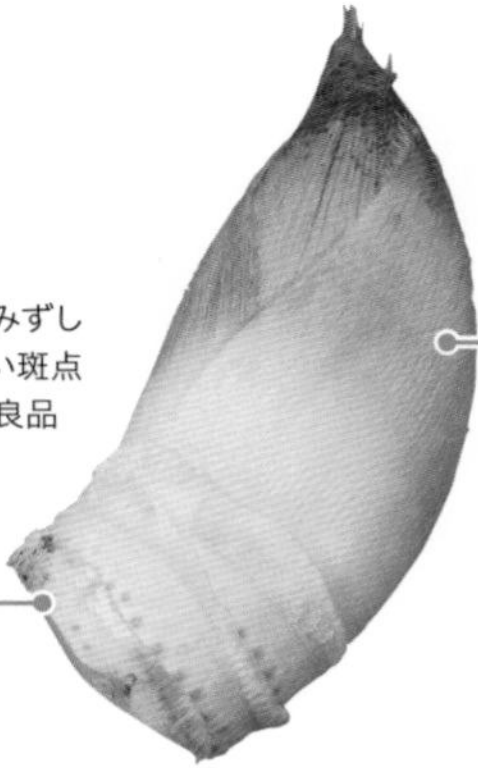
皮には適度な湿り気と光沢があり、ずんぐりとして重く太いものがよい
切り口はみずみずしく、根元の赤い斑点が薄いものが良品

からだによく効く食べあわせ

たけのこ ＋ セロリ

便秘解消

食物繊維が豊富なたけのことセロリを合わせることで、便秘解消の効果がより期待できる。

保存法

米のとぎ汁でゆで、汁ごと密閉容器に入れて冷蔵。ときどき水をかえれば5日ほど持つ。

主成分〔可食部100g中〕

エネルギー	26kcal	ビタミンC	10mg
カリウム	520mg	食物繊維	2.8g
ビタミンB_2	0.11mg		

食物繊維で腸を健康に！
便秘解消に期待

食物繊維が豊富に含まれ、便秘解消はもちろん、腸内環境改善効果にも優れています。腸の健康を保つと同様、コレステロールの吸収を軽減させる効果も期待できます。

ビタミンB_2、ビタミンC、カリウムも多く含まれ、特にカリウムは余分なナトリウムを排出する効果があり、高血圧予防にもつながります。

調理のコツ

アク抜きには、米のとぎ汁や米ぬかを使うのが一般的。食用とされるのは、竹の若芽の部分。皮には防腐効果があるので、食品の包装などにも適している。

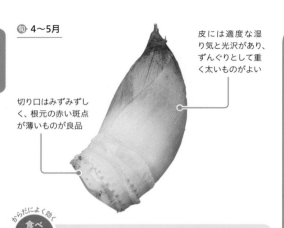

37

たまねぎ

vegetable

効果
疲労をやわらげる
血流改善
免疫力増強

旬 4〜5月、8〜10月

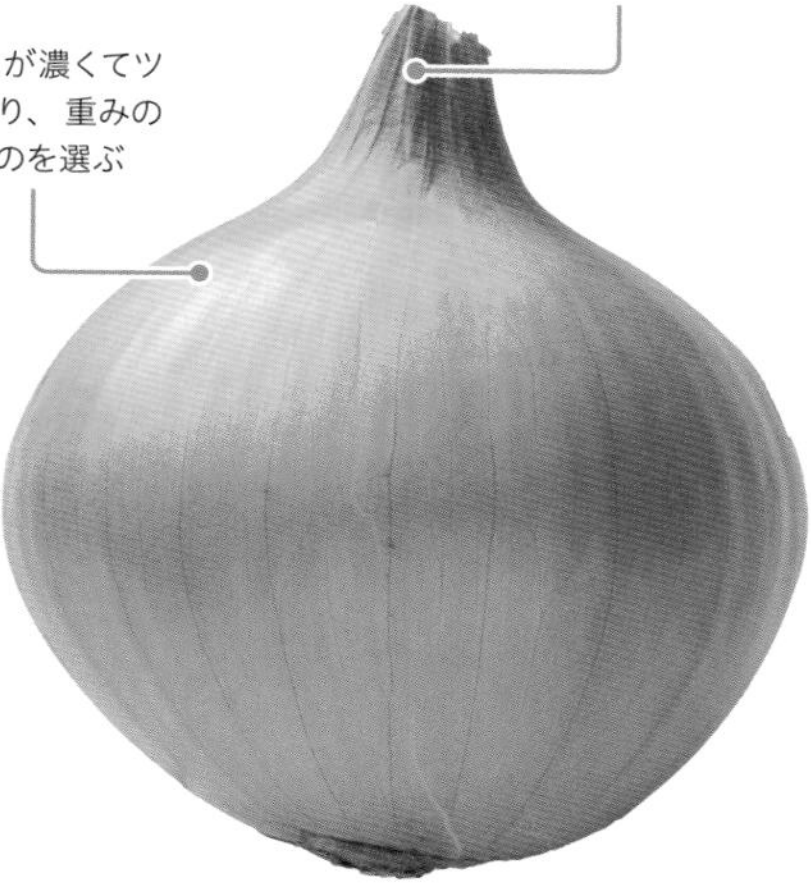
頭の部分が細く締まっているものが良品
皮の色が濃くてツヤがあり、重みのあるものを選ぶ

保存法

風通しのよい冷暗所に保存。

主成分〔可食部100g中〕

エネルギー	37kcal	ビタミンB_1	0.03mg
カリウム	150mg	ビタミンC	8mg
カルシウム	21mg		

硫化アリルが細胞を活性化 疲労回復に役立つ

生食での独特な辛味成分の正体は硫化アリルという成分。**硫化アリルは消化液の分泌を助け、細胞が生まれ変わるサイクルを活性化させる**効果があります。その結果、疲労をやわらげることにつながります。

また、硫化アリルは、ビタミンB_1と結合しアリチアミンとなり、ビタミンB_1の吸収を促すはたらきがあります。ビタミンB_1が豊富な食品と一緒に摂れば、疲労をやわらげるのに役立ちます。さらに、硫化アリルには血液の凝固を遅らせるはたらきもあるため、高血圧予防に期待できます。

調理のコツ

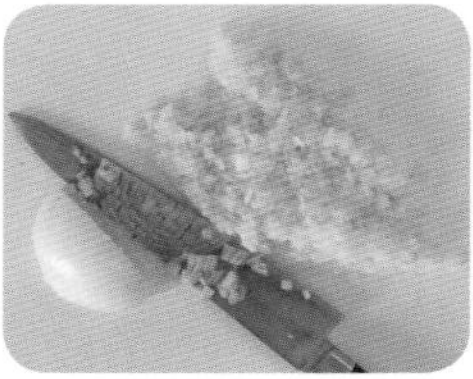

切ると涙が出るのは硫化アリルが原因。たまねぎを冷やしたり、よく切れる包丁を使ったりすると刺激は軽減する。辛味抜きのために水にさらすと、硫化アリルの効能が得られない可能性があるので、水に浸けるのは短時間で。

使い切り＆お役立ち情報

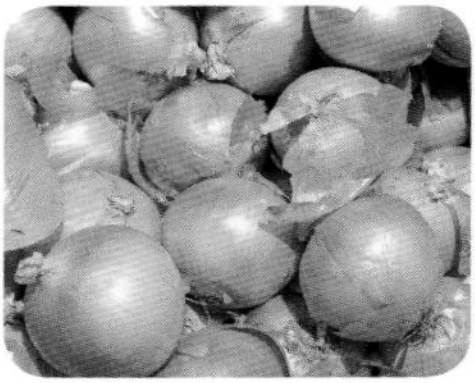

外皮には、ケルセチンというポリフェノールの一種が多く含まれている。ケルセチンには強い抗酸化作用があり美肌効果も期待できる。外皮を洗って10分ほど煮出せば、「皮茶」として利用でき、健康食品としても流通している。

品種

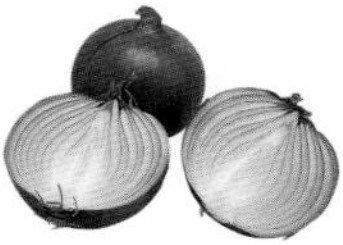

赤たまねぎ

別名「紫たまねぎ」。辛味が優しく、サラダなどに使うと色よく映える。

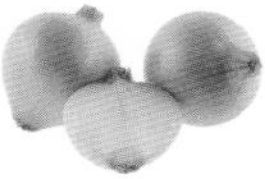

ペティオニオン

ピンポン玉くらいの大きさで、「ペコロス」「プチオニオン」とも呼ばれる。白色や赤色のものもある。

からだによく効く 食べあわせ

たまねぎ ＋ 豚肉orレバー

疲労をやわらげる

硫化アリルはビタミンB_1（たまねぎ、豚肉、レバー）の吸収を高めるので、エネルギー代謝が活発になる。

たまねぎ ＋ さけ

血流改善

血圧低下作用のあるカリウムに、コレステロール低下作用のあるDHA、EPA（さけ）を組み合わせる。

旬 9〜1月

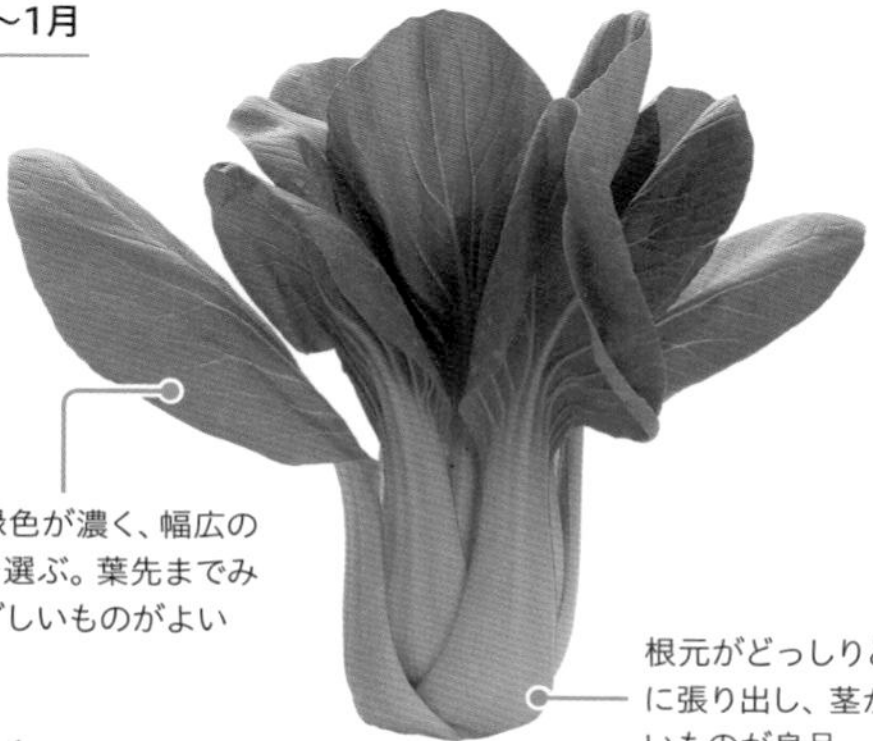

葉の緑色が濃く、幅広のものを選ぶ。葉先までみずみずしいものがよい
根元がどっしりと横に張り出し、茎が厚いものが良品

38

チンゲンサイ

vegetable

効果
骨を丈夫にする
血流改善
かぜ予防
貧血予防

からだによく効く 食べあわせ

チンゲンサイ ＋ 鶏肉

血流改善

抗酸化作用のあるビタミンEと、血管をしなやかにするたんぱく質（鶏肉）を組み合わせる。

保存法

湿らせた新聞紙で包んで冷蔵。

主成分〔可食部100g中〕

エネルギー	9kcal	ビタミンA（β-カロテン）	2,000μg
カリウム	260mg	ビタミンE	0.7mg
カルシウム	100mg	ビタミンC	24mg

抗酸化作用のビタミンEで血流改善に期待

えぐみがなくクセのない味わいで、さまざまな料理に活用される緑黄色野菜。**抗酸化作用に優れたビタミンEが豊富なので、血管をしなやかにするたんぱく質と一緒に摂れば、高血圧予防につながります。**β-カロテンやビタミンCも多く、かぜ予防に期待できます。また、カリウムやカルシウムは、骨粗しょう症や貧血予防に役立ちます。

調理のコツ

アクが少ないので、下ゆでせずに調理が可能。油と一緒に摂れば、β-カロテンの吸収率がアップ。根元近くに土がついている場合が多いので、調理前はよく洗い流すこと。

㊴

とうがらし

vegetable

効果
- 冷え性解消
- 肥満予防
- 食欲増進
- 疲労をやわらげる

旬 赤8〜10月
青7〜9月

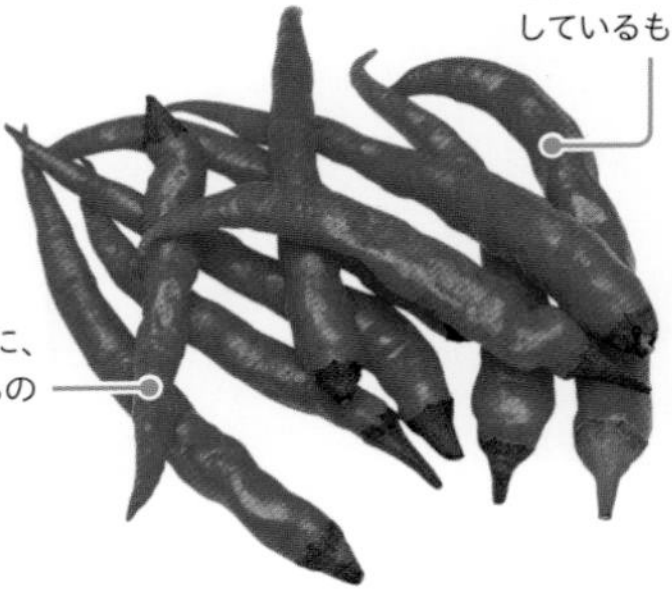
赤とうがらしは、赤色が鮮やかで、ツヤツヤしているものが良品
皮が浮かずに、張りのあるものがよい

からだによく効く 食べあわせ

とうがらし ＋ 豚肉

冷え性解消

代謝を促すカプサイシンに、疲労をとるビタミンB_1（豚肉）を組み合わせると、疲労回復も期待できる。

保存法

乾燥させ、風通しのよい場所に保存。

主成分〔可食部100g中〕

エネルギー	96kcal	ビタミンB_2	0.36mg
鉄	2.0mg	ビタミンC	120mg
ビタミンA（β-カロテン）	6,600μg		

血流活性の辛味成分が冷え性対策に貢献

辛味成分のカプサイシンには毛細血管の血流を活性化し、からだを温める効果があるので冷え性解消に役立ちます。抗酸化作用に優れたβ-カロテンやビタミンCも多く、疲労回復やかぜ予防の効果も期待できます。

カプサイシンには体脂肪を分解しやすくする効果があり、ダイエット中に重宝します。

使い切り&お役立ち情報

からだを温めるはたらきは、食べるだけでなくからだの外側からでも効果がある。2〜3本をきざんでガーゼなどで包み、湯船に入れるととうがらし風呂になる。

旬 7～9月

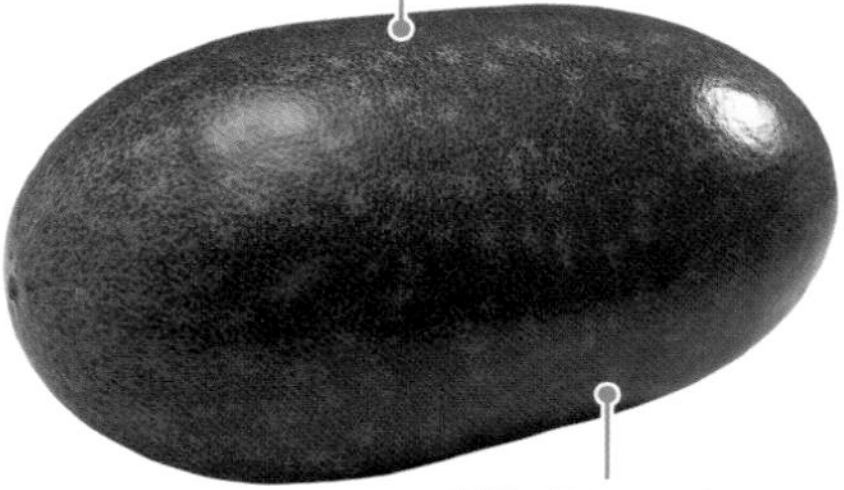
表面にシワがなく、ずっしり重いものがよい
表面の細かいトゲ、白い粉が落とされた状態で出荷されている

40

とうがん

vegetable

効果
むくみ解消
血流改善
かぜ予防

からだによく効く 食べあわせ

とうがん ＋ たまねぎ

血流改善

血圧低下作用のあるカリウムに、抗酸化作用のある硫化アリル（たまねぎ）を組み合わせる。

保存法

皮をむいて小分けに切り、ラップをして冷蔵。丸ごとなら冷暗所で長期保存できる。

主成分〔可食部100g中〕

エネルギー	16kcal	ビタミンC	39mg
カリウム	200mg	食物繊維	1.3g
カルシウム	19mg		

カリウムで塩分を排出し 血流改善に期待

カリウムを多く含み、体内の余分なナトリウムを排出します。たまねぎなどに含まれる抗酸化作用がある硫化アリルと一緒に摂ることで、高血圧予防にも期待できます。

抗酸化作用が高いビタミンCも多く含むので、かぜ予防にも効果があります。95％以上が水分の低カロリー食材なので、ダイエット中にも重宝します。

使い切り＆お役立ち情報

夏バテや発熱、食あたりやのどの渇きには、生のしぼり汁が有効とされる。しぼり汁にはちみつを少し足せば、利尿作用が高い飲み物になる。

㊶ とうもろこし

vegetable

効果
- 腸のはたらき強化
- 疲労をやわらげる
- 夏バテ予防

旬 6〜9月

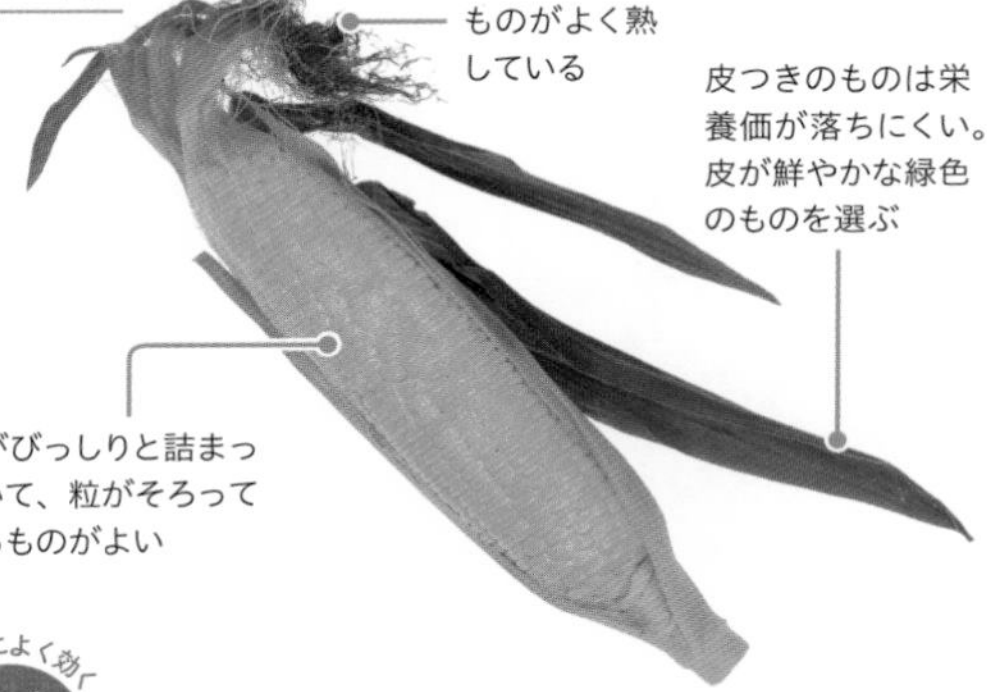

ヒゲは褐色のものがよく熟している
皮つきのものは栄養価が落ちにくい。皮が鮮やかな緑色のものを選ぶ
実がびっしりと詰まっていて、粒がそろっているものがよい

からだによく効く 食べあわせ

とうもろこし ＋ 牛乳

疲労をやわらげる

便通をスムーズにする食物繊維に、骨を丈夫にするカルシウム（牛乳）を組み合わせると、体調回復が期待できる。

保存法

栄養の劣化を防ぐために、ゆでて冷蔵、または冷凍。

主成分〔可食部100g中〕

エネルギー	92kcal	ビタミンC	8mg
カリウム	290mg	食物繊維	3.0g
ビタミンB_1	0.15mg		

ひと粒ずつにセルロース効果 腸管を刺激して便通を促す

ひと粒ひと粒の表皮に含まれた**セルロースという食物繊維が、腸内改善に活躍します。**セルロースは体内で水分を吸収しふくらみ、腸管を刺激して便通をスムーズにする効果があります。また、腸内の有害物質を吸収し、体外へ排出するはたらきも期待できます。胚芽部分に含まれるビタミンB_1は、疲労回復や夏バテ予防にも役立ちます。

使い切り&お役立ち情報

旬以外にとうもろこしを食べるには加工品も選択肢のひとつ。とうもろこしの水煮であるコーンの缶詰は、栄養面が生のものとほとんど変わらない。

旬 6〜9月

ヘタから伸びるスジが放射線状にくっきりとしていれば、甘味が強い

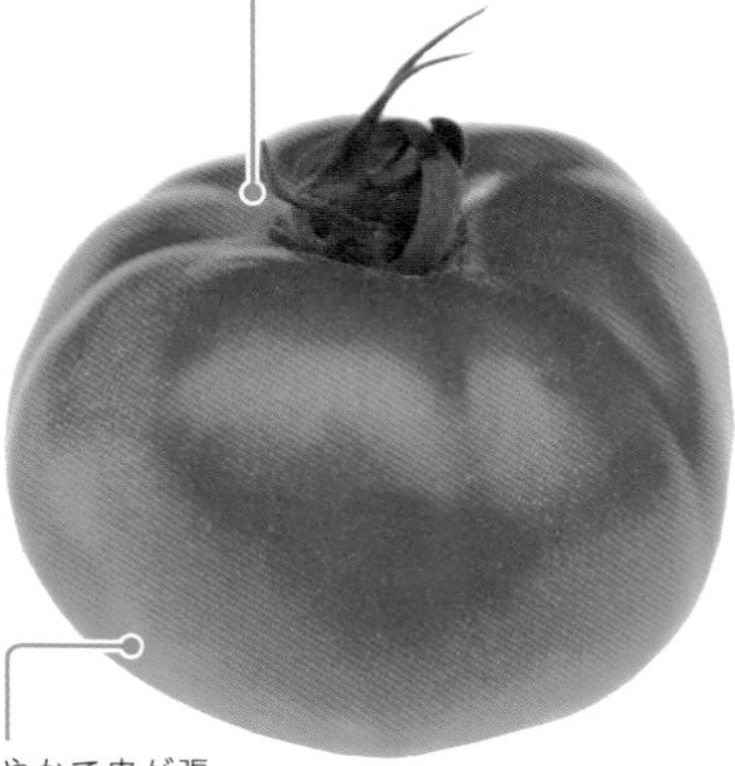

赤色が鮮やかで皮が張っており、丸々としてずっしり重いものを選ぶ

42

トマト

vegetable

効果
肌荒れ解消
血流改善
細胞を丈夫にする

保存法

ポリ袋に入れて冷蔵。未熟でまだかたい場合は、常温で追熟させる。

主成分〔可食部100g中〕

エネルギー	19kcal	ビタミンC	15mg
カリウム	210mg		
ビタミンA（β-カロテン）	540μg		

赤色の成分・リコピンで血流改善や肌荒れ解消

ヨーロッパでは「トマトが赤くなると医者が青くなる」、つまりはトマトを食べれば医者にかかる必要なしといわれるくらい、栄養豊富な頼れる野菜です。**赤い色の成分リコピンには、強力な抗酸化作用があり、細胞を強化する**ほか、有害な活性酸素を除去し、高血圧予防などのはたらきがあります。**肌や粘膜の健康を保つβ-カロテンやコラーゲンの生成をアシストするビタミンCも多く含まれている**ので、美肌づくりにもつながります。ビタミンCはたんぱく質と一緒に摂ることで、ストレス緩和も期待できます。

調理のコツ

うま味成分のグルタミン酸が豊富なトマト。生食でも十分にうま味が強いが、加熱すればさらにうま味がアップする。ただし、ビタミンCは熱に弱いので、ビタミンC摂取をのぞむ場合は、仕上げに入れるとよい。

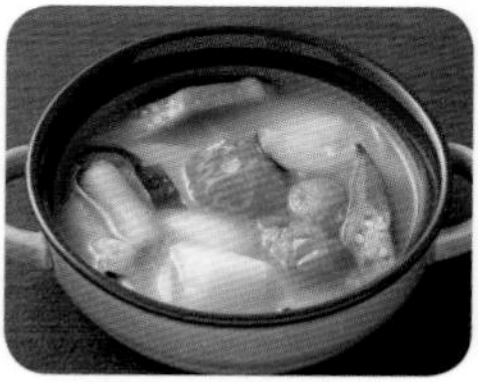

品種

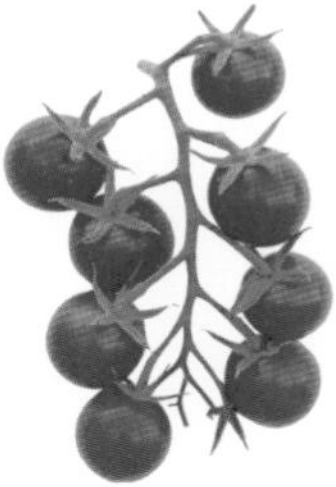

ミニトマト

別名「プチトマト」。ひと口サイズで赤色のほかに、黄色やオレンジ色のものもある。

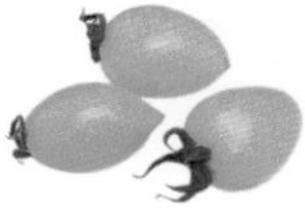

レモントマト

ラグビーボール型と色がレモンにそっくりのトマト。生食に向いている。

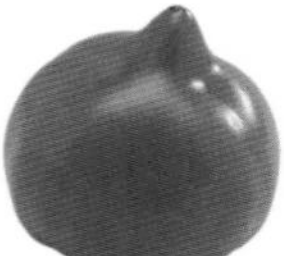

ファーストトマト

しっかりした肉質で、サンドイッチなどに向いている。桃太郎トマトが誕生する前の品種の代表格。

からだによく効く 食べあわせ

トマト ＋ チーズ

細胞や骨を丈夫にする

抗酸化作用により細胞を丈夫にするリコピンに、骨を丈夫にするカルシウム（チーズ）を組み合わせる。

トマト ＋ 牛肉

肌荒れ解消

コラーゲンの生成を促すビタミンCに、肌をつくるたんぱく質（牛肉）を組み合わせる。

旬 6～9月

ヘタの切り口がみずみずしく、ヘタのトゲがチクチクとしたものが良品
表面の紫色が濃く、艶やかなものを選ぶ

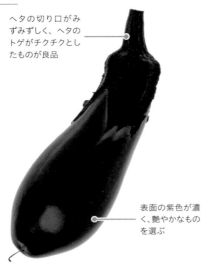

43

なす

vegetable

効果
血流改善
免疫力増強
むくみ解消

保存法

常温なら風の当たらない場所に保存。冷蔵なら新聞紙に包んでポリ袋に入れる。

主成分〔可食部100g中〕

エネルギー	22kcal	ビタミンC	4mg
たんぱく質	1.1g		
カリウム	220mg		

紫色色素のナスニンには抗酸化作用がある

豊富なカリウムは体内のナトリウムを体外に排泄する役割があり、高血圧予防が期待できます。実の約90％を占める水分とともに、カリウムは利尿作用も高めています。

煮ても焼いてもおいしい野菜ですが、カリウム以外の栄養素にはあまり恵まれていません。

栄養素よりも注目すべき成分は、紫色の表皮に含まれるナスニンというアントシアニン系の色素です。**ナスニンには、細胞を丈夫にする抗酸化作用があり**、免疫力を高めて健康維持に期待できます。

調理のコツ

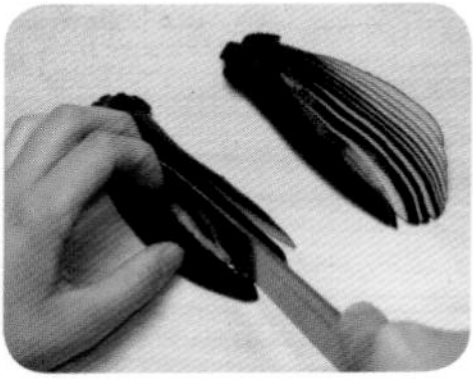

切り口の変色を防ぐために水にさらすのは、ナスニンが水に溶けやすいので避けたい。ナスニンの効能を生かしたいなら、調理直前に切るのが○。果肉の白い部分は油を吸収しやすいため、切り込みを多くするとよい。

使い切り＆お役立ち情報

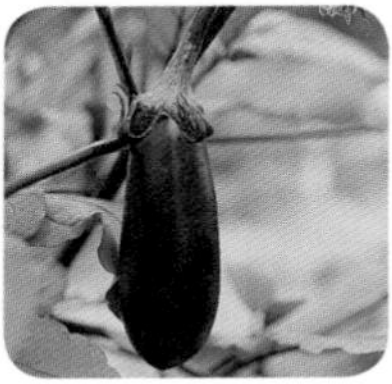

鎮痛効果やからだを冷やす効果がある。軽いやけどやねんざには、冷えたなすを当てるとよいともいわれている。中国では解熱剤として使われることもあるようだ。

品種

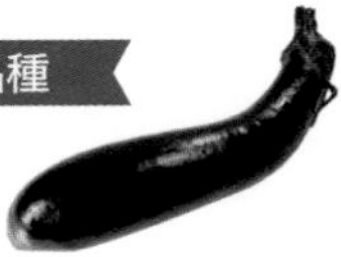

長なす

長いもので30cmほど。果肉がやわらかく、炒め物や焼きなすに向いている。

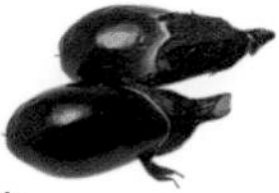

小なす

果肉は詰まって甘味があり、皮が薄く、タネが少ないので漬物に向いている。

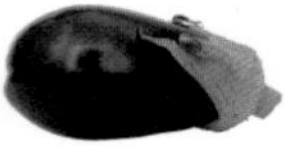

米なす

ふっくらとした形状でヘタが緑色。アメリカ種を改良したものでさまざまな調理法に合う。

からだによく効く 食べあわせ

なす ＋ 豚ひき肉

血流改善

血圧を低下させるカリウムに、しなやかな血管をつくるたんぱく質（豚ひき肉）を組み合わせる。

なす ＋ うなぎの肝

免疫力増強

抗酸化作用のあるビタミンCに、うなぎの肝に含まれるレチノールを合わせると、より効果を期待できる。

44

なのはな

vegetable

効果
免疫力増強
貧血予防
骨を丈夫にする

旬 1〜3月

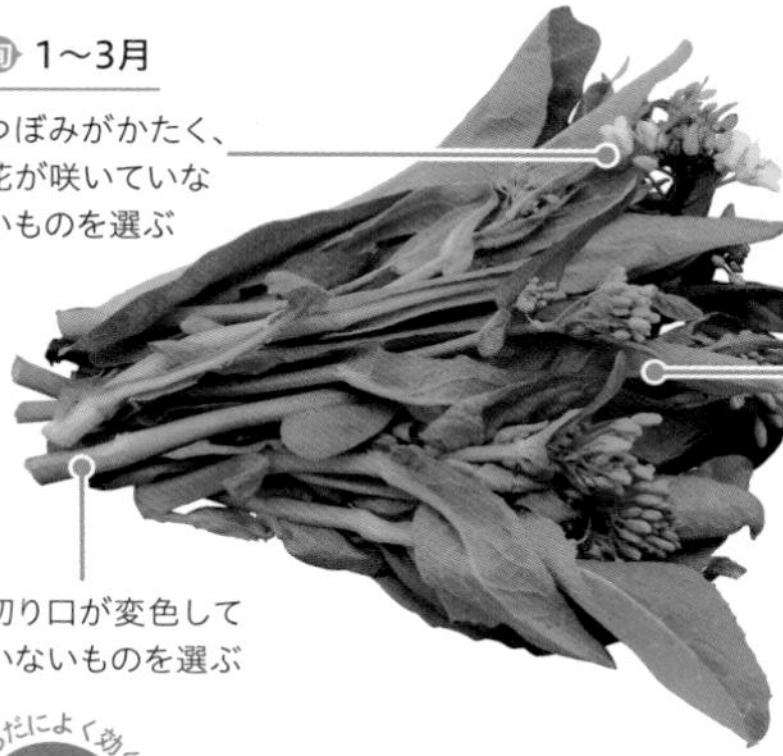

つぼみがかたく、花が咲いていないものを選ぶ
葉や茎に張りがあるものが良品
切り口が変色していないものを選ぶ

からだによく効く食べあわせ

なのはな + ツナ

骨を丈夫にする

骨を丈夫にするツナのカルシウムを組み合わせる。なのはなのビタミンKはカルシウムを骨に沈着させる作用がある。

保存法

湿らせた新聞紙に包み、ポリ袋に入れて立てて冷蔵。

主成分〔可食部100g中〕（和種なばな）

エネルギー	33kcal	葉酸	340μg
鉄	2.9mg	ビタミンC	130mg
ビタミンA（β-カロテン）	2,200μg		

ビタミンCとβ-カロテンで免疫力増強に期待

春の景色を彩るなのはなは、食用としても魅力的な植物。**β-カロテンやビタミンCが豊富で免疫力増強**の効果が期待できます。造血作用が高い葉酸が多く含まれているため、貧血気味の人にもおすすめです。緑黄色野菜の中でも栄養価の高い食材で、特にビタミンCの含有量はレモン以上。ビタミンK、鉄、カルシウムなども含みます。

使い切り&お役立ち情報

中国では、古くから民間療法の薬として使われてきた。茎の部分は血液の循環をよくするとされ、血流の滞りによる不調や発熱に効果があるといわれる。

旬 6〜9月

45

にがうり

vegetable

効果
夏バテ予防
食欲増進
血流改善

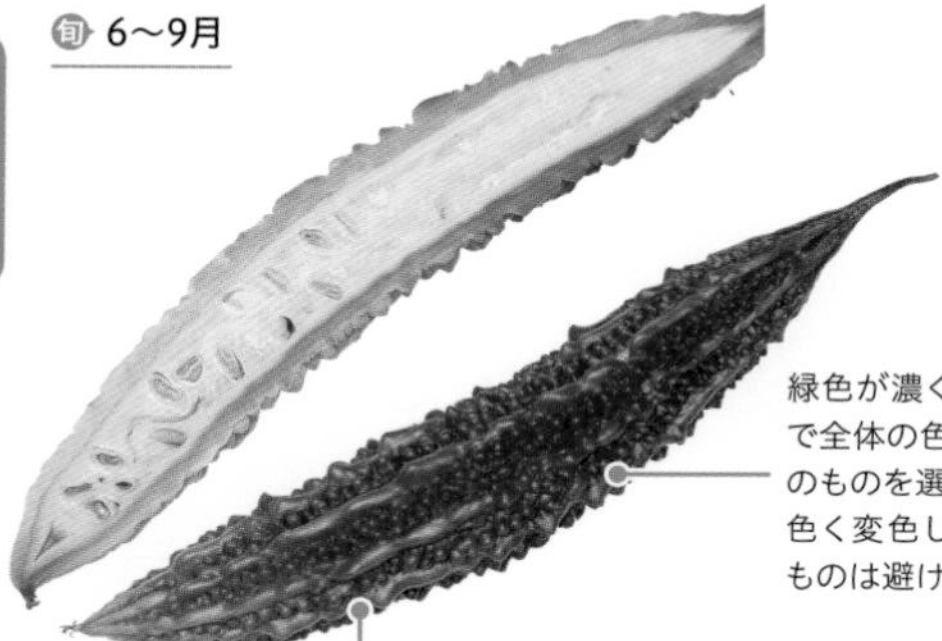
緑色が濃く鮮やかで全体の色が均一のものを選ぶ。黄色く変色しているものは避ける
ツヤと張りがあり、表面のイボが細かく密集しているものが良品

からだによく効く 食べあわせ

にがうり ＋ 豚肉

夏バテ予防

抵抗力を高めるビタミンCに、細胞を丈夫にするたんぱく質（豚肉）を組み合わせる。

保存法

ポリ袋に入れて冷蔵。縦半分に切ってワタを取り、ゆでるか焼き、ラップに包んで冷凍。

主成分〔可食部100g中〕

エネルギー	17kcal	マグネシウム	14mg
カリウム	260mg	ビタミンC	76mg
カルシウム	14mg		

夏バテ解消に最強のビタミンCが豊富

抵抗力を高めるビタミンCが豊富で、夏バテ予防に最適な野菜です。にがうりのビタミンCは、加熱しても壊れにくいのが特徴。疲労回復に効果的なビタミンB_1を含む豚肉と炒めた〝ゴーヤチャンプル〟は、栄養面でも理にかなった組み合わせです。また、苦味成分のモモルデシンは、消化液の分泌を促して食欲増進や血圧抑制に役立ちます。

調理のコツ

独特の苦味は、下ごしらえで軽くできる。縦半分に切ったら、スプーンなどでワタをタネごと取り除く。1〜2㎜の厚さに切り、塩もみをしておくと苦味は弱まる。

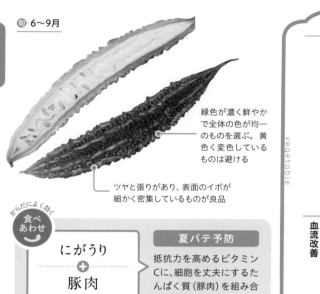

旬 11～3月

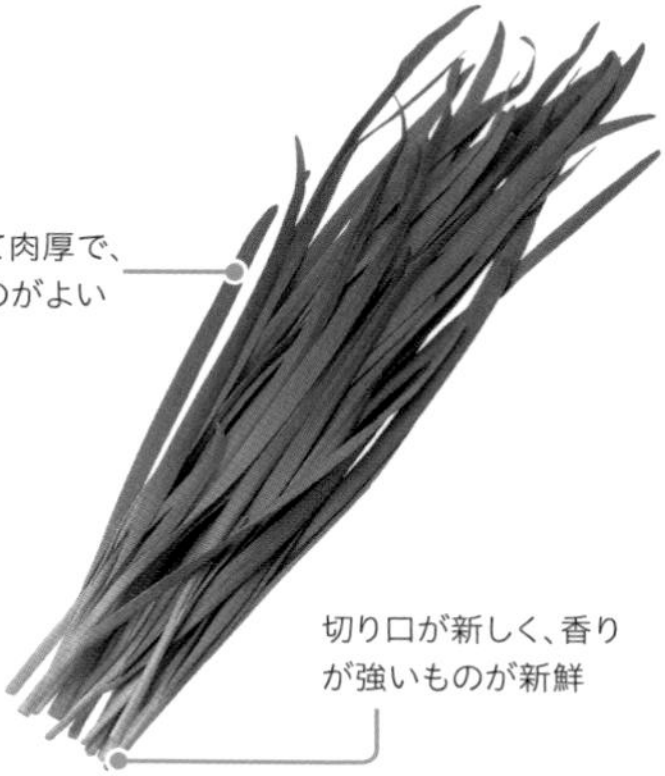
葉は幅が広くて肉厚で、緑色が濃いものがよい
切り口が新しく、香りが強いものが新鮮

46
にら

vegetable

効果
疲労をやわらげる
かぜ予防
肌荒れ解消

からだによく効く食べあわせ

にら ＋ レバー

疲労をやわらげる

疲労回復を促すビタミンB_1とたんぱく質（レバー）の組み合わせで、より高い効果を期待できる。

保存法

新聞紙にくるみ、ポリ袋に入れて冷蔵。

主成分〔可食部100g中〕

エネルギー	21kcal	ビタミンB_1	0.06mg
ビタミンA（β-カロテン）	3,500μg	ビタミンC	19mg
ビタミンE	2.5mg		

ビタミンB_1と香り成分で疲労をやわらげる

スタミナ野菜ともいわれるニラは、ビタミンB_1を多く含み、疲労をやわらげる効果があります。香り成分である**硫化アリルの一種・アリシンは、ビタミンB_1の吸収率を向上させ、疲労回復をさらに促します。**ねぎの栄養価と似ていますが、にらはより多くのβ-カロテンを含み、粘膜や肌の健康を保ち、かぜ予防や肌荒れ解消にも役立ちます。

調理のコツ

アリシンは熱に弱いので、きざんで薬味などにして生で食べるのがおすすめ。加熱する場合は、火を通しすぎないように注意すること。

47

にんにく

vegetable

効果
- 免疫力増強
- 疲労をやわらげる
- かぜ予防

旬 5〜7月

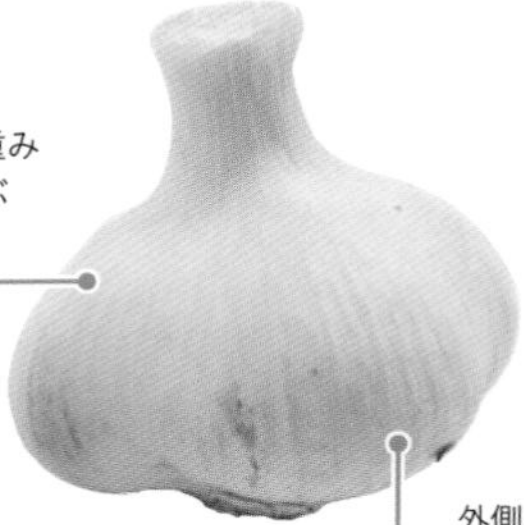
大きさに対して重みがあるものを選ぶ
外側の皮がしっかりと重なって、白くふっくらしたものがよい

からだによく効く 食べあわせ

にんにく ＋ 豚肉

疲労をやわらげる

にんにくの刺激臭の硫化アリルは、豚肉のビタミンB_1の吸収を促す作用があり、疲労をやわらげるのに期待できる。

保存法

風通しがよい場所で保存。

主成分〔可食部100g中〕

エネルギー	136kcal	ビタミンC	12mg
ビタミンB_1	0.19mg	食物繊維	6.2g
葉酸	93μg		

硫化アリルが疲労回復効果を高める

強い香り成分は、硫化アリルによるもの。**硫化アリルはビタミンB_1と結合するとアリチアミンになり、疲労回復効果があるビタミンB_1の吸収率をより高めます。**良質なたんぱく質と一緒に摂ると、さらに効果的です。また、硫化アリルは強い抗菌作用や抗酸化作用もあるので、免疫力増強やかぜ予防にもつながります。

種類

にんにくの芽
別名、茎にんにく。花をつける茎の部分。

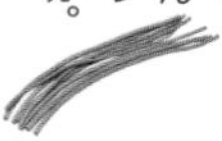

葉にんにく
にんにくができる前の若いもの。

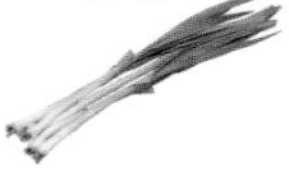

旬 4～7月、11～12月

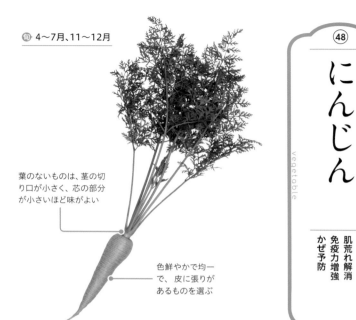

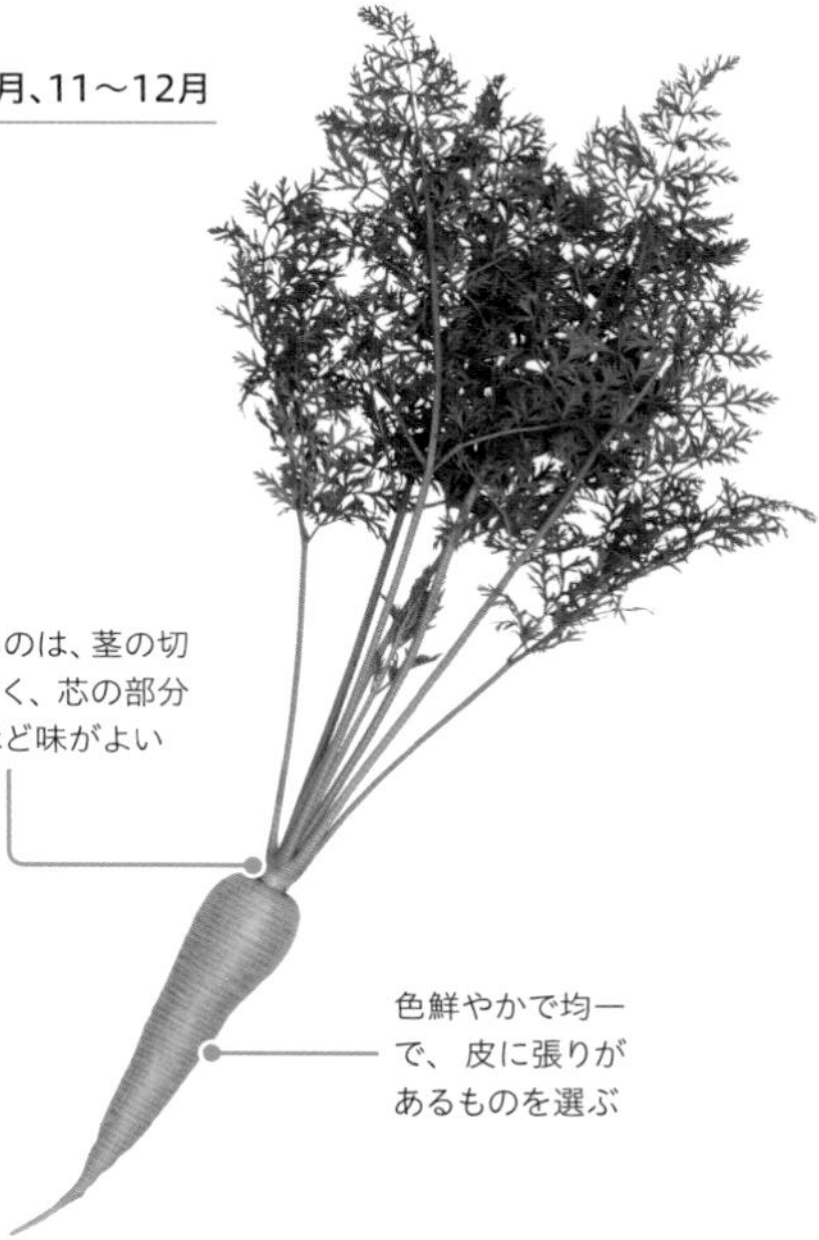
葉のないものは、茎の切り口が小さく、芯の部分が小さいほど味がよい
色鮮やかで均一で、皮に張りがあるものを選ぶ

48

にんじん

vegetable

効果
肌荒れ解消
免疫力増強
かぜ予防

保存法

通気性のよい常温で保存。

主成分〔可食部100g中〕

エネルギー	39kcal	ビタミンC	6mg
ビタミンA（α-カロテン）	3,300μg	食物繊維	2.8g
ビタミンA（β-カロテン）	6,900μg		

複数の美容効果成分で肌荒れ解消に期待大

緑黄色野菜の中でも、**β-カロテンの含有量はトップクラスです。β-カロテンは体内でビタミンAに変わり、皮膚や粘膜を保護するはたらきがあります。**

中でも肌荒れ解消におすすめなのは、ビタミンCや食物繊維を一緒に摂ること。強力な抗酸化作用があるビタミンCには、コラーゲンを生成する効果があり、食物繊維も合わせて摂ると、より一層の美肌効果が期待できます。

ビタミンA自体も抗酸化作用を発揮して免疫力増強に役立ち、かぜ予防にも期待ができます。

調理のコツ

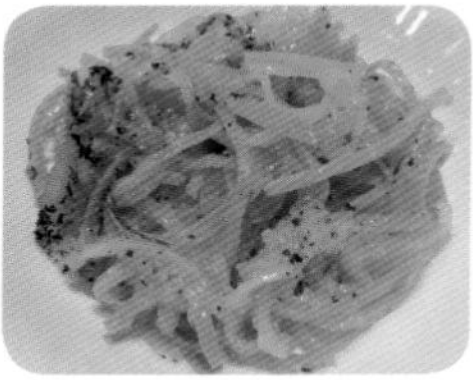

皮膚や粘膜の健康を維持するβ-カロテンは、油と一緒に調理すると吸収力がアップする。β-カロテンは特に皮の下に多く含まれるので、皮をむかずに使うとなおよい。気になる場合は、ピーラーで薄くむこう。

使い切り＆お役立ち情報

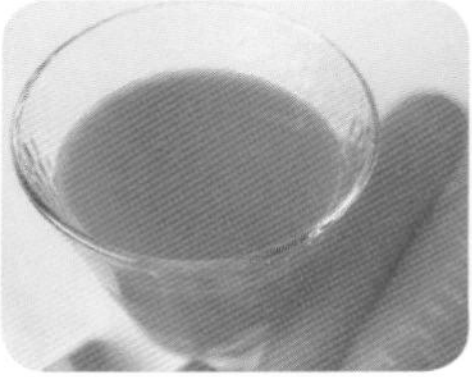

昔から民間療法に多くの効能が伝えられている。咳や気管支炎、下痢、便秘、肌荒れ、疲れ目、眼精疲労には、すりおろしたものを食べるか、しぼり汁を飲むと効果があるとされている。

品種

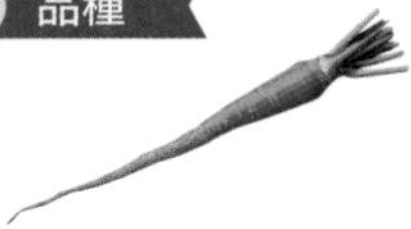

金時にんじん

長さが30cm前後で、紅色はリコピンという成分。やわらかく甘味が強い。

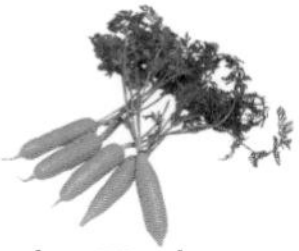

ミニキャロット

長さが10cmほどで、においが少なくて甘味があるので生食にも向いている。

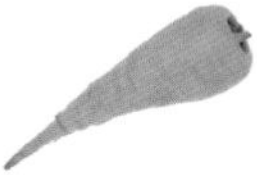

白にんじん

別名「パースニップ」。ゆでるとかぶのようにやわらかくなり、甘味が出る。

からだによく効く 食べあわせ

にんじん ＋ たまねぎ

肌荒れ解消

コラーゲンの生成に関わるビタミンC（両方）と、腸内をきれいにする食物繊維（たまねぎ）を組み合わせる。

にんじん ＋ 豚肉

免疫力増強

抗酸化作用のあるビタミンCとβ-カロテンに、細胞を丈夫にするたんぱく質（豚肉）を組み合わせる。

旬 11〜2月

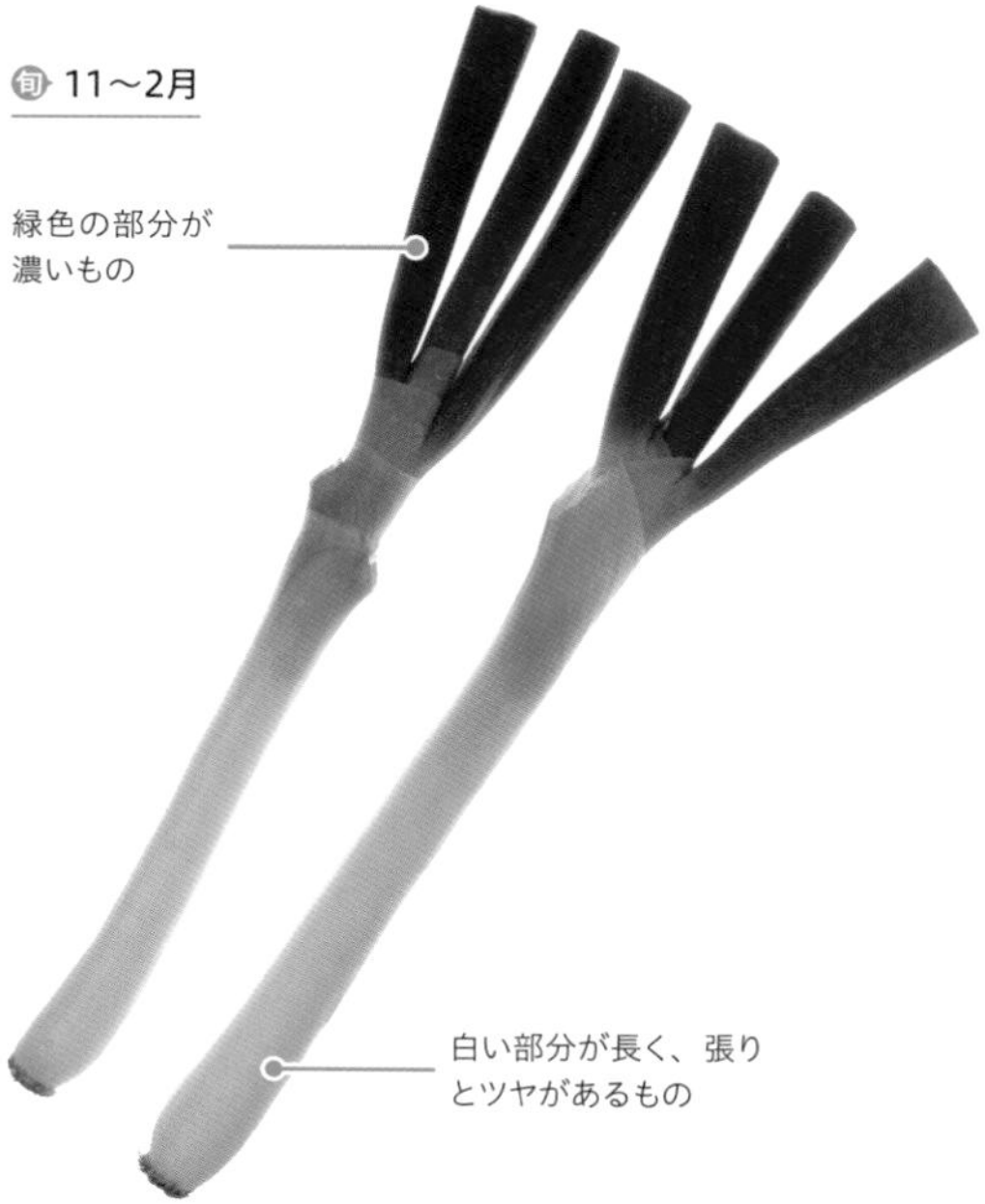

緑色の部分が
濃いもの
白い部分が長く、張り
とツヤがあるもの

㊾

ねぎ

vegetable

効果
かぜ予防
ストレス緩和
疲労をやわらげる
不眠改善

保存法

新聞紙にくるみ、冷暗所で保存。

主成分〔可食部100g中〕（根深ねぎ）

エネルギー	34kcal	ビタミンB_1	0.05mg
カリウム	200mg	ビタミンC	14mg
ビタミンA（β-カロテン）	82μg		

ビタミンCと辛味成分で免疫力を増強し、かぜ予防

緑色の部分は緑黄色野菜で、ビタミンCが豊富。**細胞を丈夫にするビタミンCと、細胞をつくるたんぱく質を一緒に摂ると、かぜ予防**にも期待ができます。

特有の辛味は硫化アリルによるもの。硫化アリルは体内で増えすぎると有害な活性酸素を抑える抗酸化作用を持ち、高血圧予防をはじめ、免疫力増強の効果があります。また、硫化アリルにはビタミンB_1の吸収を高める作用もあるので、豚肉などのビタミンB_1を多く含む食材と一緒に食べると、疲労回復や不眠改善につながります。

調理のコツ

硫化アリルは水に溶けやすいので、水にさらす時間は短めに。揮発性も高いので加熱しすぎたり、切ってしばらく置いていたりすると、切り口から硫化アリルが気化してしまう。なるべく食べる直前に切り、手早く調理しよう。

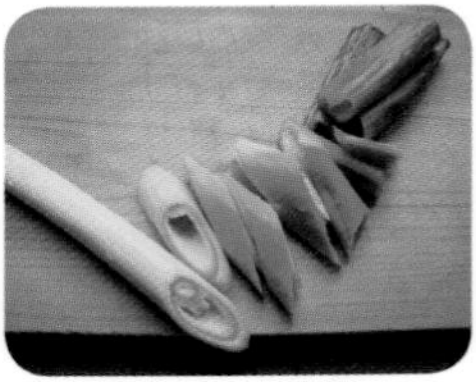

使い切り＆お役立ち情報

昔から、かぜのひき始めに“食べる薬”として用いられてきた。細かくきざんだ白ねぎとしょうが、みそを混ぜたものに熱湯を注いで飲むと、汗をよくかき、解熱効果が期待できるとされる。

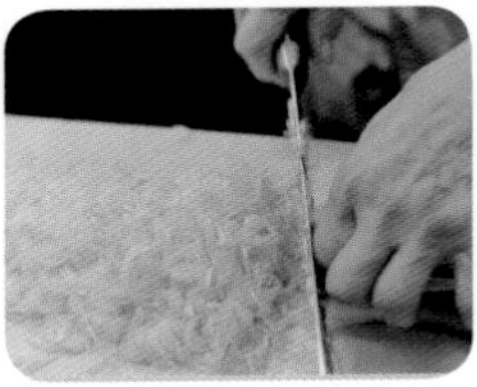

品種

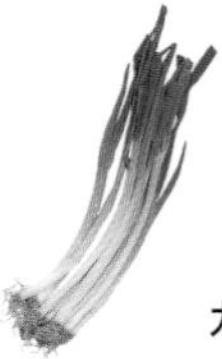

九条太ねぎ

別名「青ねぎ」。茎から葉が5～6本に枝分かれしており、この部分がやわらかい。

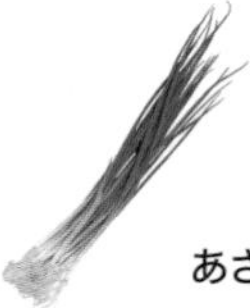

九条細ねぎ

博多の「万能ねぎ」が有名。茎が細く葉先まで食べられ、薬味によく用いられる。

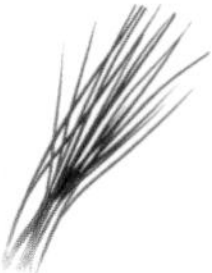

あさつき

ねぎの近縁種で、ねぎより細く辛味が優しい。ねぎの若芽を指すこともある。

からだによく効く 食べあわせ

ねぎ ＋ 手羽先or牛肉

かぜ予防、ストレス緩和

細胞を丈夫にするビタミンCと、細胞をつくるたんぱく質（手羽先、牛肉）を合わせる。ストレスで消費されるのでたつねに補いたい。

ねぎ ＋ レバー

疲労をやわらげる

硫化アリルは、疲労を回復させるビタミンB_1（ねぎとレバーの両方に含まれる）のはたらきを高める。

旬 11～2月

50 はくさい

vegetable

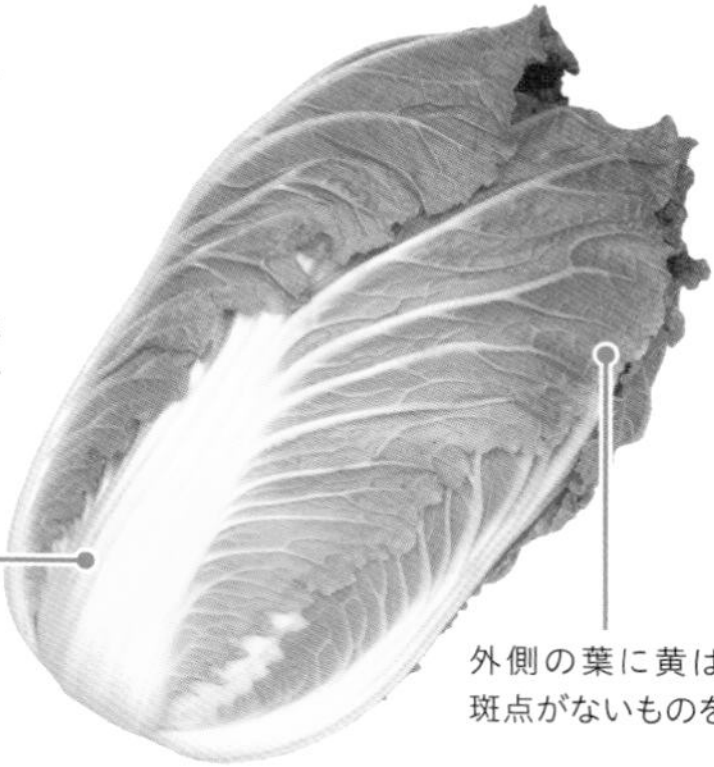
新鮮なものは
白い軸の部分
にツヤがある
外側の葉に黄ばみや
斑点がないものを選ぶ

効果
疲労をやわらげる
かぜ予防
肌荒れ解消
腸のはたらき強化

からだによく効く 食べあわせ

はくさい ＋ 豚肉

疲労をやわらげる

免疫力を高めるビタミンCと、疲労回復をうながすビタミンB_1（豚肉）の相乗効果に期待できる。

保存法

新聞紙にくるんで冷暗所に立てておく。夏場はラップに包んで冷蔵。

主成分〔可食部100g中〕

エネルギー	14kcal	ビタミンC	19mg
カリウム	220mg	食物繊維	1.3g
カルシウム	43mg		

豊富な食物繊維で便秘解消、ダイエットにも

体力が落ちがちな冬に鍋料理の具材として親しまれるはくさい。免疫力を高めるビタミンCが比較的多く、ビタミンB_1を含む豚肉などと一緒に摂れば、疲労回復の効果が期待できます。**ビタミンCはかぜ予防や肌荒れ解消にも役立ちます**。低カロリーでカリウムや食物繊維も多く含み、便秘解消やダイエット中の食材としても重宝します。

調理のコツ

芯に近い部分はうま味成分のグルタミン酸が豊富に含まれるので、煮込むと甘味が引き立つ。芯の部分は、均一に火が通りやすくなるように、そぎ切りがおすすめ。

旬 3〜6月

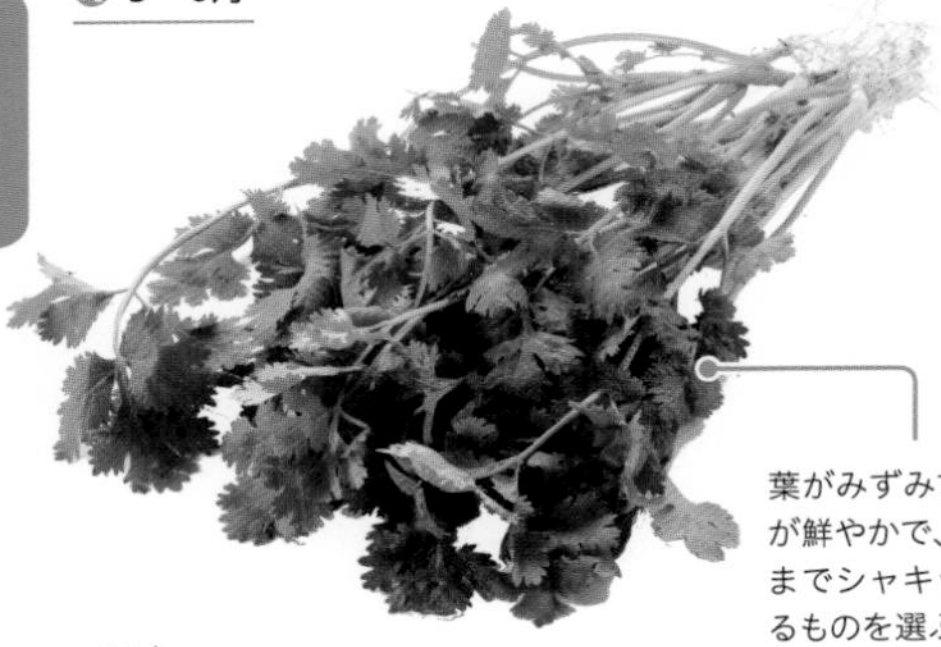

葉がみずみずしく緑色が鮮やかで、茎から葉までシャキッとしているものを選ぶ

⑤① パクチー

vegetable

効果
消化促進
気分の高揚
免疫力増強

からだによく効く 食べあわせ

パクチー ＋ トマト

免疫力増強

パクチーのβ-カロテン、トマトのリコピンはともに細胞を丈夫にする抗酸化作用があり、相乗効果が期待できる。

保存法

湿らせたキッチンペーパーで根元を包み、ポリ袋に入れて立てて冷蔵。

主成分 〔可食部100g中〕（コリアンダー）

エネルギー	23kcal	ビタミンC	27mg
カルシウム	67mg	ビタミンE	2.50mg
ビタミンA（β-カロテン）	3,930μg	葉酸	62μg

※上記データは米国農務省国立栄養データベースに記載されているものです。

精油成分により消化促進にはたらく

ハーブの一種でコリアンダー、菜（シャンツァイ）とも呼ばれ、エスニック料理に使用されることが多い食材です。**精油成分は消化促進や気分の高揚などにはたらきます。**

またβ-カロテンやビタミンE、ビタミンCが豊富に含まれているので、抗酸化作用が強く活性酸素を抑えるはたらきがあります。

使い切り&お役立ち情報

たまねぎなどの硫化アリルと一緒に摂ると、体内にたまった老廃物を排出してくれるといわれる。特有の香りによる食欲増進効果もある。

ハーブの種類

Herb

01.

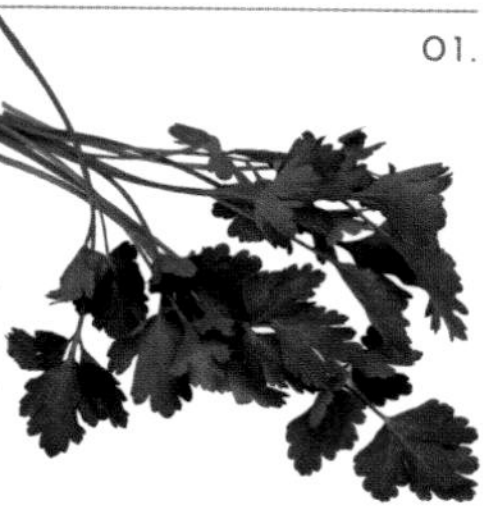

かぜ予防や美肌づくりに

イタリアンパセリ

イタリアで主流のパセリで、縮れたパセリより苦味が弱く、香りが強いのが特徴。カリウムやβ-カロテン、ビタミンB_1・B_2・C、鉄が多く、かぜ予防や美肌づくり、血液づくりに役立つ。

02.

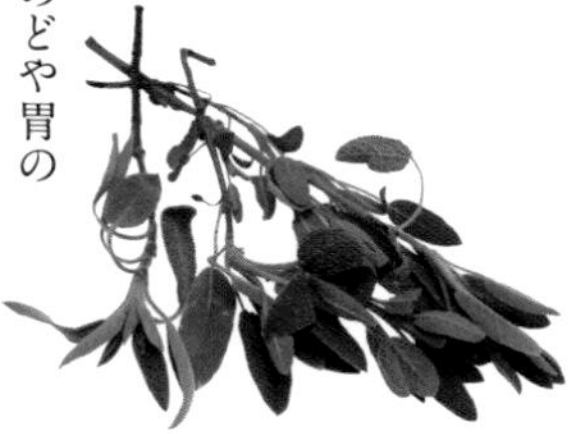

のどや胃の炎症を抑える

セージ

さわやかなほろ苦さと、ヨモギのような独特の香りが特徴で、肉料理や魚料理の臭み消しとしても使用される。古くから薬用とされ、ハーブティーにすると、のどや胃の炎症を抑える効果が期待できる。

03.

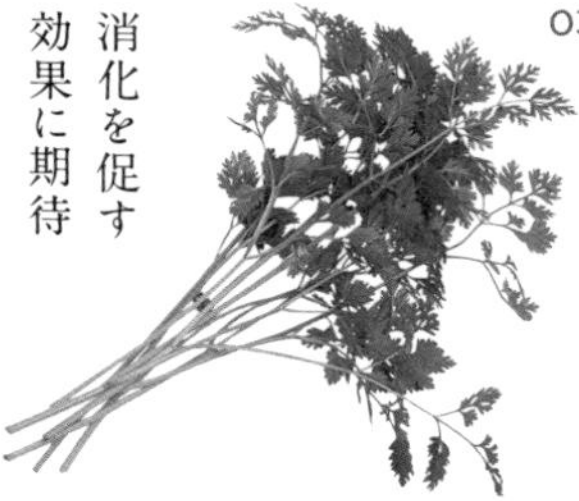

消化を促す効果に期待

チャービル

甘い風味を持つセリ科のハーブで、フランス料理によく使われる。生の葉にはビタミンCやβ-カロテン、マグネシウムが豊富に含まれており、消化促進の効果が期待できる。

04.

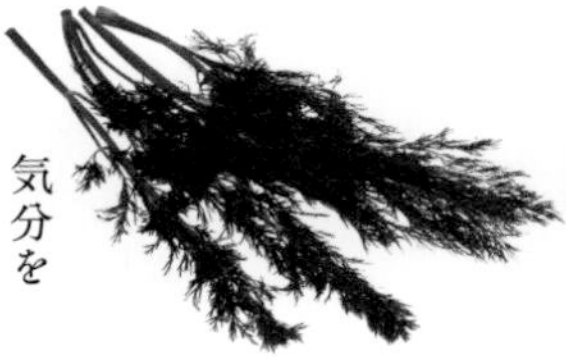

気分を落ち着かせる

ディル

さわやかな芳香のハーブで、 魚料理や酸味のある料理との相性がよい。香りづけにも多用される。ハーブティーには鎮静作用があるとされ、睡眠障害や情緒不安定なときに重宝される。

05.

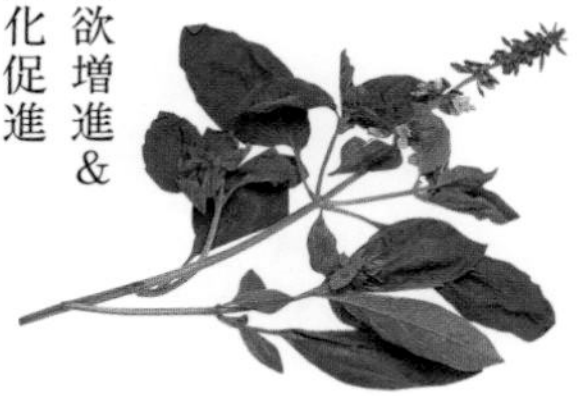

食欲増進&消化促進

バジル

トマトやチーズとの相性が抜群で、イタリア料理に欠かせないハーブ。β-カロテンやカルシウム、鉄を豊富に含み、スパイシーな香り成分には胃腸のはたらきを高める効果があるとされる。

06.

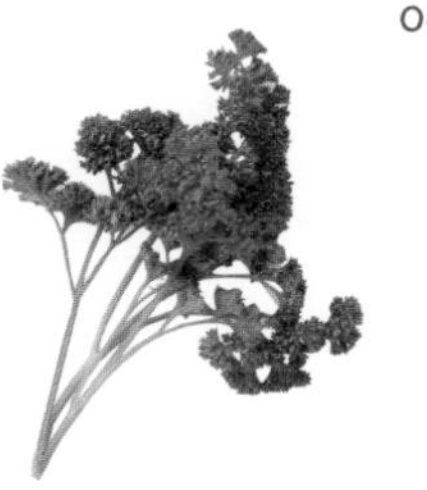

疲れをやわらげる

パセリ

彩りとして多用されるパセリだが、栄養も満点。β-カロテン、ビタミンB_2・C、カリウム、カルシウム、マグネシウム、鉄などが豊富。独特の香り成分は食欲増進や疲労回復の効果に期待できる。

07.

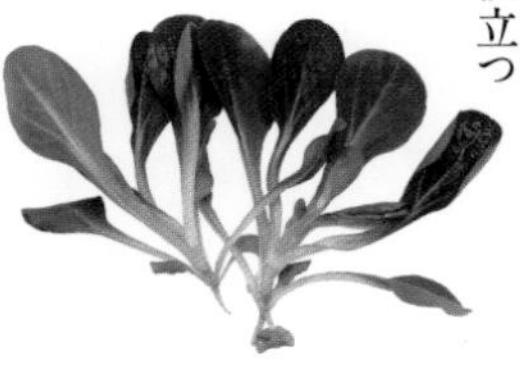

貧血予防に役立つ

マーシュ

ヨーロッパ原産で、とうもろこし畑に自生していたことから、コーンサラダとも呼ばれる。葉をサラダや炒め物に使用する。β-カロテン、ビタミンB_1、鉄が豊富で、かぜ予防にはたらく。

08.

リラックス効果あり

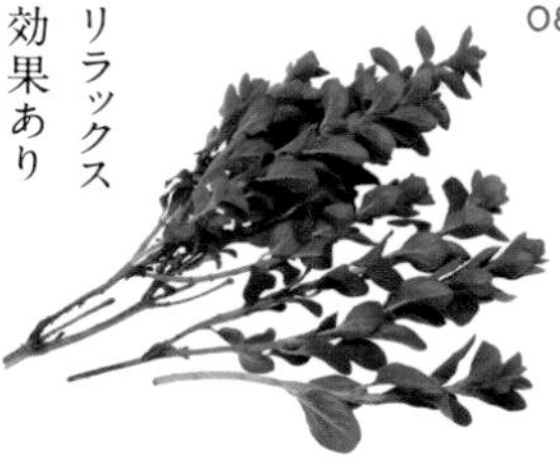

マジョラム

ミントのようなさわやかな香りが特徴で、茎や葉は肉料理の香りづけによく使われる。ハーブティーとしても楽しめ、消化促進の効果が期待できるため、リラックスしたいときにおすすめ。

09.

口臭予防に最適

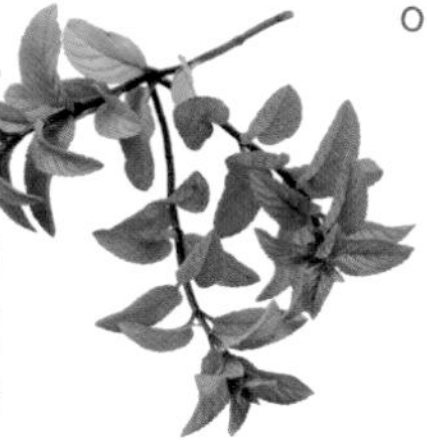

ミント

種類が豊富で、それぞれ香りの特徴が違う。いずれも精油成分が含まれており、口臭予防、鎮静、防腐などのはたらきに優れている。入浴剤など食用以外の用途もある。

10.

ストレスをやわらげる

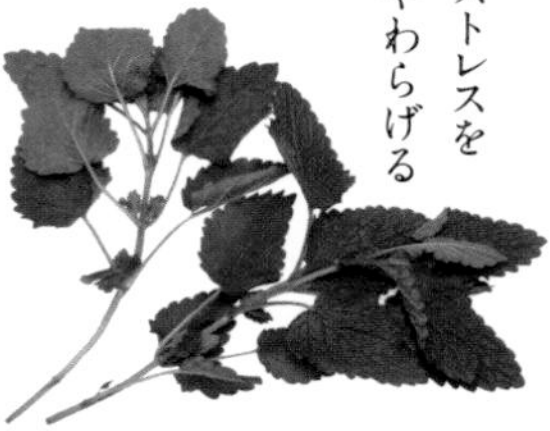

レモンバーム

葉はレモンとミントをかけ合わせたようなさわやかな香り。サラダやソースの風味づけ、ハーブティーなどで活用される。その爽快な香りは神経性の頭痛やストレスの緩和にも役立つとされる。

11.

消化促進の作用あり

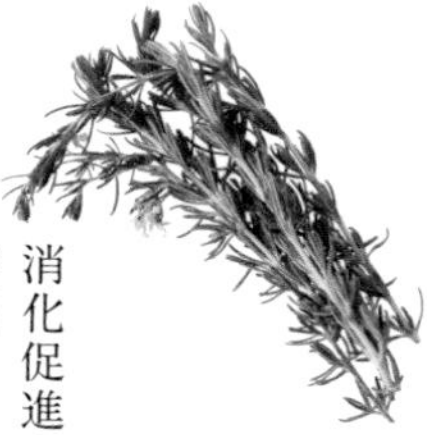

ローズマリー

フレッシュな甘さとほろ苦さが特徴で、魚料理や肉料理の臭みを抑えたり、スープやシチューのアクセントに使われたりする。消化促進作用がある。入浴剤やポプリとしても活躍する。

52

パプリカ

vegetable

効果
免疫力増強
疲労をやわらげる
肌荒れ解消

旬 6～9月

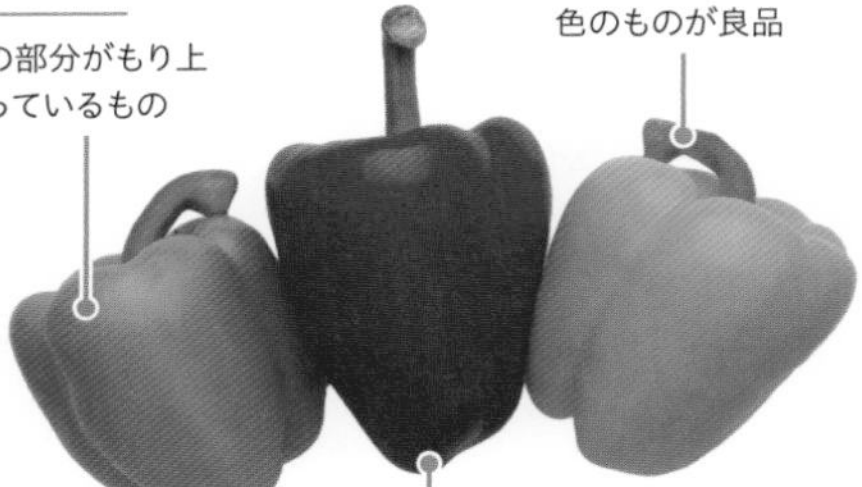
肩の部分がもり上がっているもの
ヘタがきれいな緑色のものが良品
皮が艶やかでシワがないものを選ぶ

からだによく効く食べあわせ

パプリカ + 鶏卵

免疫力増強

抗酸化作用のあるβ-カロテンやカプサンチンに、血や肉をつくり、免疫力を高めるたんぱく質（鶏卵）を組み合わせる。

保存法

新聞紙に包み、ポリ袋に入れて冷蔵。

主成分〔可食部100g中〕（赤ピーマン）

エネルギー	30kcal
ビタミンC	170mg
ビタミンA（β-カロテン）	1,100μg
ビタミンE	4.3mg

カラフルな色素の成分は美容や目の健康維持に貢献

赤やオレンジ、黄色などのカラフルな色が特徴の野菜で、色ごとに栄養素は若干異なります。赤パプリカのカプサンチンは、赤唐辛子にも多く含まれる色素成分でβ-カロテンの仲間です。**強い抗酸化作用で善玉コレステロールを増やします。**オレンジのパプリカと黄色のパプリカはゼアキサンチンを含み、**目の健康維持にはたらきます。**

調理のコツ

赤やオレンジ色のパプリカに多いβ-カロテンやビタミンEは、油と一緒に摂ると吸収率アップ。ゆでると、水溶性のビタミンCが流れ出てしまうのでおすすめしない。

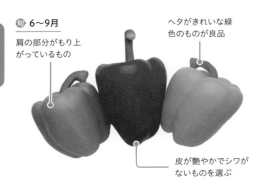

53

ピーマン

vegetable

効果
かぜ予防
血流改善
肌荒れ解消
夏バテ予防

旬 6～9月

ヘタの切り口がみずみずしく、鮮やかな緑色をしているものが新鮮

緑色が濃く、色が均一なものを選ぶ。肉厚なら良品

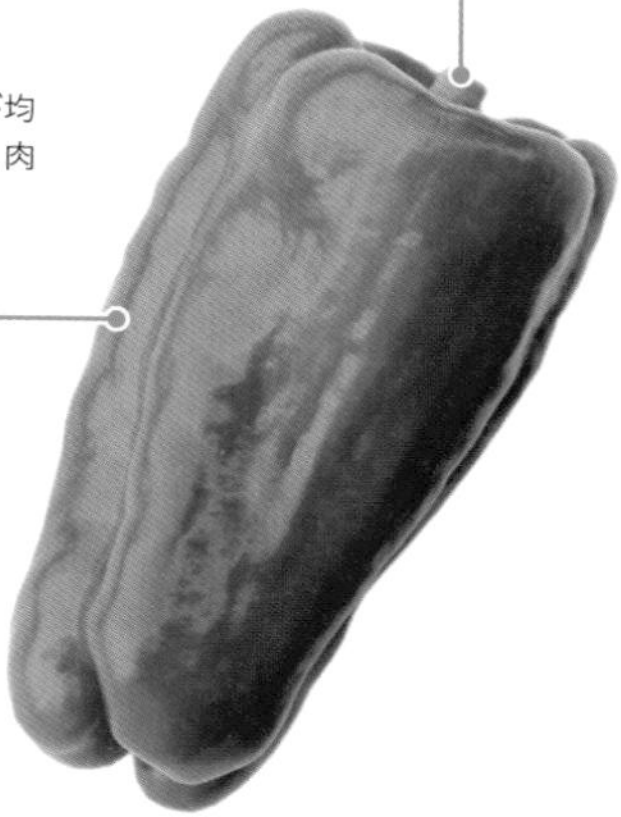

保存法

ポリ袋に入れて冷蔵。

主成分〔可食部100g中〕

エネルギー	22kcal	ビタミンA（β-カロテン）	400μg
カリウム	190mg	ビタミンC	76mg
鉄	0.4mg		

β-カロテンとビタミンCの相乗効果でかぜ予防

さまざまなビタミンが豊富に含まれる緑黄色野菜です。特に**β-カロテンとビタミンCを多く含んでいるので、かぜ予防**の効果が期待できます。

β-カロテンとビタミンCの抗酸化作用は相乗効果となり、また、カリウムや毛細血管を強くするルチン（ビタミンP）も多く、高血圧予防にもつながります。

ビタミンCは、細胞と細胞をつなぐコラーゲンの生成を促進し、肌荒れ解消にも役立ちます。旬の夏には、夏バテ予防や疲労回復のためにも積極的に摂りましょう。

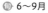

調理のコツ

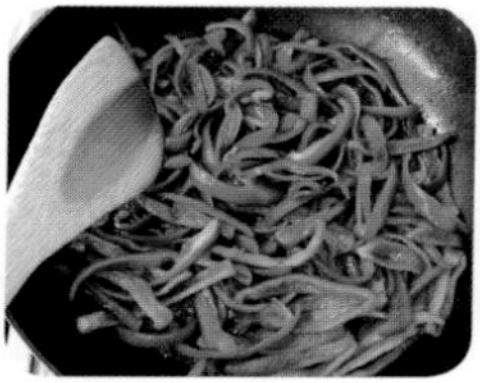

本来ビタミンCは熱に弱いが、果肉が厚いピーマンは、加熱によるビタミンCの損失が少ない。揚げ物や炒め物などの油を使った料理に使うことで、脂溶性ビタミンであるβ-カロテンの吸収率が高まる。

使い切り&お役立ち情報

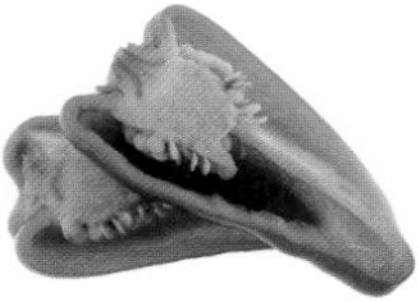

タネもワタも加熱すると食べやすい。タネには血行促進効果や冷え性改善、育毛効果も期待できるピラジンという栄養素や、むくみ予防のカリウムが豊富。ワタにはピラジンのほかに、からだを温めるカプシエイトという栄養素もある。

品種

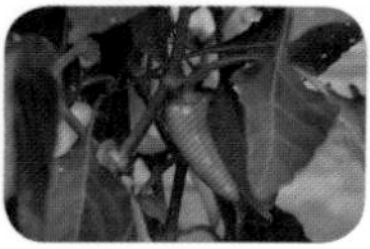

バナナピーマン

黄色からオレンジ色、赤色へと、熟していくほど赤みが強くなる。果肉はやわらかく食べごたえがあり、生食にも向いている。

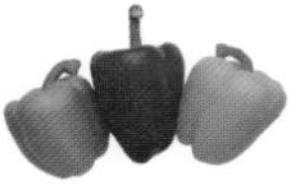

パプリカ(p.95)

ピーマンとは別の品種。ピーマンよりも肉厚でふっくらした形をしており、色みが華やかで甘味がありジューシー。

からだによく効く 食べあわせ

ピーマン ＋ 豚ひき肉

かぜ予防

抗酸化作用のあるビタミンCに、疲労回復の効果があるビタミンB1（豚ひき肉）を組み合わせる。

ピーマン ＋ パプリカ

血流改善

β-カロテン（両方）とビタミンC（両方）を多く摂ると、抗酸化作用の相乗効果をより期待できる。

旬 11〜3月

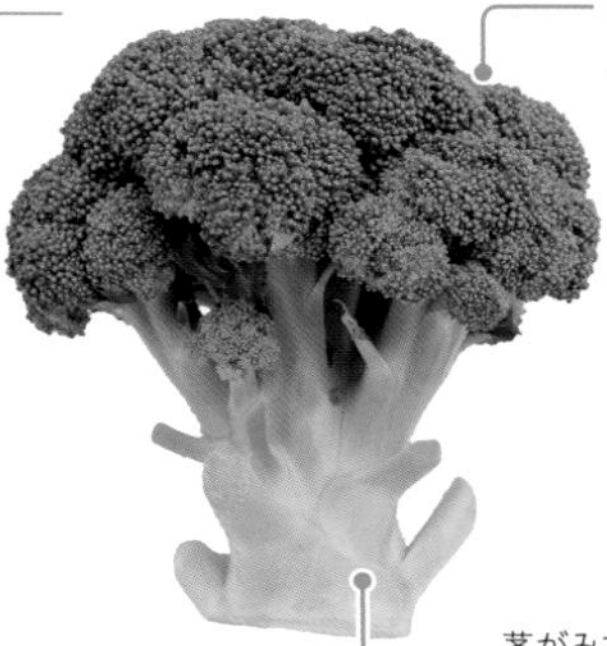
つぼみは中央がこんもりとして、かたく締まっているものがよい
茎がみずみずしいものを選ぶ

54

ブロッコリー

vegetable

効果
かぜ予防
肌荒れ解消
コレステロール改善

からだによく効く 食べあわせ

ブロッコリー ＋ ほたて

かぜ予防

抗酸化作用のあるビタミンCとβ-カロテンに、細胞をつくるたんぱく質（ほたて）を組み合わせる。

保存法

ポリ袋に入れて冷蔵。または、さっとゆでて保存袋で密閉し、冷蔵か冷凍。

主成分〔可食部100g中〕

エネルギー	33kcal	ビタミンB2	0.20mg
葉酸	210μg	ビタミンC	120mg
ビタミンA（β-カロテン）	800μg		

1日分のビタミンCを保有 かぜ予防に大いに期待

豊富に含まれる**ビタミンCとβ-カロテンの抗酸化作用によって細胞が丈夫になり、かぜ予防に役立ちます。**ビタミンCはコラーゲンの生成も促し、美肌効果や肌荒れ解消も期待できます。

ブロッコリー100gで、成人が1日に必要なビタミンCがまかなえます。食物繊維も多く含むので、悪玉コレステロールの低下につながります。

品種

スティックセニョール

茎の部分もおいしく食べられるので、茎ブロッコリーとも呼ばれる。アスパラガスに似た甘味がある。

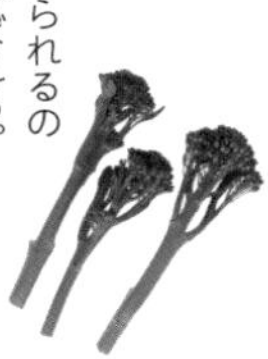

55

ほうれんそう

vegetable

効果
- かぜ予防
- 免疫力増強
- 肌荒れ解消
- 細胞を丈夫にする

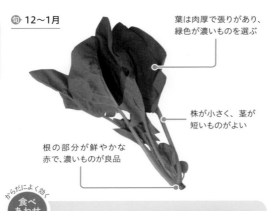

旬 12～1月

葉は肉厚で張りがあり、緑色が濃いものを選ぶ

株が小さく、茎が短いものがよい

根の部分が鮮やかな赤で、濃いものが良品

からだによく効く食べあわせ

ほうれんそう ＋ らっかせい

細胞を丈夫にする

β-カロテン、ビタミンC、ビタミンE（らっかせい）はいずれも抗酸化作用が強く、細胞を傷つける活性酸素から守る。

保存法

湿らせた新聞紙で包み、ポリ袋に入れて立てて冷蔵。

主成分〔可食部100g中〕

エネルギー	20kcal	鉄	2.0mg
カリウム	690mg	ビタミンA（β-カロテン）	4,200μg
カルシウム	49mg	ビタミンC	35mg

抗酸化作用の活躍で免疫力増強とかぜ予防

健康によい栄養成分がたくさん含まれていることで知られている野菜。特に抗酸化作用が強い**β-カロテン、ビタミンCを含み、細胞を傷つける活性酸素から守ります。**β-カロテン、ビタミンCは、免疫力を増強し、かぜや肌荒れの予防にも役立ちます。根の赤い部分は、骨の形成を促すマンガンを多く含むので一緒に食べましょう。

使い切り&お役立ち情報

新鮮なほうれんそうは生食も可能。青汁としても重宝され、尿酸を分離させる作用があり、痛風やリュウマチにも効果があるといわれる。

56

まいたけ

vegetable

効果
免疫力増強
腸のはたらき強化
血流改善

旬 10〜11月

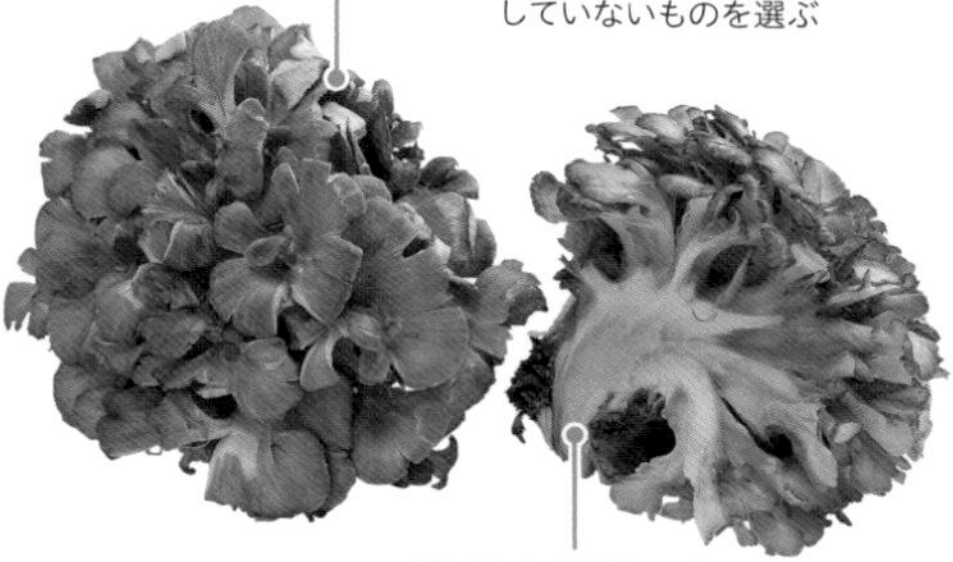
かさの色が茶褐色で張りがあり、肉厚で密集していないものを選ぶ
軸はかたく締まって、白いものが新鮮

からだによく効く食べあわせ

まいたけ ＋ にんじん

免疫力増強

整腸作用のある食物繊維に、抗酸化作用があるβ-カロテン（にんじん）を組み合わせる。

保存法

ポリ袋に入れて冷蔵または冷凍。

主成分〔可食部100g中〕

エネルギー	15kcal	葉酸	53μg
カリウム	230mg	食物繊維	3.5g
ビタミンD	4.9μg		

きのこパワーのグルカンが免疫力増強にはたらく

きのこ類の**グルカンという多糖類は、免疫機能を正常に保ちます**。まいたけも同様で、免疫力増強の効力に優れているのが特徴です。

グルカンには、食物繊維と同じような整腸作用があり、便秘予防にもつながります。抗酸化作用が豊富なβ-カロテンと一緒に摂ると、高血圧予防にもはたらきます。

調理のコツ

油で調理すると、ビタミンDの吸収がアップ。加熱すると水分が出るので、炒め物などの場合にシャキシャキとした歯ごたえを楽しみたいなら、手早い調理がおすすめ。

57

マッシュルーム

vegetable

効果
肥満解消
血流改善
腸のはたらき強化

旬 10〜12月

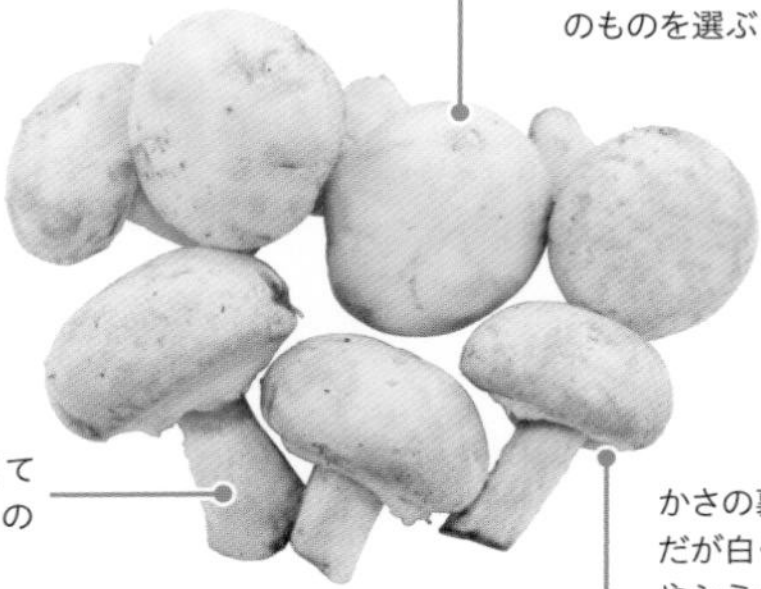
かさが締まり、表面がなめらかで肉厚のものを選ぶ
軸が太くて短めのもの
かさの裏側のひだが白く、変色やシミがないものが良品

からだによく効く 食べあわせ

マッシュルーム ＋ ベーコン

疲労をやわらげる

便通をスムーズにする食物繊維に、疲労をとる作用のあるビタミンB_1（ベーコン)を組み合わせる。

保存法

ラップで包み冷蔵。スライスしてから冷凍も可能。

主成分〔可食部100g中〕

エネルギー	11kcal	ビタミンB_2	0.29mg
カリウム	350mg	食物繊維	2.0g
ビタミンB_1	0.06mg		

不溶性食物繊維が腸内環境を整える

不溶性食物繊維が豊富で、おなかの中で水分を吸収し腸を刺激して排便を促します。また、腸内の有害物質を吸収して排泄する作用があり、腸内環境を整えます。低カロリーのためダイエット中に重宝します。カリウムも豊富で余分なナトリウムを排泄するはたらきがあり、高血圧やむくみ解消の期待ができます。

使い切り&お役立ち情報

大きく分けてブラウンとホワイトの2種類で、新鮮なら生のままスライスしてサラダにも使用できる。香りが強いブラウンは煮込み料理に適している。

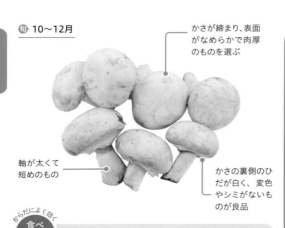

きのこの種類

Mushroom

01.

歯や骨を丈夫にする

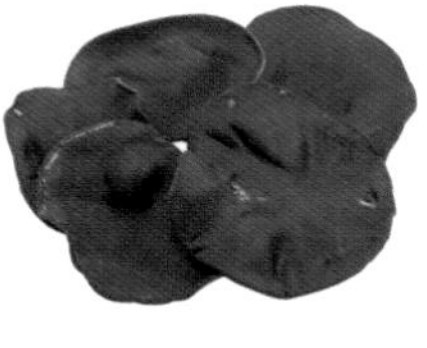

きくらげ

成分の約60%が炭水化物で、ビタミンやミネラルが豊富。特にカルシウムはきのこの中でも多く含まれており、骨や歯を丈夫にするほか、貧血やめまい、血管の老化予防などに活躍する。

02.

肝臓や胃腸を保護する

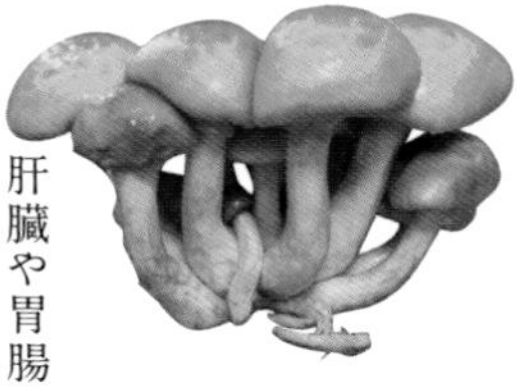

なめこ

特有のぬめりはムチンという成分で、たんぱく質や脂質の消化を促し、肝臓の保護作用や胃腸の調子を整えるはたらきがある。また、食物繊維と同じはたらきもあるため、血糖値やコレステロール改善に役立つ。

03.

食欲を増進させる

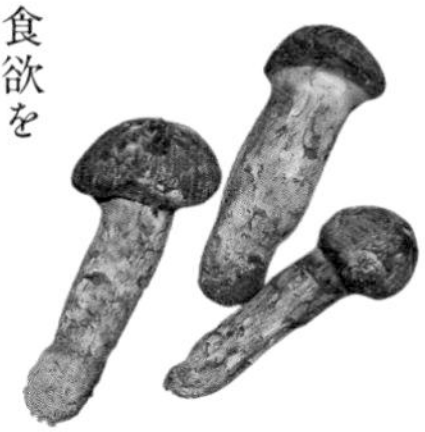

まつたけ

独特の香りは、マツタケオールという成分で、消化酵素の分泌を促進して食欲増進にはたらく。食物繊維が豊富なほか、口内炎や皮膚炎などに効果が期待できるビタミンB_2やナイアシンなども含む。

04.

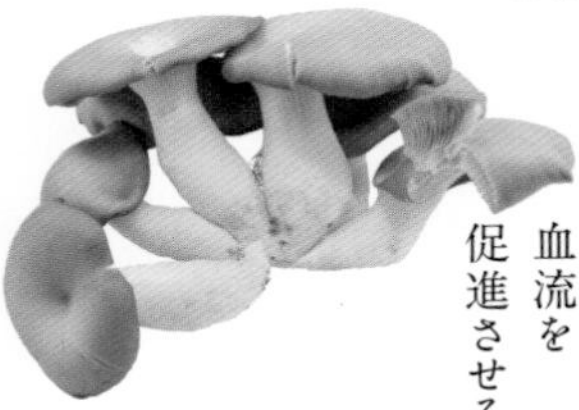

血流を促進させる

ひらたけ

ビタミンB群やナイアシン、パントテン酸、食物繊維、カリウム、葉酸などの栄養素が含まれ、特に血流を促進するはたらきが期待できる。味に強い主張がないため、料理でほかの食材と組み合わせやすい。

05.

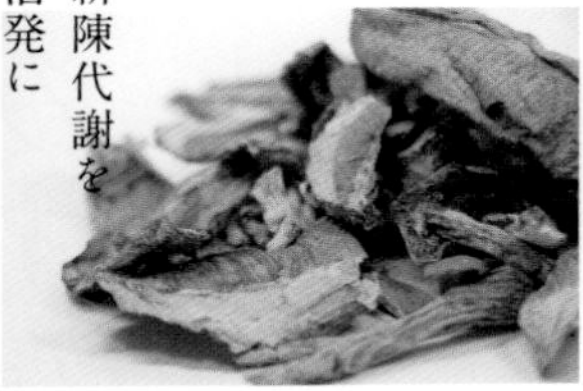

新陳代謝を活発に

ポルチーニ

イタリア料理で多用され、香りが高く、濃厚な風味が特徴で、「きのこの王様」とも称される。食物繊維が豊富で低カロリーのため、ダイエット中の食材としても最適。ビタミンB群が豊富で新陳代謝を活発にする効果もある。

06.

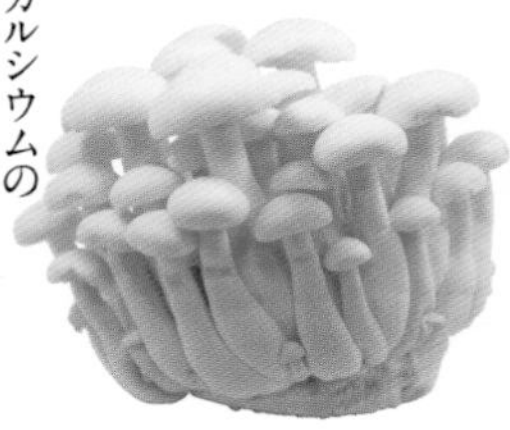

カルシウムの吸収を高める

ブナピー

日本の食品メーカーが開発した白いブナシメジ。プルンとした歯ごたえと、きのこ特有の苦味が少ないのが特徴。カルシウムの吸収を促進するビタミンDも多く含む。

07.

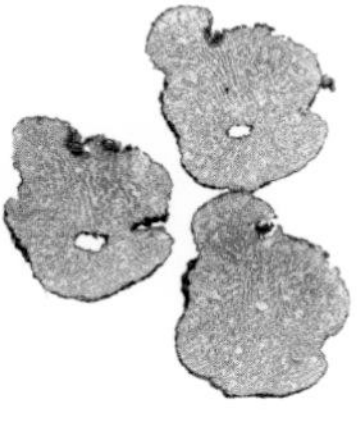

消化を助ける作用あり

トリュフ

豊かな香りが特徴で、世界三大珍味のひとつとされるトリュフの正式名称は、セイヨウショウロ。消化酵素のジアスターゼやビタミン、食物繊維などを含み、消化を助けるはたらきがある。

58

みずな

vegetable

効果
肌荒れ解消
骨を丈夫にする
免疫力増強
かぜ予防

旬 11～2月

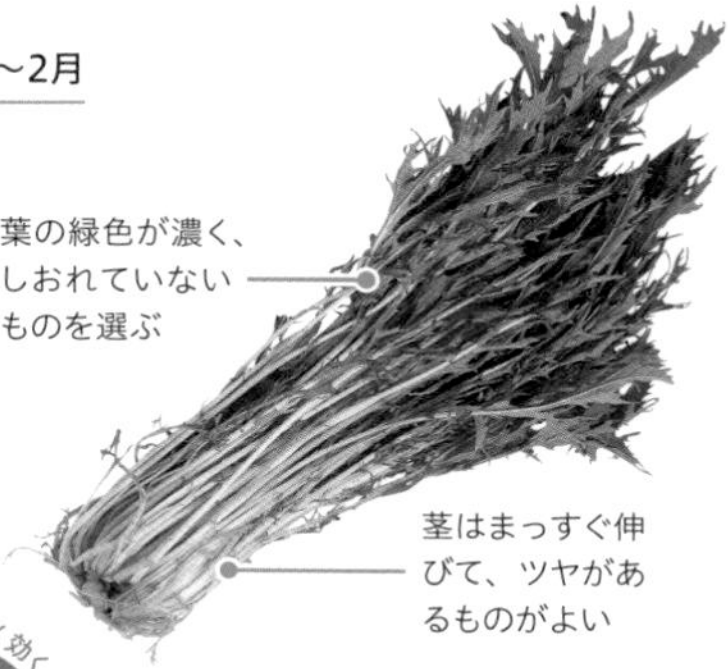
葉の緑色が濃く、しおれていないものを選ぶ
茎はまっすぐ伸びて、ツヤがあるものがよい

からだによく効く 食べあわせ

みずな ＋ じゃこ

肌荒れ解消、骨を丈夫にする

ビタミンCにコラーゲンの生成を促すカルシウム（両方）を組み合わせると美肌づくりに役立つ。カルシウムは骨を丈夫にするはたらきもある。

保存法

湿らせた新聞紙に包み、立てて冷蔵。

主成分〔可食部100g中〕

エネルギー	23kcal	葉酸	140μg
カルシウム	210mg	ビタミンC	55mg
ビタミンA（β-カロテン）	1,300μg		

コラーゲンの生成を促し肌荒れ解消に期待

皮膚や粘膜の健康を保つβ-カロテンやコラーゲンの生成を促すビタミンCが豊富に含まれているので、肌荒れ解消が期待できます。免疫力増強の効果もあるので、かぜ予防にもつながります。葉緑素を多く含み、悪玉コレステロールの低下作用もアシスト。カルシウムなどのミネラルも豊富で、骨を丈夫にするのにも役立ちます。

使い切り＆お役立ち情報

古くから栽培されている京野菜のひとつとして知られるみずな。京都の壬生地方で栽培されているみずなの仲間で「みぶな」という品種もある。

旬 通年

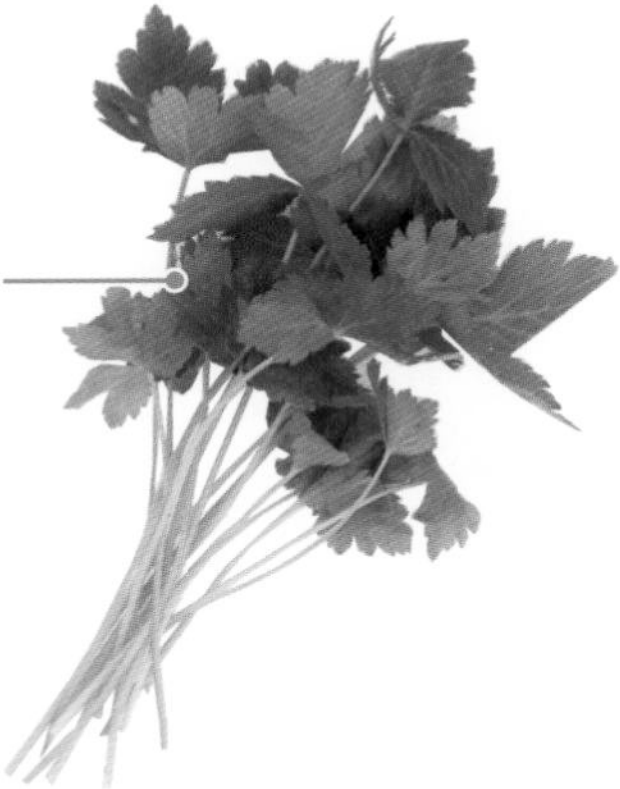
緑色が鮮やかで、みずみずしく、香りが強いものがよい

59

みつば

vegetable

効果
肌荒れ解消
ストレス緩和
食欲増進

からだによく効く食べあわせ

みつば ＋ こんにゃく

肌荒れ解消

β-カロテン、食物繊維（こんにゃく）とも肌荒れ解消に役立つ。みつばは熱を加えすぎないようにして、香りを残すとよい。

保存法

新聞紙で包み、ポリ袋に入れて冷蔵。

主成分〔可食部100g中〕（糸みつば）

エネルギー	13kcal	ビタミンA（β-カロテン）	3,200μg
カリウム	500mg	ビタミンC	13mg
カルシウム	47mg		

たっぷりのβ-カロテンで皮膚や粘膜を守る

多くの種類がありますが、もっともポピュラーな糸みつばは、β-カロテンを多く含んでいます。**皮膚や粘膜の健康を保つβ-カロテンは、こんにゃくなどの食物繊維と一緒に摂ることで肌荒れ解消にはたらきます。**日本食に欠かせない豊かな香りの成分はクリプトテーネンとミツバエンで、ストレス緩和や食欲増進が期待できます。

使い切り&お役立ち情報

光をほとんど当てずに育てられ、茎が白くてやわらかい「切りみつば」、土をかぶせて栽培し、根も食用になる「根みつば」などの種類がある。

旬 6〜10月

60

みょうが

vegetable

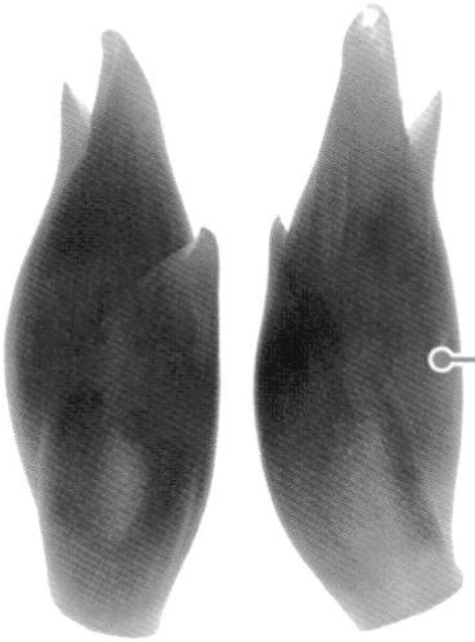
ずんぐりとして丸みがあり、色ツヤがよく、締まっているものが良品

効果
疲労をやわらげる
消化促進
血流改善
ストレス緩和

からだによく効く 食べあわせ

みょうが ＋ 豚肉

疲労をやわらげる、ストレス緩和

みょうがの香り成分であるα-ピネンに、ビタミンB_1（豚肉）を組み合わせる。さっぱり食べられるのも魅力。

保存法

湿らせた新聞紙で包み、冷蔵。丸ごとなら冷凍もできる。

主成分〔可食部100g中〕（花穂）

エネルギー	12kcal	食物繊維	2.1g
カリウム	210mg		
ビタミンC	2mg		

さわやかな香りが疲労をやわらげる

独特の香り成分のもととなるのは、精油成分のα-ピネンです。**α-ピネンを、ビタミンB_1を含む豚肉などと一緒に摂ると疲労回復効果が増します。**

また、さわやかな香りには、食欲を増進させ消化を促進するほか、血流を活性化し、発汗を促進する作用も期待できます。暑い夏にこそ、料理の薬味などで積極的に取り入れたい野菜です。

使い切り＆お役立ち情報

α-ピネンの香りは、脳のはたらきを活性化させるのに役立つ。辛味成分のミョウガジアールには、腐敗を防止できる可能性があると期待される。

61

もやし

vegetable

効果
- かぜ予防
- 血流改善
- 肌荒れ解消
- 腸のはたらき強化

旬 通年

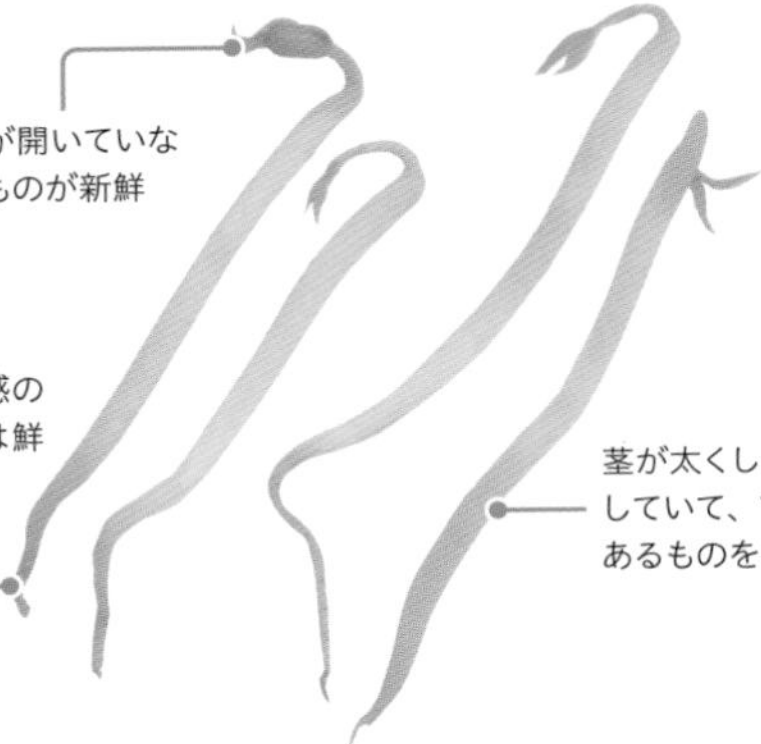
豆が開いていないものが新鮮
根に透明感のあるものは鮮度がよい
茎が太くしっかりしていて、ツヤのあるものを選ぶ

からだによく効く 食べあわせ

もやし ＋ 豚肉

肌荒れ解消

コラーゲンの生成を助けるビタミンCに、健康な皮膚をつくるビタミンB_1（豚肉）を組み合わせる。

保存法

冷蔵。未開封でも1日で3割のビタミンＣが減少するので早めに使う。

主成分〔可食部100g中〕（りょくとうもやし）

エネルギー	14kcal	ビタミンC	8mg
カリウム	69mg	食物繊維	1.3g
カルシウム	10mg		

抗酸化作用のビタミンCでかぜ予防に期待

抗酸化作用が強いビタミンCを含むため、かぜ予防が期待できます。また、ビタミンＣは細胞と細胞をつなぐコラーゲンの生成を促進するので、美肌づくりにも役立ちます。

食物繊維も豊富で便秘予防にもつながります。微量ながら、カルシウムやカリウム、鉄なども含み、血圧の安定にも役立ちます。

加工品

だいずもやし

だいずを発芽させたもので、たんぱく質が豊富。

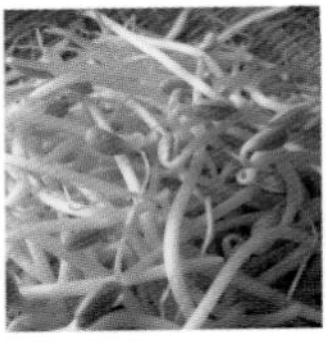

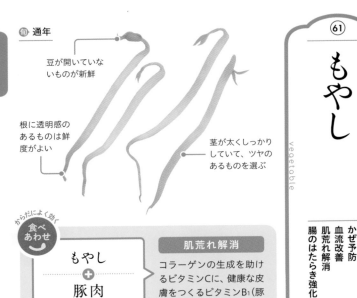

62

モロヘイヤ

vegetable

効果
- 細胞を丈夫にする
- かぜ予防
- 免疫力増強
- コレステロール改善

旬 7～9月

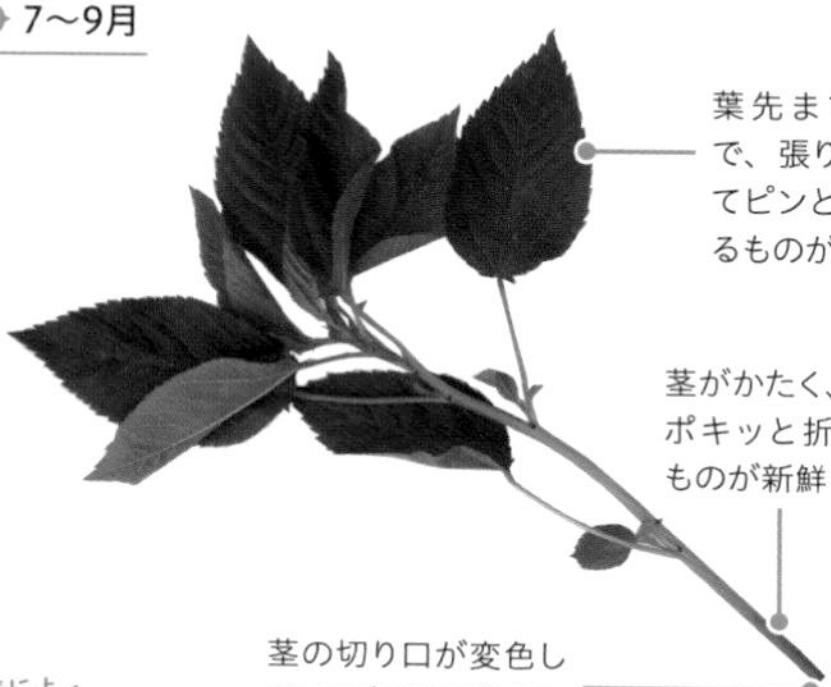

葉先まで緑色で、張りがあってピンとしているものがよい
茎がかたく、手でポキッと折れるものが新鮮
茎の切り口が変色しているものは避ける

からだによく効く 食べあわせ

モロヘイヤ ＋ たまねぎ

免疫力増強

β-カロテン、ビタミンC、硫化アリル（たまねぎ）のいずれにも抗酸化作用があり、相乗効果を期待できる。

保存法

葉だけを密閉容器に入れ、冷蔵。

主成分〔可食部100g中〕

エネルギー	38kcal	葉酸	250μg
ビタミンA（β-カロテン）	10,000μg	ビタミンC	65mg
ビタミンB_2	0.42mg	食物繊維	5.9g

抗酸化作用がはたらき かぜ予防に効果的

β-カロテンの含有量は緑黄色野菜の中でもトップクラス。抗酸化作用によって**細胞を丈夫にするビタミンCも豊富で、かぜ予防が期待できます。**たまねぎなどに豊富な硫化アリルと一緒に摂ると抗酸化作用の相乗効果で免疫力増強につながります。葉のぬめりは糖類の一種で、悪玉コレステロールの低下に役立ちます。

調理のコツ

茎はかたいので主に葉の部分を使う。たまねぎやにんにくなどに含まれる硫化アリルと組み合わせれば、ビタミンB_1を効率的に摂ることができる。

旬 10〜3月

63 やまいも

vegetable

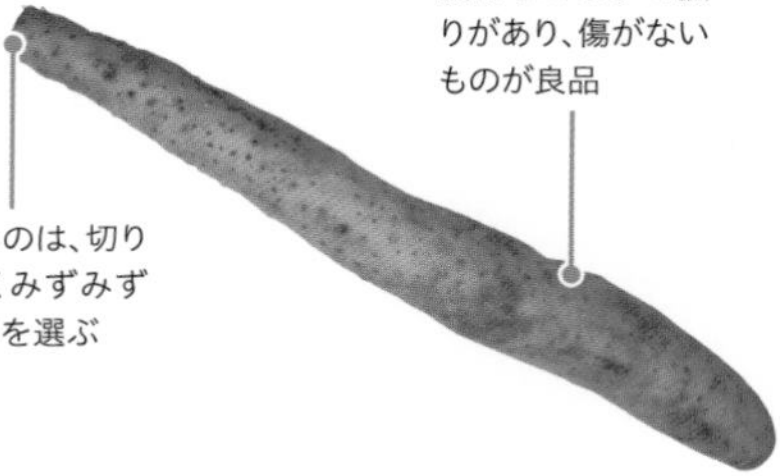
皮はなめらかで張りがあり、傷がないものが良品
切ったものは、切り口が白くみずみずしいものを選ぶ

効果
疲労をやわらげる
夏バテ予防
消化促進
血流改善

からだによく効く食べあわせ

やまいも ＋ だいこん

疲労をやわらげる

糖質をエネルギーに変えるビタミンB1に、暑さのストレスで消費されるビタミンC（だいこん）を組み合わせると、より効果が期待できる。

保存法

新聞紙に包んで、風通しのよい冷暗所に。切ったものは、切り口にラップをして冷蔵。

主成分〔可食部100g中〕（ながいも）

エネルギー	65kcal	ビタミンC	6mg
カリウム	430mg		
ビタミンB1	0.10mg		

たっぷりのアミラーゼが疲労回復にはたらく

でんぷん分解酵素の**アミラーゼの含有量はだいこんよりも多く、疲労回復には最適**な野菜です。糖質をエネルギーに変えるビタミンB1も豊富で、ストレスで消費されるビタミンCと一緒に摂ると夏バテ予防にもつながります。

高血圧予防に役立つカリウムも多く、DHAやEPAを含むまぐろと一緒に摂ると、より効果を期待できます。

使い切り＆お役立ち情報

漢方では、強精・強壮薬に多用されるスタミナ食材。乾燥させたよもぎと煎じたものを一緒に飲むと、整腸効果があるともいわれている。

旬 3〜5月

らっきょう

vegetable

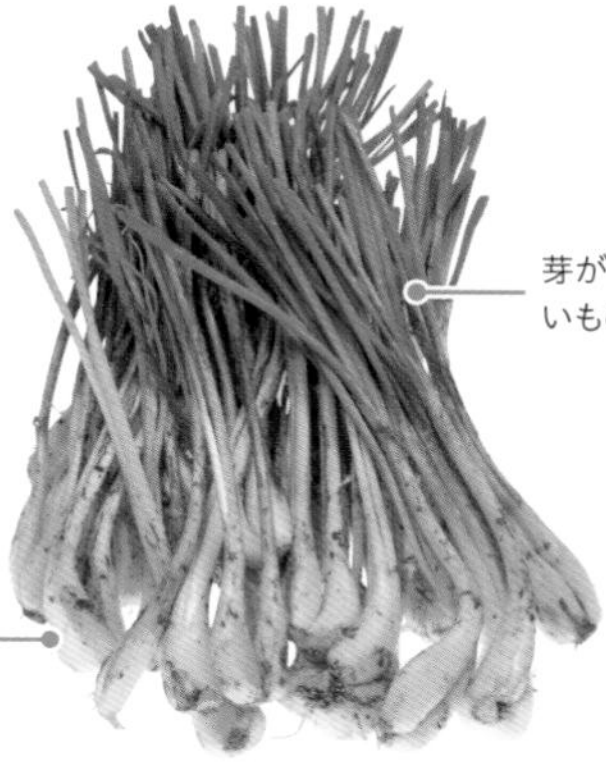
芽が伸びていないものがよい
粒がそろっており、白くふっくらとして傷がないものを選ぶ

効果
疲労をやわらげる
免疫力増強
腸のはたらき強化
血流改善

からだによく効く 食べあわせ

らっきょう ＋ 鶏卵

免疫力増強

らっきょうの水溶性食物繊維は食後の血糖値の上昇を抑え、これに免疫力を高めるたんぱく質（鶏卵）を組み合わせる。

保存法

芽が出るのが早いので、それまでに調理して保存するとよい。

主成分〔可食部100g中〕

エネルギー	118kcal	ビタミンC	23mg
カリウム	230mg	食物繊維	20.7g
葉酸	29μg		

独特の香り成分が疲労回復をアシスト

独特の香り成分である硫化アリルの一種・**アリシンを含むので、ビタミンB_1の吸収率を高めて疲労回復を促します**。免疫力増強のはたらきも期待できます。

硫化アリルには血液の凝固を遅らせるはたらきがあるため、血栓や高血圧予防にもつながります。食物繊維も豊富で便秘解消にも役立ちます。

使い切り&お役立ち情報

食卓ではらっきょうの甘酢漬けがおなじみ。栄養価はほとんど変わらないが、食塩を使用しているためナトリウムの含有量が増える。塩分が気になる人は食べすぎに注意。

㉟

レタス

vegetable

効果
ストレス緩和
かぜ予防
肌荒れ解消
骨を丈夫にする

旬 4〜9月

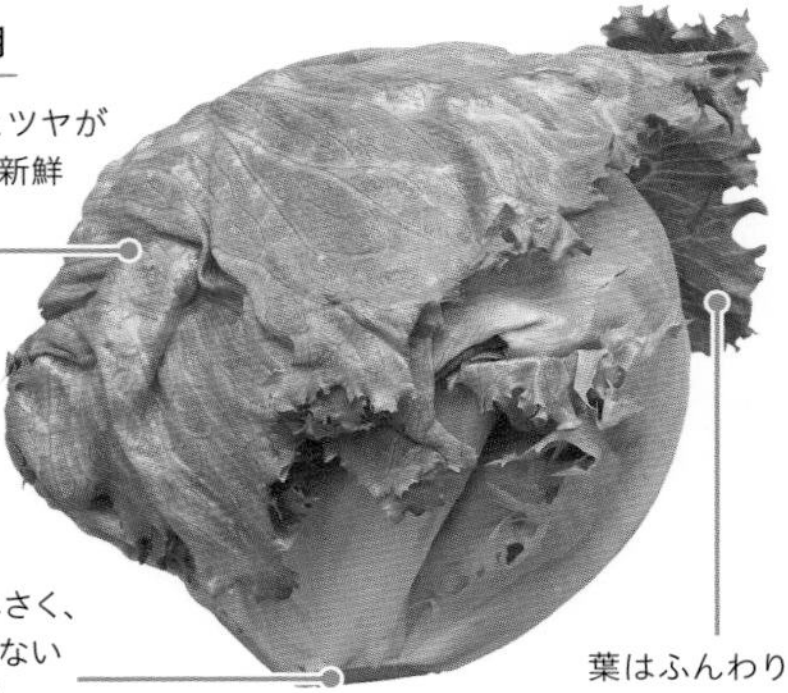
葉に張りとツヤがあるものが新鮮
切り口が小さく、変色していないものを選ぶ
葉はふんわり巻いているものが良品

からだによく効く 食べあわせ

レタス ＋ 鶏肉

ストレス緩和

ストレスで失うビタミンCとたんぱく質（鶏肉）の組み合わせは、日頃から意識しておくとよい。

保存法

湿らせて新聞紙で包み、ポリ袋に入れて冷蔵。

主成分〔可食部100g中〕

エネルギー	12kcal	ビタミンC	5mg
カリウム	200mg	食物繊維	1.1g
カルシウム	19mg		

シャキシャキ食感と栄養でストレス緩和にはたらく

95％以上が水分のレタスですが、カルシウムが豊富で、骨を丈夫にするのに期待ができます。また**シャキシャキした食感や彩りが食欲増進を促し、カルシウムとともにストレス緩和にはたらく**といわれています。

少量ながら、皮膚や粘膜の健康を保つビタミンCを含むので、かぜ予防や肌荒れ解消にも役立ちます。

調理のコツ

レタスは加熱すると水分が減り、たくさんの量を食べられる。スープにすると水溶性のビタミンCも逃さない。短時間加熱で食感を残そう。

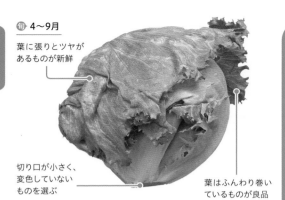

⑥⑥

れんこん

vegetable

効果
胃腸のはたらき強化
肌荒れ解消
血流改善

旬 3〜5月

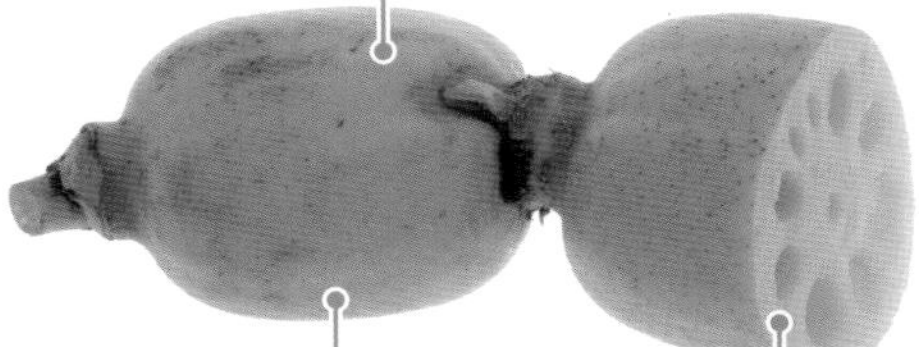
皮に張りがあって傷がないものが良品
節と節の間が長く、太くてきれいな円柱形のものを選ぶ
切ったものは、切り口がみずみずしく新鮮で肉厚なものがよい

からだによく効く 食べあわせ

れんこん ＋ 鶏肉

血流改善

血圧低下作用のあるカリウムに、免疫力を高めるたんぱく質（鶏肉）を組み合わせると、健康維持が期待できる。

保存法

新聞紙に包んでポリ袋に入れて冷蔵。切ったものは、切り口をラップに包んで冷蔵。

主成分〔可食部100g中〕

エネルギー	66kcal	ビタミンC	48mg
カリウム	440mg	食物繊維	2.0g
ビタミンB_1	0.10mg		

粘り成分で胃腸の健康を保つ

独特の粘り成分はたんぱく質と糖が結合したもので、胃腸の粘膜の保護に役立ちます。血圧低下に効果的なカリウムや抗酸化作用があるビタミンCも豊富で、血管を強くするたんぱく質と一緒に摂るとより効果的です。疲労回復に効果があるビタミンB_1も多く、不溶性の食物繊維が豊富で、肌荒れ解消や便秘解消も期待できます。

使い切り＆お役立ち情報

のどの炎症には、皮ごとすりおろしたしぼり汁がおすすめ。鼻血や扁桃炎に悩む場合にも、症状緩和や改善の効果があるといわれている。

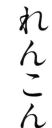

果物・木の実

fruits
nuts

果物、木の実の順にそれぞれ50音別に紹介。夏バテ対策には夏のもの、かぜ予防には冬のものというように旬のものを食べるのが大切です。「食べあわせ」は同じ料理で合わせても、食後に食べてもOK。なお、組み合わせのヨーグルトはプレーンがおすすめです。

01

アボカド

fruits / nuts

旬 通年

効果
血流改善
腸のはたらき強化
肌荒れ解消

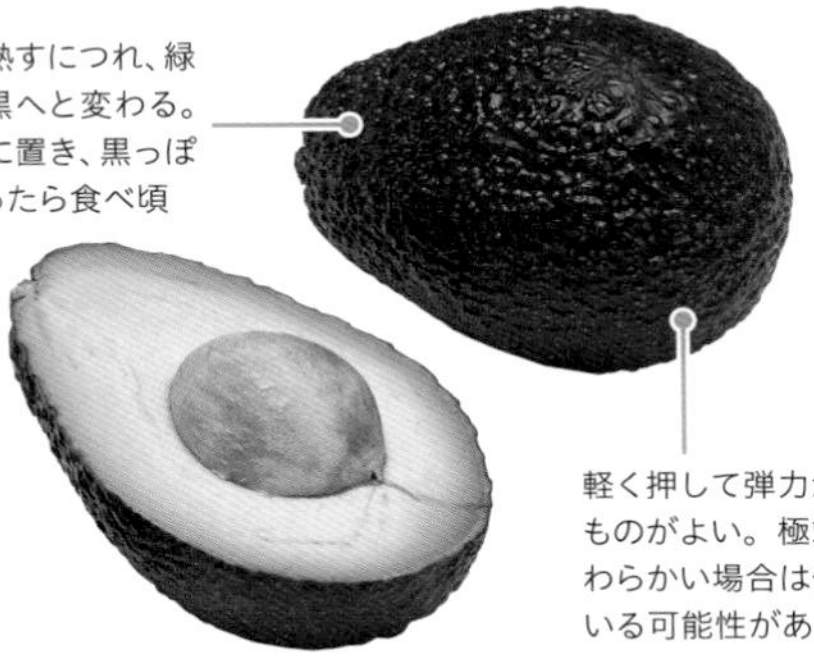

皮は熟すにつれ、緑から黒へと変わる。常温に置き、黒っぽくなったら食べ頃
軽く押して弾力があるものがよい。極端にやわらかい場合は傷んでいる可能性がある

からだによく効く 食べあわせ

アボカド ＋ レモン

血流改善

アボカドはビタミンEとCが豊富。これにさらにビタミンCが豊富なレモンを合わせ、抗酸化作用のはたらきを高める。

保存法

熟したらポリ袋に入れて冷蔵。

主成分〔可食部100g中〕

エネルギー	187kcal	ビタミンE	3.3mg
脂質	18.7g	ビタミンC	15mg
カリウム	720mg	食物繊維	5.3g

血液をサラサラにし高血圧予防に期待

「森のバター」とも呼ばれ、果肉の20%ほどが脂質です。その多くが**リノール酸やα-リノレン酸などの不飽和脂肪酸で、悪玉コレステロールを低下させ、血液をサラサラに**。その結果、高血圧予防につながります。また、便秘の解消に役立つ食物繊維も豊富。ビタミン、ミネラル、アミノ酸を含み、美肌づくりにも最適な食材です。

調理のコツ

加熱すると栄養素が半減するので、生食がおすすめ。レモンをかけると、切り口の変色を防ぐことができる。ビタミンC効果で、血流改善がより一層期待できる。

02

あんず

fruits / nuts

効果
- 肌荒れ解消
- 細胞を丈夫にする
- 疲労をやわらげる
- 血流改善

旬 6〜7月

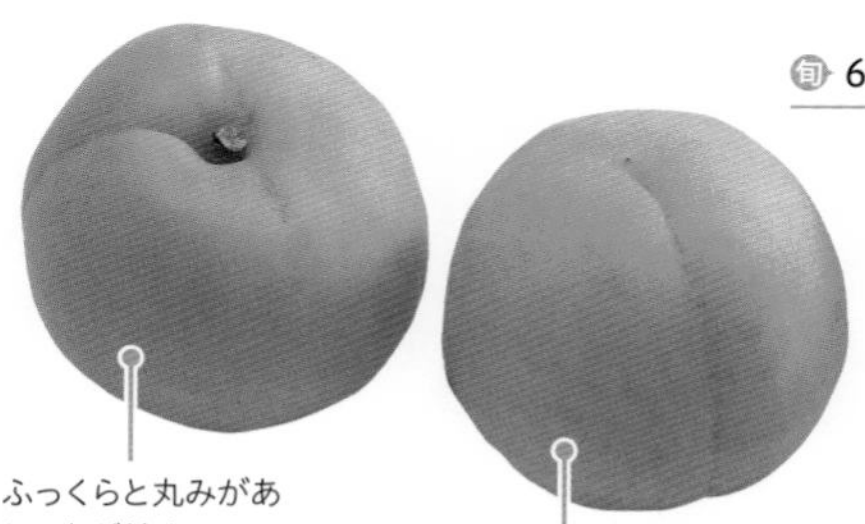

ふっくらと丸みがあり、実が締まっているものが良品

皮全体がきれいなだいだい色で張りがあるものがよい

からだによく効く 食べあわせ

あんず ＋ ヨーグルト

細胞や骨を丈夫にする

抗酸化作用により細胞を丈夫にするβ-カロテンに、骨を丈夫にするカルシウム（ヨーグルト）を組み合わせる。

保存法

乾燥と低温に弱い。ポリ袋に入れて冷蔵。

主成分〔可食部100g中〕

エネルギー	36kcal	ビタミンE	1.7mg
カリウム	200mg		
ビタミンA（β-カロテン）	1,400μg		

豊富なβ-カロテンが肌荒れ解消にはたらく

あんずには、**細胞を丈夫にし肌荒れ解消に効果があるβ-カロテンが多く含まれています。**特に干しあんずのβ-カロテン含有量は、果物の中でもトップクラスです。コレステロール低下作用があるリノール酸、α-リノレン酸を含むアボカドなどを一緒に摂ると、相乗効果となり高血圧予防や疲労回復が期待できます。

使い切り&お役立ち情報

あんずが出回る季節には、砂糖と一緒にホワイトリカーに漬け込む〝あんず酒づくり〟がおすすめ。あんず酒には、滋養強壮、冷え性改善などに効果があるといわれる。

03

いちご

fruits / nuts

効果
肌荒れ解消
かぜ予防
免疫力増強

旬 12〜6月

ヘタがみずみずしく、緑色が濃いものが良品

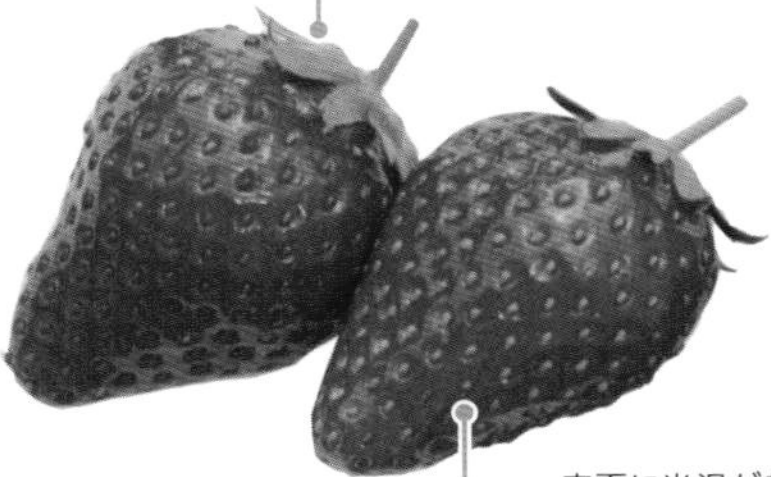

表面に光沢があり、色が鮮やかなものがよい。ヘタの近くが白いものは熟し足りない

からだによく効く 食べあわせ

いちご ＋ チーズ

肌荒れ解消

コラーゲンの生成に役立つビタミンCに、丈夫な肌をつくるたんぱく質（チーズ）を組み合わせる。

保存法	主成分〔可食部100g中〕			
洗わずにラップに包み、冷蔵。	エネルギー	34kcal	葉酸	90μg
	カリウム	170mg	ビタミンC	62mg
	カルシウム	17mg		

ビタミンCとたんぱく質で美肌効果アップ

いちごには**新陳代謝を高めるビタミンCが豊富で、シミやシワなどの肌トラブルの予防**が期待できます。コラーゲンの生成や細胞を強くするビタミンCと、肌づくりに欠かせないチーズなどのたんぱく質を一緒に摂ると、美肌効果がより一層アップ。いちごのビタミンCには免疫力を上げる抗酸化作用もあり、かぜ予防にも役立ちます。

使い切り＆お役立ち情報

いちごの葉には、高い抗酸化作用を持つアグリモニインや、ポリフェノールの一種ケルセチンなどが含まれる。丁寧に洗った後、水に浸けてフレーバーウォーターに。

旬 8〜11月

04

いちじく

fruits / nuts

効果
腸のはたらき強化
血糖値の抑制
血流改善

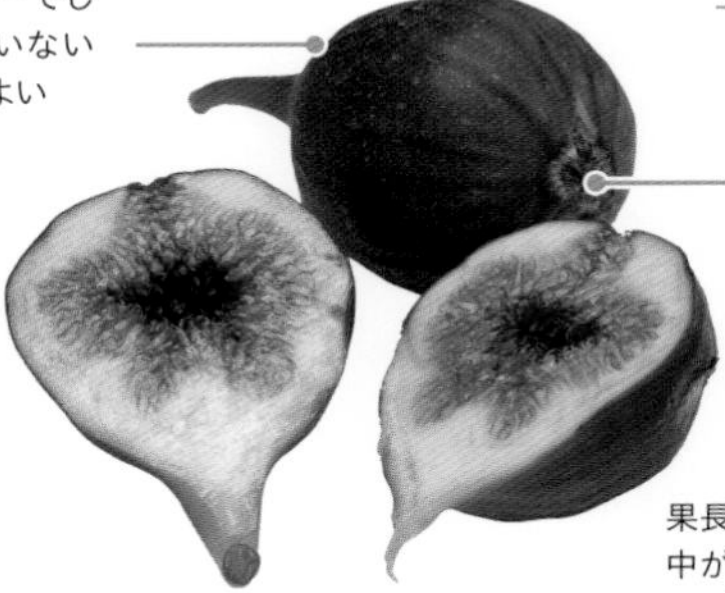
色が均一でしなびていないものがよい
果長部が割れて中が見えるくらいが食べ頃

からだによく効く 食べあわせ

いちじく ＋ オレンジ

血糖値の抑制

ペクチンは食後の血糖値の上昇を抑える作用がある。抗酸化作用で細胞を丈夫にするビタミンC(オレンジ)を合わせる。

保存法

日持ちはしない。保存する場合はポリ袋に入れて冷蔵。

主成分 〔可食部100g中〕

エネルギー	54kcal	食物繊維	1.9g
カリウム	170mg		
カルシウム	26mg		

豊富な食物繊維が腸のはたらきを活性化

ペクチンなどの**食物繊維が豊富ないちじくは、自然の便秘薬**としてスムーズな便通が期待できます。1日2〜3個のよく熟した実を食べることで、腸のはたらきが活性化し、便秘解消へとつながります。高血圧予防に効果があるカリウムも含むので、血管をしなやかにするたんぱく質と一緒に摂ると、血圧改善がより一層期待できます。

調理のコツ

フィシンというたんぱく質分解酵素を含み、食後のデザートに食べると消化を促し、コレステロールを分解する。また、肉と一緒に煮込めば肉がやわらかく仕上がる。

05

うめ

fruits / nuts

効果
疲労をやわらげる
腸のはたらき強化
食欲増進
二日酔い解消

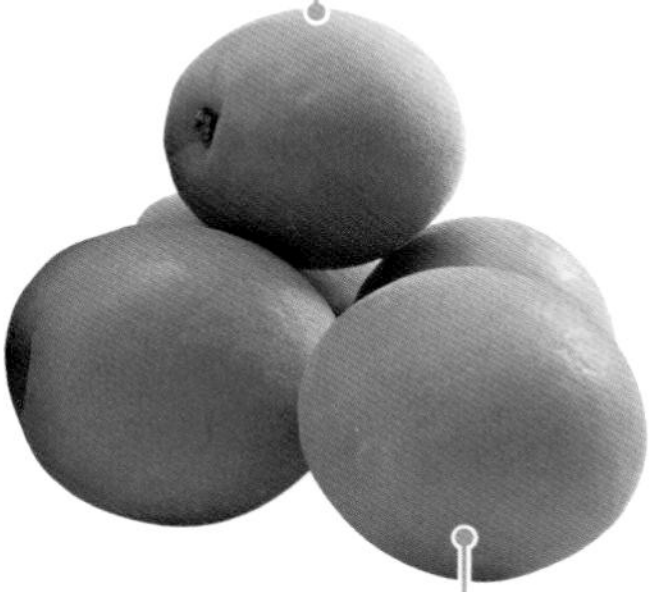
表面に虫食いや傷がないものを選ぶ
青うめは大きさがそろっていて、緑色が鮮やかなものがよい

保存法

青うめは購入後すぐに利用したい。難しければ冷暗所へ。

主成分〔可食部100g中〕

エネルギー	28kcal	ビタミンE	3.3mg
カリウム	240mg	食物繊維	2.5g
鉄	0.6mg		

クエン酸が乳酸を分解し疲労をやわらげる

梅干しやシロップ漬けで親しまれる梅の酸味は、クエン酸などの有機酸によるものです。**クエン酸には、疲労物質の乳酸を分解するはたらきがあり、**疲労回復につながります。

また、食物繊維も豊富に含まれているので、便通をスムーズにし、その結果、便秘解消にも役立ちます。

梅には食欲増進効果をはじめ、胃の不調の原因となるピロリ菌を抑制する効果があることも知られています。食あたりや二日酔いなどがつらいときには、梅干しなどを1粒、口にするのがおすすめです。

調理のコツ

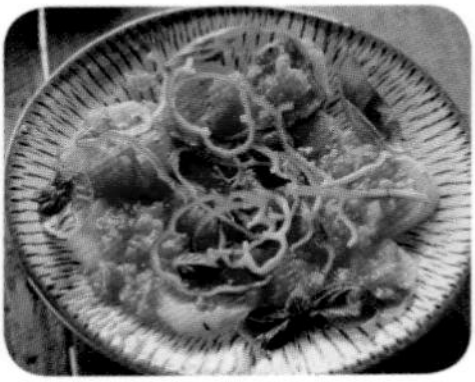

梅干しの酸っぱさが苦手な場合は、少量のみりんで溶いて伸ばすと酸味がやわらぎ食べやすくなる。梅味の和風ドレッシングとして、サラダや和え物に取り入れてみよう。疲労をやわらげる効果のあるたんぱく質と合わせるのもよい。

使い切り＆お役立ち情報

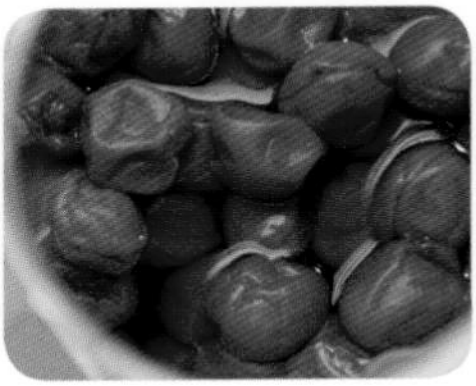

梅干しは古くから健康食品や保存食として重宝されてきた。昔は、ほぐした梅干しを熱々の番茶に入れて、かぜ予防に用いたこともある。また、乗り物酔いがつらいときには、梅干しを口に含むと気分がよくなるといわれる。

加工品

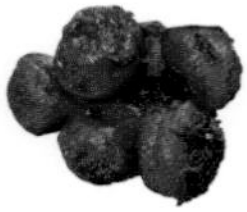

梅干し

塩と赤じその葉で漬け込み、栄養価は果実と同等。アミノ酸が豊富なかつお節、糖分が豊富なはちみつを混ぜたものもある。

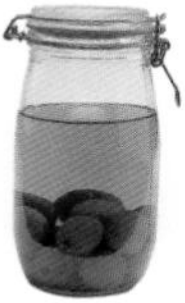

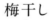

梅酒

青うめと氷砂糖を焼酎に漬け込んでつくる、日本古来の果実酒。果実と同等の栄養価があるが、飲みすぎには注意。

からだによく効く
食べあわせ

梅干し ＋ いか

ストレス緩和

疲労回復のクエン酸に、ストレスを緩和させるたんぱく質（いか）を組み合わせると、精神的な疲れの緩和にもはたらく。

梅干し ＋ トマト

疲労をやわらげる

疲労をやわらげるクエン酸に、抗酸化作用により細胞を丈夫にするリコピン（トマト）を組み合わせ、疲労回復に期待。

旬 9〜11月

06

かき

fruits / nuts

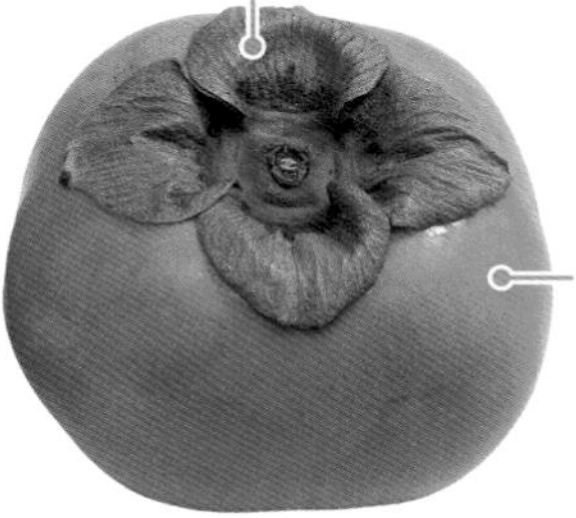
ヘタがいきいきとして
元気なら新鮮
皮にツヤがあり、
色が均一で濃い
ものがよい

効果
肌荒れ解消
二日酔い解消
血流改善

からだによく効く 食べあわせ

かき ＋ ヨーグルト

肌荒れ解消

コラーゲンの生成を促すビタミンCに、丈夫な肌をつくるたんぱく質（ヨーグルト）を組み合わせると、美肌づくりの効果を期待できる。

保存法

早めに食べたい。難しければポリ袋に入れて冷蔵。

主成分〔可食部100g中〕（甘がき）

エネルギー	60kcal	ビタミンC	70mg
カリウム	170mg		
ビタミンA（β-カロテン）	160μg		

豊富なビタミンCがコラーゲンの生成を促進

豊富なビタミンCがコラーゲンの生成を促し、美肌づくりにはたらきます。100gあたり、かきはみかんの約2倍ものビタミンCを含んでいます。

また、アルコールを分解するアルコールデヒドロゲナーゼという酵素を含み、血中アルコール濃度の上昇を抑えます。カリウムの利尿作用との相乗効果で、二日酔い解消に役立ちます。

使い切り&お役立ち情報

かきの若葉にはビタミンCが豊富で、古くは〝柿の葉茶〟としてかぜ予防に利用された。漢方では、消化器官の潰瘍による内出血を抑える効果があるともいわれる。

旬 8〜11月

07

キウイフルーツ

fruits / nuts

効果
- 疲労をやわらげる
- 肌荒れ解消
- かぜ予防
- 腸のはたらき強化

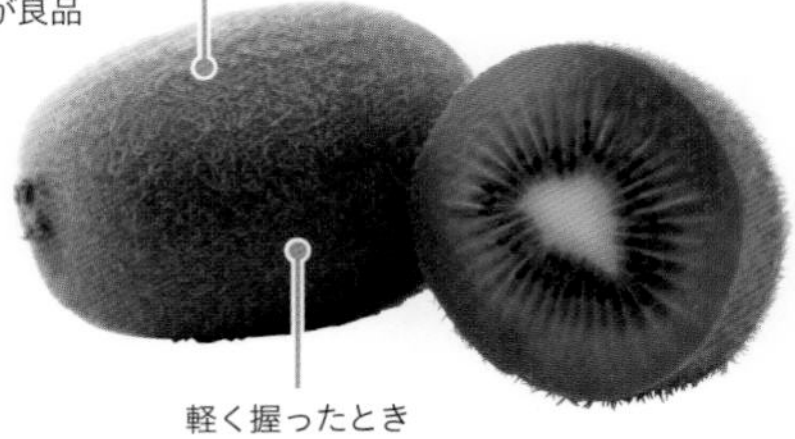
皮に傷やシミがなく、うぶ毛がきれいについているものが良品
軽く握ったときにやわらかければ熟した証拠

からだによく効く 食べあわせ

キウイフルーツ ＋ 豚肉

疲労をやわらげる

キウイのアクチニジンには、豚肉のたんぱく質やビタミンB_2の消化を助ける作用があり、疲労回復が期待できる。

保存法

冷蔵庫で保存。3 〜 4カ月保存可能。

主成分〔可食部100g中〕

エネルギー	53kcal	ビタミンE	1.3mg
カリウム	290mg	ビタミンC	69mg
カルシウム	33mg	食物繊維	2.5g

クエン酸パワーで疲労をやわらげる

さわやかな酸味のキウイフルーツには、**クエン酸などの有機酸が含まれており、疲労物質の乳酸を分解します。**腸内環境を整える食物繊維も豊富です。コラーゲンの生成にはたらくビタミンCも豊富で美肌づくりにも役立ちます。また、ポリフェノールやビタミンEも多く含むので抗酸化作用は強力。かぜ予防にも効果があります。

使い切り&お役立ち情報

まだ実がかたい場合は常温で保存し、熟してから食べるとよい。りんごと一緒にポリ袋に入れておくと、早く追熟する。果頂部からむき、最後にかたい芯を取るとよい。

08

さくらんぼ

fruits / nuts

効果
疲労をやわらげる
血流改善
肌荒れ解消
細胞を丈夫にする

旬 5〜7月

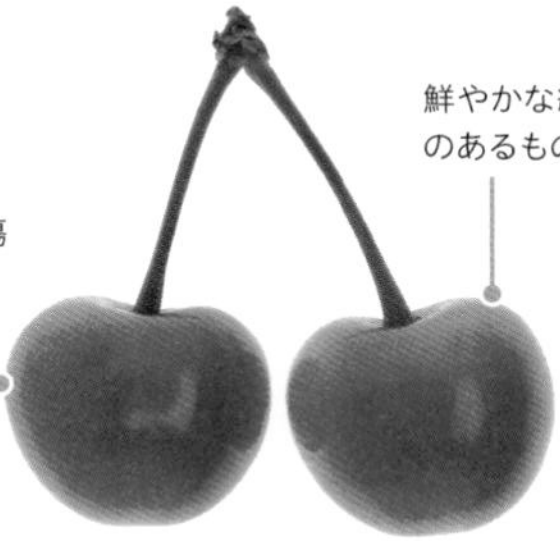

鮮やかな紅色でツヤのあるものが良品
皮に張りがあり、傷がないものを選ぶ

からだによく効く 食べあわせ

さくらんぼ ＋ ヨーグルト

細胞と骨を丈夫にする

抗酸化作用により細胞を丈夫にするアントシアニンに、骨を丈夫にするカルシウム（ヨーグルト）を組み合わせせる。

保存法

ポリ袋に入れて冷蔵。保存に向かないので1日を目安に食べる。

主成分〔可食部100g中〕

エネルギー	60kcal	ビタミンC	10mg
カリウム	210mg		
葉酸	38μg		

バランスよい酸味と甘味で疲労回復に期待

適度な酸味と甘味が人気のさくらんぼには、**リンゴ酸やクエン酸、ブドウ糖や果糖などがバランスよく含まれ、疲労回復**に期待ができます。

また、ポリフェノールのアントシアニンという色素が含まれています。アントシアニンは生活習慣病を引き起こす活性酸素のはたらきを抑え、肌荒れ解消にも効果抜群です。

使い切り&お役立ち情報

アメリカンチェリーは品種ではなく、アメリカから輸入されるさくらんぼの総称。濃い紅色で甘味が強く、広く流通している。旬は日本の品種と同時期。

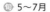

09

すいか

fruits / nuts

効果
夏バテ予防
ストレス緩和
血流改善
肌荒れ解消

旬 7～8月

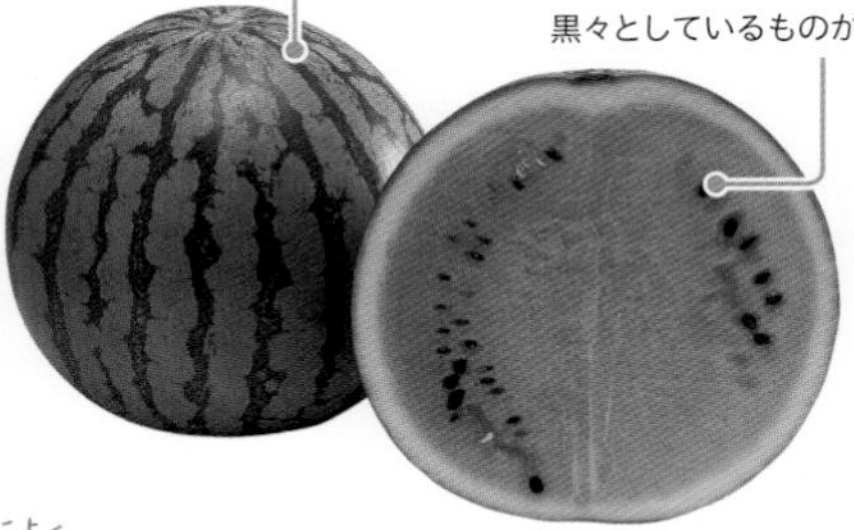
色ツヤがよく縞がはっきりしたものを選ぶ
カットされているものは、果肉の赤色が鮮やかで、タネが黒々としているものがよい

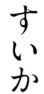

からだによく効く 食べあわせ

すいか ＋ メロン

夏バテ予防

汗で失われやすいカリウムと、暑さによるストレスで消費されるビタミンCの両方を含むすいかとメロンを一緒に食べる。

保存法

玉のままなら涼しい場所で保存。カットしたものはラップをして冷蔵。

主成分〔可食部100g中〕

エネルギー	37kcal	ビタミンC	10mg
カリウム	120mg		
ビタミンA（β-カロテン）	830μg		

カリウムとビタミンCで夏の疲れを軽減

汗で失いやすいカリウムや、暑さによるストレスで消費されるビタミンCを豊富に含むすいかは、夏バテ予防にぴったり。赤い果肉にはリコピンが多く、シミやソバカスの原因となるメラニンの生成を抑え、美肌効果も期待できます。アミノ酸の一種であるシトルリンとカリウムも含み、血流改善にもはたらきます。

使い切り&お役立ち情報

シトルリンを多く含む皮部分は、塩もみなどにして食べよう。タネにもコレステロール値を下げる作用のあるリノール酸が豊富。天日干し後、フライパンで煎るとよい。

⑩

すもも

fruits / nuts

旬 6～8月

効果
貧血予防
血流改善
腸のはたらき強化

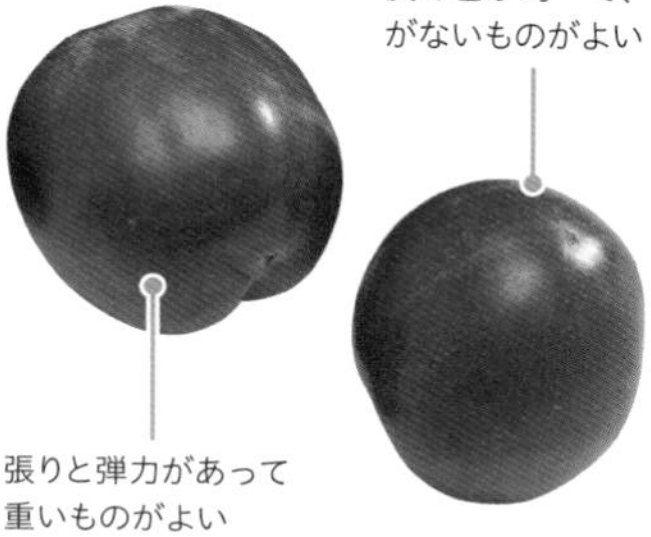
皮の色が均一で、傷がないものがよい
張りと弾力があって重いものがよい

からだによく効く 食べあわせ

ドライプルーン ＋ いちご

貧血予防

血液をつくる鉄に、鉄の吸収を促進するビタミンC（いちご）を組み合わせると貧血予防に役立つ。

保存法

完熟したものは紙袋に入れて冷蔵。未熟のものは常温で保存。

主成分〔可食部100g中〕（日本すもも）

エネルギー	44kcal	ビタミンA（β-カロテン）	76μg
カリウム	150mg	ビタミンC	4mg
鉄	0.2mg	食物繊維	1.6g

鉄分&β-カロテンが貧血予防にはたらく

すももは、日本すもも（プラム）と西洋すもも（プルーン）に分けられます。西洋すももは日本すももよりも栄養価が高く、ビタミン、ミネラルをバランスよく含みます。中でも**西洋すももを干したドライプルーンは、鉄分やβ-カロテンが多く、貧血予防**が期待できます。β-カロテンは抗酸化作用も高く、美肌づくりにもはたらきます。

品種

プルーン

西洋すももの一種で甘味が強い。ドライプルーンもある。

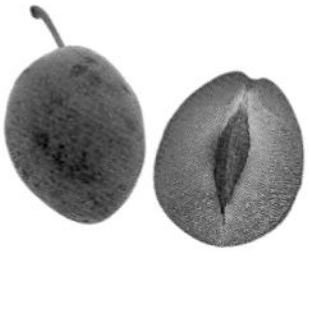

⑪

なし

fruits / nuts

効果
- 疲労をやわらげる
- 夏バテ予防
- 血流改善
- 腸のはたらき強化

旬 8〜10月

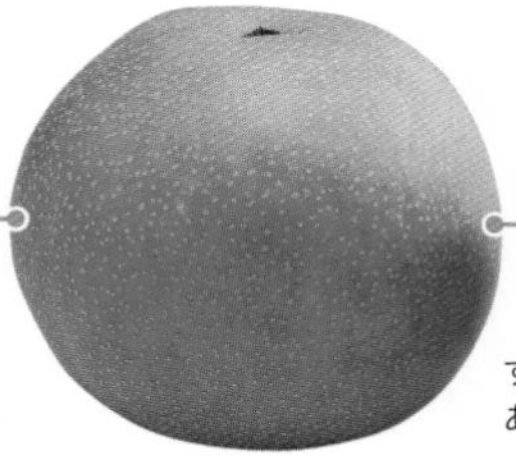

横にふくらんでいるものが甘いといわれる
ずっしりと重みのあるものがよい

からだによく効く 食べあわせ

なし ＋ かき

疲労をやわらげる、夏バテ予防

汗で失われるカリウムに、暑さで消費されるビタミンC（かき）を組み合わせる。なしの果糖やリンゴ酸、クエン酸は疲労回復効果が期待できる。

保存法

ポリ袋に入れて冷蔵。目安は1週間ほど。

主成分〔可食部100g中〕（日本なし）

エネルギー	43kcal
カリウム	140mg
食物繊維	0.9g

果糖、リンゴ酸、クエン酸 疲労回復の成分が豊富

果糖やリンゴ酸、クエン酸などが多く、疲労回復の効果が期待できます。なし特有の食感は、石細胞のリグニンやペントザンという食物繊維。甘味のもととなる糖アルコールの一種のソルビトールにも便通改善の効果があり、便秘解消にはもってこいの果物といえるでしょう。また、ソルビトールにはのどの炎症を抑える作用もあります。

品種

ラ・フランス

西洋なしの代表品種。甘味が強く、香りは芳醇で、トロリとした食感が特徴。

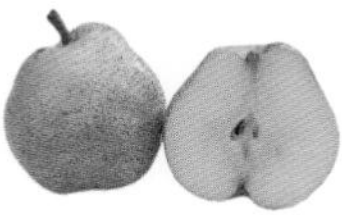

⑫

パイナップル

fruits / nuts

効果
胃腸のはたらき強化
疲労をやわらげる
肌荒れ解消
消化促進

旬 7～9月

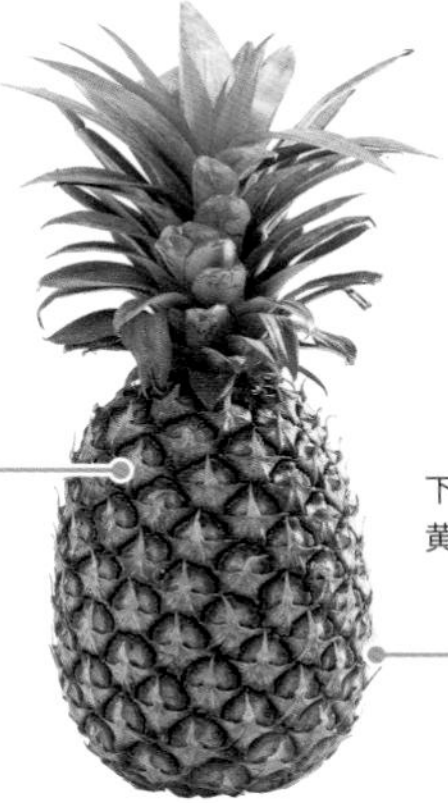
カットされたものは、果汁がにじみ出ていないものを選ぶ
実がかたく締まり、上部の緑色が濃いものを選ぶ
下半分がふくれて黄色いものがよい

からだによく効く食べあわせ

パイナップル ＋ 豚肉

疲労をやわらげる

パイナップルのブロメリンはたんぱく質の消化を助ける作用がある。疲労をとるビタミンB_1（豚肉）を組み合わせる。

保存法

カットしたものはラップをしてポリ袋に入れ、冷蔵で1日。丸ごとなら冷蔵で2～3日。

主成分〔可食部100g中〕

エネルギー	53kcal
ビタミンB_1	0.09mg
ビタミンC	35mg

酸味の成分が胃腸を整え、消化を助ける

特有の酸味のもとである**クエン酸は、胃腸の分泌を促進し消化を助けるのに役立ちます**。たんぱく質分解酵素のブロメリンを含むため、腸内の腐敗物を分解する作用もあり、クエン酸とともに胃腸の改善に効果があります。

ビタミンB_1を含み、疲労回復にも役立ちます。夏バテ解消のためにも、暑い夏には積極的に摂りたい果物です。

調理のコツ

たんぱく質分解酵素のブロメリンは肉をやわらかくする効果があるが、熱に弱く、60度以上になると効果が失われる。肉料理に使う場合は、極力短めに加熱したい。

⑬

バナナ

fruits / nuts

効果
- 疲労をやわらげる
- 血流改善
- 腸のはたらき強化

旬 通年

褐色の斑点が出たら食べ頃
皮が全体的にムラのない黄色で、色が濃いものがよい

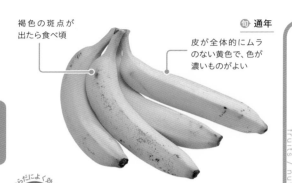

からだによく効く 食べあわせ

バナナ ＋ アーモンド

肌荒れ解消

でんぷんはブドウ糖に変化してエネルギーになる。エネルギーに変えるのにはたらくビタミンB_1（アーモンド）を合わせることで、美肌づくりに役立つ。

保存法

1本ずつポリ袋に入れて冷蔵。追熟させるなら常温でつるす。

主成分〔可食部100g中〕

エネルギー	86kcal	ビタミンC	16mg
炭水化物	22.5g	食物繊維	1.1g
カリウム	360mg		

即効性のエネルギー源で 疲労回復に期待

豊富に含まれるでんぷんは**ブドウ糖に変化し、即効性のエネルギー源として疲労回復に役立ちます**。バナナは食べてすぐにエネルギー源となり、それが長く持続するのでスポーツ時などの栄養補給としても重宝します。腸内のビフィズス菌を増やすオリゴ糖や整腸効果のある食物繊維のペクチンも含んでいるので便秘解消も期待できます。

使い切り＆お役立ち情報

皮の表面に褐色の斑点「シュガースポット」が現れたら食べ頃。未熟のものは常温で置いて追熟させよう。追熟で糖分が増え、オリゴ糖の量などもアップする。

⑭

びわ

fruits / nuts

旬 5〜6月

効果
肌荒れ解消
免疫力増強
疲労をやわらげる
かぜ予防

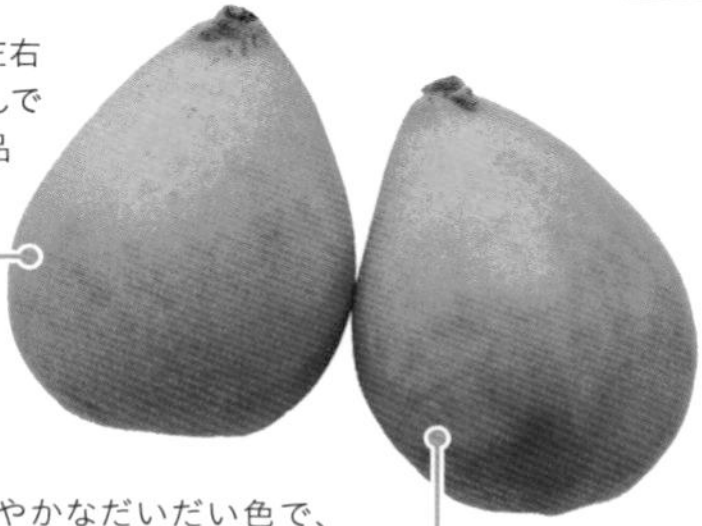

弾力があり、左右対称にふくらんでいるものが良品
鮮やかなだいだい色で、表面にツヤがあり、白い毛が生えているものを選ぶ

からだによく効く 食べあわせ

びわ ＋ 牛乳

免疫力増強

血圧低下作用があるカリウムに、骨を丈夫にするカルシウム（牛乳）を組み合わせて健康維持に期待。

保存法

常温で保存する。食べる直前に冷やすとよい。

主成分〔可食部100g中〕

エネルギー	40kcal	ビタミンA	
カリウム	160mg	（β-クリプトキサンチン）	600μg
ビタミンA（β-カロテン）	510μg	ビタミンC	5mg

ビタミンAがはたらき 肌荒れ解消に役立つ

体内でビタミンAに変わるβ-カロテンと、β-クリプトキサンチンが多く、その含有率は果物の中でもトップクラス。肌荒れ解消に役立つほか、強い抗酸化作用で免疫力を高める効果もあります。また、**抗酸化作用が高く細胞を丈夫にするビタミンCや、リンゴ酸、クエン酸なども豊富。**かぜ予防や疲労回復にもつながります。

使い切り&お役立ち情報

実に砂糖を加えて煮詰めたものを飲むと、咳がやわらぐといわれる。昔は、びわの葉を細かく切ったものを煎じて飲み、疲労回復や食欲増進に用いた。

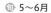

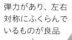

⑮

ぶどう

fruits / nuts

旬 8〜10月

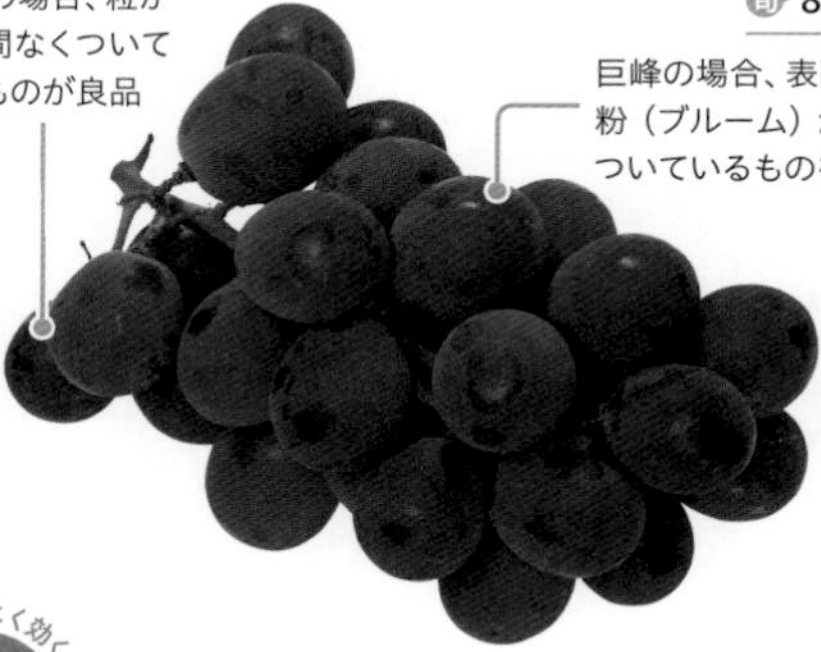
巨峰の場合、粒がすき間なくついているものが良品
巨峰の場合、表面の白い粉（ブルーム）が均等についているものを選ぶ

効果
- 疲労をやわらげる
- 細胞を丈夫にする
- 肌荒れ解消

からだによく効く 食べあわせ

ぶどう ＋ 飲むヨーグルト

細胞や骨を丈夫にする

抗酸化作用により細胞を丈夫にするアントシアニンに、骨を丈夫にするカルシウム（飲むヨーグルト）を組み合わせる。

保存法

2〜3日冷蔵。皮のまま密封すれば冷凍も可。

主成分〔可食部100g中〕（皮なし 生）

エネルギー	59kcal
カリウム	130mg
ビタミンB_1	0.04mg

果糖とブドウ糖が豊富で疲労回復に効果的

豊富な**果糖やブドウ糖は、体内で素早くエネルギーに変わるため疲労回復**に効果的です。

皮には、ポリフェノールの一種アントシアニンやレスベラトロールが豊富。アントシアニンには抗酸化作用があり、ビタミンCの抗酸化作用との相乗効果で細胞を丈夫にし、肌荒れの解消につながります。

使い切り&お役立ち情報

皮の栄養を丸ごと摂りたいなら、よく洗って皮ごと食べよう。皮のポリフェノールには視力低下を防ぐ効果があり、パソコンやスマホで目が疲れたときにおすすめ。

⑯ ブルーベリー

fruits / nuts

旬 6〜7月

効果
肌荒れ解消
目の疲れを取る
目をすっきりさせる

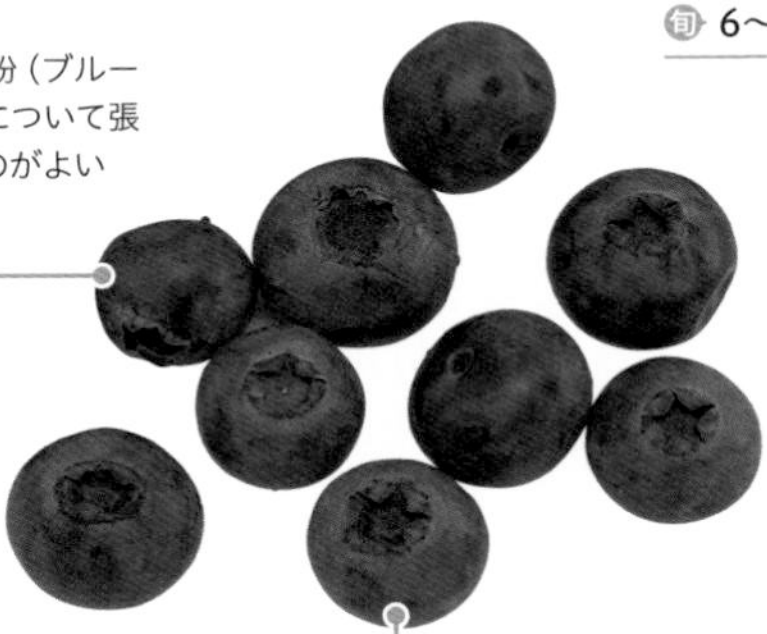

表面に白い粉（ブルーム）が均一について張りのあるものがよい
紫色が濃く鮮やかなものを選ぶ

からだによく効く 食べあわせ

ブルーベリー ＋ アーモンド

肌荒れ解消

抗酸化作用があるアントシアニンに、肌の保湿作用のあるオレイン酸（アーモンド）を合わせる。

保存法

密閉容器に入れて冷蔵。

主成分〔可食部100g中〕

エネルギー	49kcal	ビタミンE	1.7mg
カリウム	70mg	食物繊維	3.3g
ビタミンA（β-カロテン）	55μg		

アントシアニン色素は目の健康と美肌づくりに貢献

濃い青色はアントシアニン色素によるもの。**アントシアニンには抗酸化作用があり、細胞を傷つける活性酸素を取り除く**ため、ビタミンEとともに肌荒れ解消やさまざまな症状の予防にはたらきます。アントシアニンには視力の低下を防いだり、目の疲れをやわらげたりする効果もあり、目の健康維持に役立ちます。

使い切り＆お役立ち情報

ブルーベリーは傷みやすいので、なるべく早めに食べよう。また加工性にすぐれているので、ジャムや果実酒などに加工するのもおすすめ。

⑰

マンゴー

fruits / nuts

旬 6〜8月

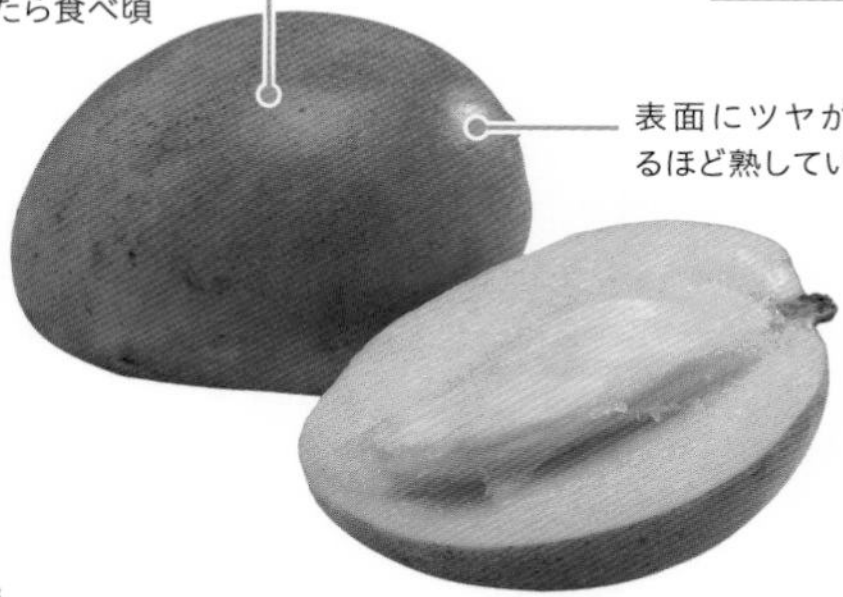
赤色が濃く、香りが強くなったら食べ頃
表面にツヤがあるほど熟している

効果
肌荒れ解消
かぜ予防
腸のはたらき強化
免疫力増強

からだによく効く 食べあわせ

マンゴー＋ヨーグルト

細胞や骨を丈夫にする

抗酸化作用により細胞を丈夫にするβ-カロテンに、骨を丈夫にするカルシウム（ヨーグルト）を組み合わせる。

保存法

ラップで包み、冷蔵で2〜3日が目安。

主成分〔可食部100g中〕

エネルギー	64kcal	葉酸	84μg
カルシウム	15mg	ビタミンC	20mg
ビタミンA（β-カロテン）	610μg	食物繊維	1.3g

β-カロテンとビタミンCで粘膜や肌を健康に

β-カロテンを豊富に含むので、免疫力増強の効果が期待でき、病気になりにくい体をつくってくれます。また、**β-カロテンには、粘膜や肌の健康を保つ効果があり、加えて抗酸化作用に優れたビタミンCも豊富なので、肌荒れ解消につながります。**

葉酸や食物繊維も豊富で、腸内環境を整えます。

使い切り＆お役立ち情報

タネの部分を含めて縦3枚に切り分け、両側の果肉にそれぞれ格子状の切り目を入れる。皮側から押し上げ実を反らせれば食べやすいダイスカットができる。

旬 11〜3月

⑱

みかん

fruits / nuts

効果
かぜ予防
肌荒れ解消
疲労をやわらげる
ストレス緩和

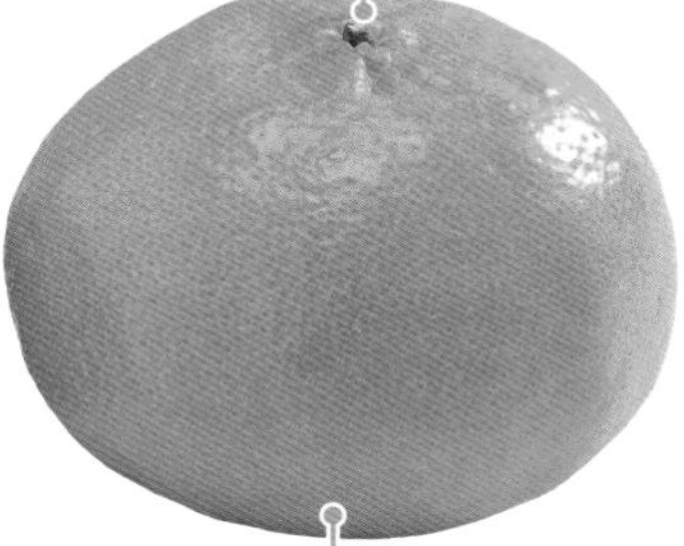

ヘタが黄緑色で、小さいものが良品

皮が薄く、きめ細かいものは甘味が強い。表面のオレンジ色が鮮やかかで、ツヤのあるものを選ぶ

保存法

冷暗所に保存。

主成分〔可食部100g中〕（うんしゅうみかん じょうのう）

エネルギー	46kcal
ビタミンA（β-クリプトキサンチン）	1,700μg
ビタミンC	32mg

ビタミンAとCのW効果でかぜ予防

果肉には、**ビタミンA（β-クリプトキサンチン）やビタミンCが多く含まれているので、かぜ予防**の効果が期待できます。ビタミンCは粘膜を丈夫にし、細胞をつなぐコラーゲンの生成にも関係するので、肌荒れ解消にもつながります。また、疲労回復に役立つクエン酸も豊富です。

薄皮の白いスジには、ルチンなどのビタミンPが含まれています。ビタミンPには、ビタミンCの吸収を促進し、血管を強くする効果があります。できれば薄皮も食べ、栄養をムダなく摂取しましょう。

使い切り＆お役立ち情報

漢方では、未熟な青いみかんの皮を天日干しして煎じたものを、健胃や鎮痛、咳止めなどに用いる。丸ごとのみかんを弱火で直火にかけ、熱いまま果汁をしぼり、しょうがと飲むとかぜ予防に効果があるともいわれる。

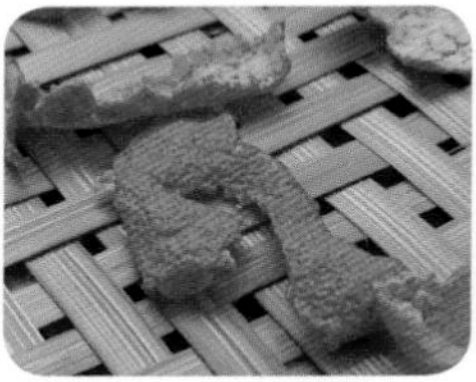

品種

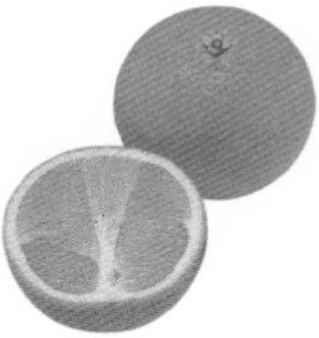

オレンジ

バレンシア、ネーブル、ブラッドなどがあり、甘味と酸味のバランスに違いがある。

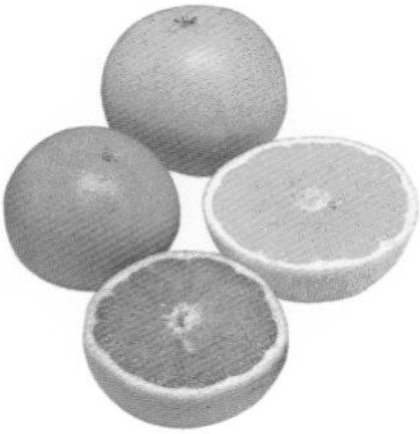

グレープフルーツ

丸々１個で１日のビタミンCを補給できる。サラダやジュースなどにも向いている。

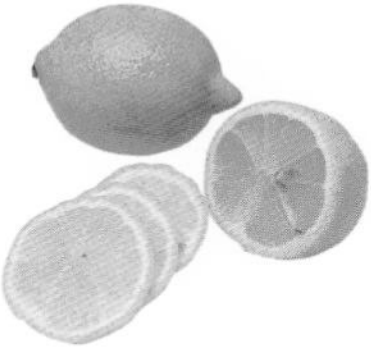

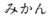

レモン

果肉の約0.1%がビタミンC。香りや酸味を生かして料理に加えたり、飲み物に多用したりする。

からだによく効く 食べあわせ

みかん ＋ バナナ

肌荒れ解消

みかんのβ-クリプトキサンチンは骨を丈夫にする作用があり、整腸作用に優れた食物繊維（バナナ）を組み合わせる。

みかん ＋ 牛乳

ストレス緩和

ストレスでビタミンCは消費される。ストレスの発生を防ぐカルシウム（牛乳）と組み合わせると、より効果が期待できる。

かんきつ類

Citrus fruits

01.

肌荒れ解消に効果的

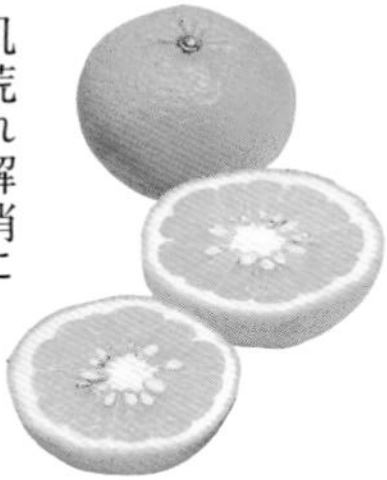

あまなつ

夏みかんの一種で、本来の夏みかんより酸味が少ない。ビタミンCとクエン酸が豊富で、肌荒れ解消や疲労回復に役立つ。なお、夏みかんは1月から収穫が始まり、追熟して3～5月が食べ頃といわれている。

02.

かぜ予防に期待

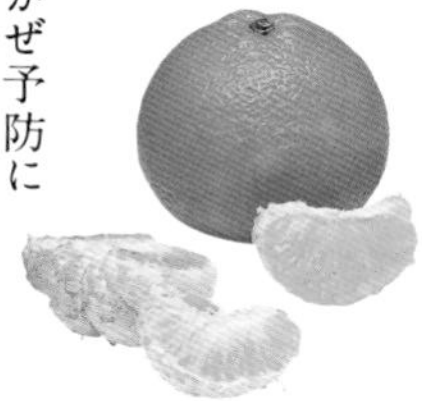

いよかん

濃いオレンジ色で、皮がむきやすく、ジューシーで甘味が強いことから人気の品種。ビタミンCが豊富で、かぜ予防や美肌づくりの効果が期待できる。カリウムも豊富なので、血流改善にも役立つ。

03.

疲労をやわらげる

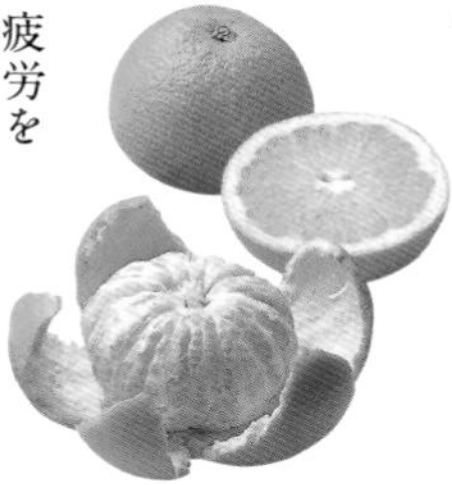

はっさく

旧暦で8月1日を八朔（はっさく）といい、この頃が旬だったことが名前の由来。近年は年明け以降に食べ頃を迎える。ビタミンCが豊富で、300gくらいのものなら1個で1日に必要な量を摂取できる。

04.

肌のうるおいを保つ

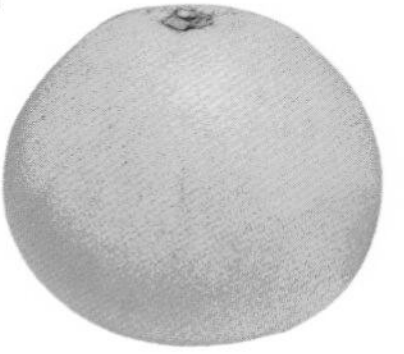

ぶんたん

500g ～1kgと、かんきつ類の中では大きく、重量感がある。歯ごたえがあり、あっさりとした甘味が特徴。ビタミンCが豊富で、 肌のうるおいを保つ、かぜを予防する、イライラ解消などの効果が期待できる。

05.

美肌づくりに役立つ

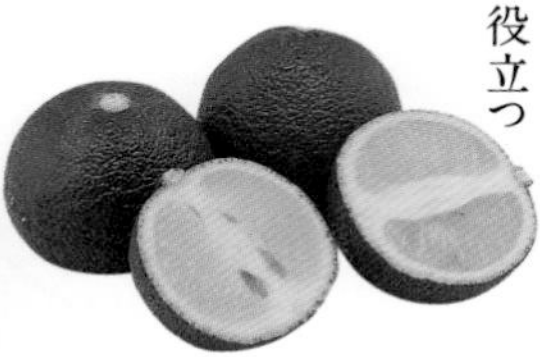

すだち

酸味が強く、焼き魚などに果汁をしぼって香りを楽しむほか、秋が旬なのでまつたけや湯豆腐にも添えられる。ビタミンCが豊富でかぜ予防や美肌づくりの効果が期待できる。熟しすぎると酸味が強くなる。

06.

のどの粘膜を守る

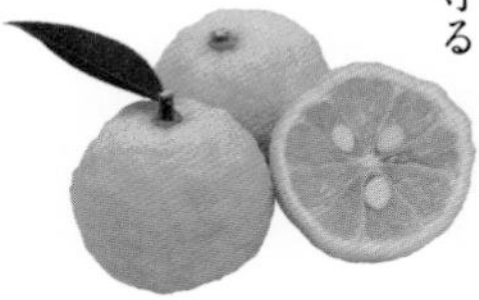

ゆず

香りが強く、 皮をおろしたり細かく切ったりし、 料理の香りづけに使われる。 はちみつと一緒にお湯に入れて飲むこともある。ビタミンA(β-クリプトキサンチン)が豊富で、のどの粘膜を守り、かぜ予防にはたらく。

07.

ポリフェノールが豊富

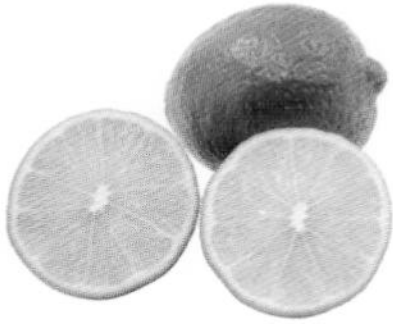

ライム

酸味が強く、果汁をしぼってソーダやアルコール類に入れることが多い。完熟すると黄色くなるが、 酸味が弱まるので、未熟のものが出回る。抗酸化作用のあるポリフェノールが豊富なのも特徴。

旬 5〜8月

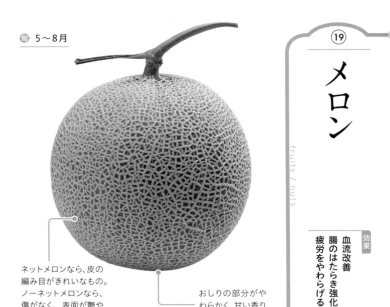

⑲

メロン

fruits / nuts

効果
血流改善
腸のはたらき強化
疲労をやわらげる

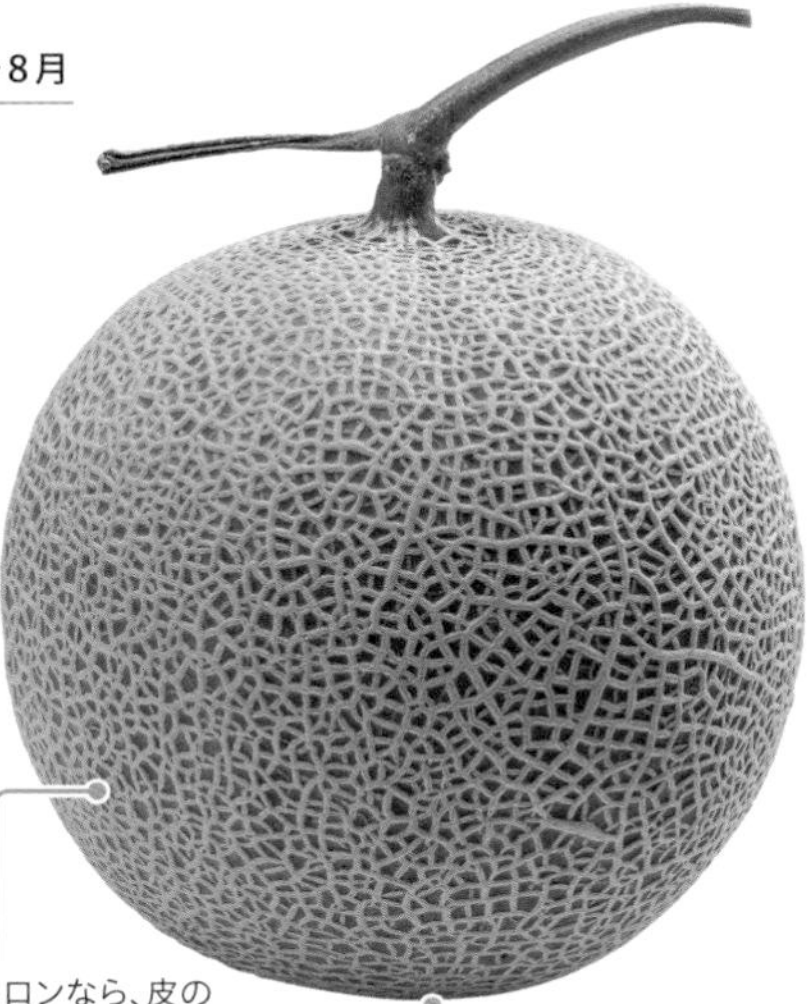

ネットメロンなら、皮の編み目がきれいなもの。ノーネットメロンなら、傷がなく、表面が艶やかなものを選ぶ

おしりの部分がややわらかく、甘い香りがすれば食べ頃

保存法

未熟なら常温で追熟させる。切ったらラップをかけて冷蔵。

主成分〔可食部100g中〕（温室メロン）

エネルギー	42kcal	食物繊維	0.3g
カリウム	340mg		
カルシウム	8mg		

カリウムとたんぱく質の相乗効果で、血流改善

メロンは**カリウムが豊富なので、余分なナトリウムを排泄して高血圧を予防する**はたらきがあります。しなやかな血管をつくるたんぱく質を組み合わせると、より効果的です。

「果物の王様」とも呼ばれるメロンは、豊かな香りと濃厚な甘味が魅力。この甘味の主成分である果糖やブドウ糖、ショ糖などは、食べてすぐにエネルギーになり、疲労回復に役立ちます。

果肉に含まれる食物繊維のペクチンは腸のはたらきを活性化させるので、便秘解消はもちろん、美肌づくりにも期待できます。

使い切り&お役立ち情報

メロンを食べると、むくみ解消や老化の防止ができるといわれる。メロン、キウイフルーツ、豆乳を合わせたジュースは自然治癒力を高めるほか、血流を改善したり腸のはたらきを整えたりする効果が期待できる。

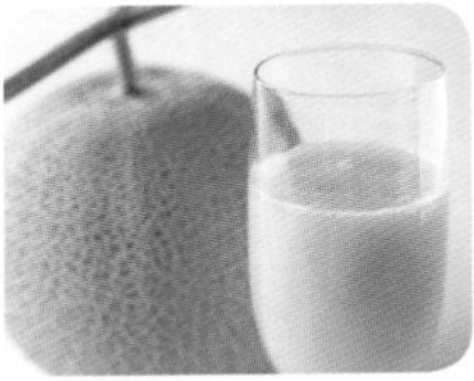

品種

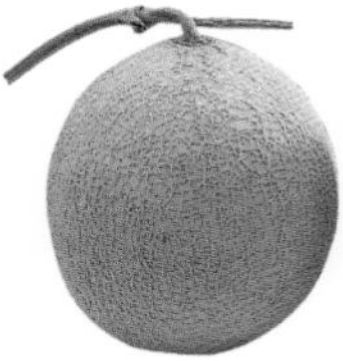

夕張メロン

品種名は「夕張キング」。鮮やかなオレンジ色の果肉が特徴。赤肉メロンの代表格とされ、甘味が強い。

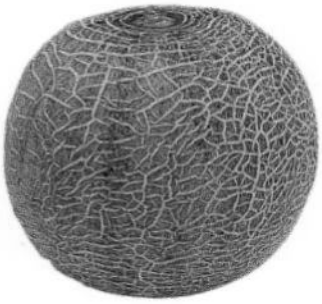

アンデスメロン

「つくって食べて安心ですメロン」された。栽培がしやすく、比較的低価格で人気が高い。

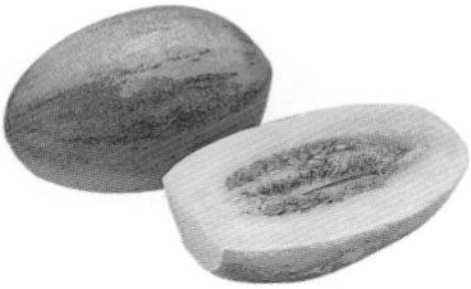

パパイヤメロン

見た目がパパイヤに似ていることが名前の由来。ただ果肉は白く、シャキシャキとした食感で甘味と香りが強い。

からだによく効く
食べあわせ

メロン ＋ 牛乳

血流改善

血圧を下げるカリウムに、しなやかな血管をつくるたんぱく質(牛乳)を組み合わせる。

メロン ＋ いちご

肌荒れ解消

血圧低下作用があるカリウムに、コラーゲンの生成を促すビタミンC（いちご）の組み合わせで、美肌効果に期待。

⑳

もも

fruits / nuts

旬 7〜9月

効果
疲労をやわらげる
夏バテ予防
血流改善
腸のはたらき強化

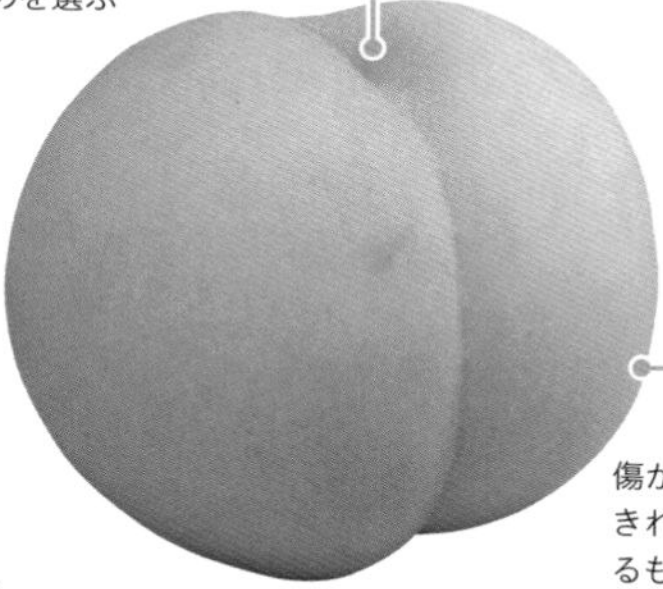

くぼんだあたりが青くないものを選ぶ

傷がなく、うぶ毛がきれいに生えているものが良品

からだによく効く 食べあわせ

もも ＋ ヨーグルト

細胞や骨を丈夫にする

血圧低下作用があるカリウムに、骨を丈夫にするカルシウム（ヨーグルト）を組み合わせると、健康維持に期待できる。

保存法

未熟なら常温で追熟させる。熟したら冷蔵し、早めに食べる。

主成分〔可食部100g中〕

エネルギー	40kcal	ビタミンC	8mg
カリウム	180mg	食物繊維	0.7g
鉄	0.1mg		

リンゴ酸とクエン酸の活躍で疲労回復に期待

疲労をやわらげるのに効果的なリンゴ酸やクエン酸をたっぷりと含んでいます。食物繊維のペクチンも豊富で、排便を促します。便通がスムーズになれば、美肌につながります。余分なナトリウムを排泄するカリウムも多く含むため、高血圧予防も期待できます。ヨーグルトなどのカルシウムと組み合わせると効果的です。

使い切り＆お役立ち情報

皮にはビタミンEやナイアシンなど、疲労回復効果のある栄養素が豊富。1個分の皮には、うなぎ4分の1切れ分の栄養があるともいわれる。

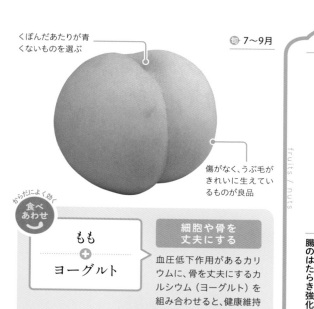

㉑ りんご

fruits / nuts

旬 9〜11月

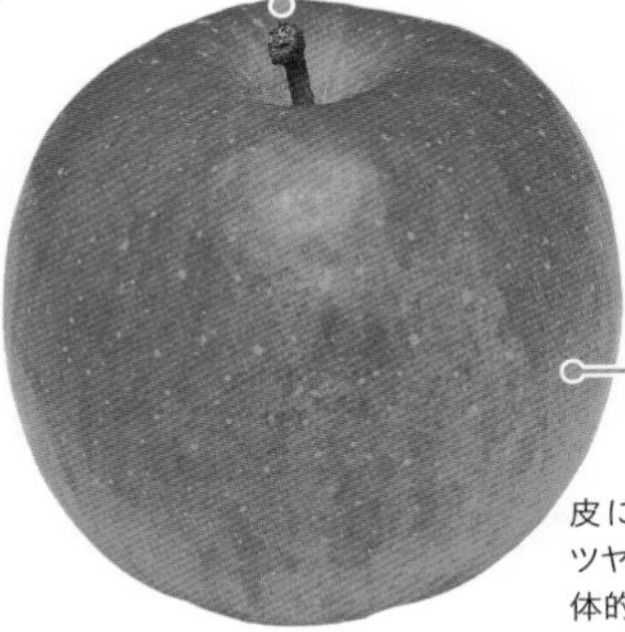

ヘタの切り口が新しければ新鮮
皮に傷がなく、ツヤがあって全体的に色づいているものを選ぶ

効果
血流改善
腸のはたらき強化
疲労をやわらげる

からだによく効く 食べあわせ

りんご ＋ 豚肉

血流改善

血圧を下げるはたらきを持つカリウムに、血管をしなやかにするたんぱく質（豚肉）を組み合わせる。

保存法

ポリ袋に入れて冷蔵。未熟なら常温で追熟させる。

主成分〔可食部100g中〕

エネルギー	57kcal	ビタミンC	4mg
カリウム	120mg	食物繊維	1.4g
カルシウム	3mg		

アントシアニンが豊富で 高血圧予防に期待

抗酸化作用のあるポリフェノールの一種・**アントシアニンを豊富に含んでいるので、高血圧予防に役立ちます。**余分なナトリウムを排泄するカリウムも多く、血管をしなやかにするたんぱく質と組み合わせるとより効果的です。酸味のもとであるリンゴ酸やクエン酸は疲労回復に、食物繊維のペクチンは排便を促すはたらきがあります。

調理のコツ

ペクチンは皮や皮近くに多く含まれている。切り口の変色の防止に塩水が使われるが、はちみつ水も効果的。はちみつのペプチド化合物が酸化防止の役割を果たす。

旬 通年

㉒

アーモンド

fruits / nuts

効果
疲労をやわらげる
夏バテ予防
細胞を丈夫にする

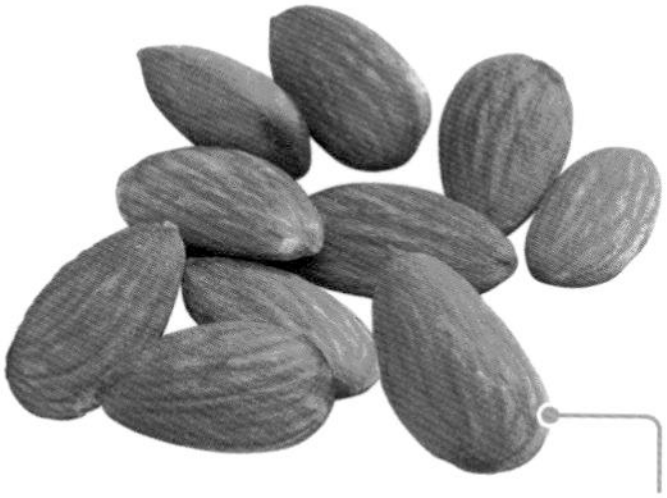

タネの核なので時間が経つとともに酸化して風味が落ちるが、殻つきだと酸化の速度が抑えられる

からだによく効く 食べあわせ

アーモンド + 鶏肉

疲労をやわらげる、夏バテ予防

ビタミンB1でエネルギー代謝を促進する。また暑さなどで消費されやすいたんぱく質(鶏肉)を補う。

保存法

密閉して冷蔵または冷凍。

主成分〔可食部100g中〕

エネルギー	587kcal	ビタミンE	30.3mg
カリウム	760mg	ビタミンB1	0.20mg
カルシウム	250mg	食物繊維	10.1g

ビタミンEとB1で疲労回復にはたらく

抗酸化作用のある**ビタミンEが豊富で、細胞膜の脂質の酸化を防いで細胞の強化**につながります。また、ビタミンB1には、糖質を効率的にエネルギーに変えるはたらきがあるので、疲労回復の効果も期待できます。

また、アーモンドの脂質にはオレイン酸が多く含まれ、悪玉コレステロールの増加防止にもはたらきます。

調理のコツ

洋菓子の材料にしたり、砕いてサラダに混ぜ込んだりして使用できる。ただ、脂質が高く、高カロリーなので摂りすぎには注意が必要。

㉓

ぎんなん

fruits / nuts

効果
疲労をやわらげる
血流改善
かぜ予防

旬 9〜11月

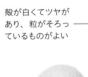

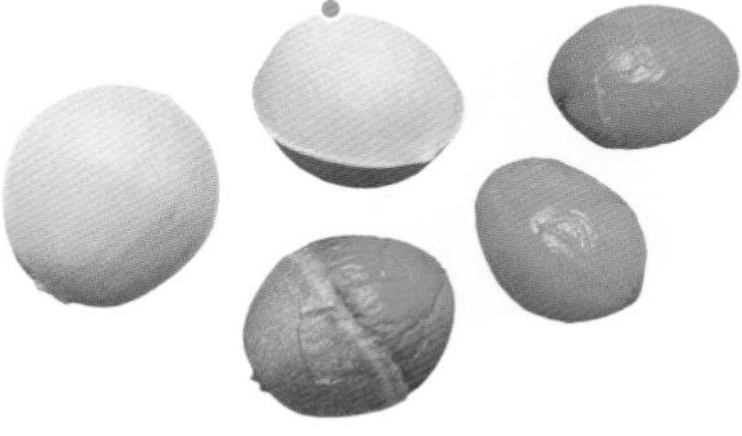

からだによく効く 食べあわせ

ぎんなん ＋ ごはん

疲労をやわらげる

ビタミンB_1は、糖質（ごはん）がエネルギーになるときに必要で、これらを組み合わせると代謝がスムーズになる。

保存法

殻つきのまま紙袋などに入れて冷蔵。

主成分〔可食部100g中〕

エネルギー	171kcal	ビタミンB_1	0.28mg
カリウム	710mg	ビタミンC	23mg
ビタミンE	2.5mg		

豊富な糖質とビタミンB_1でエネルギー源を補給

いちょうの実であるぎんなんに多く含まれている**ビタミンB_1は、ごはんなどの糖質がエネルギーになるときに必要な栄養素**なので、糖質と組み合わせると代謝がよりスムーズになり、疲労回復につながります。

ビタミンCやビタミンE、カリウムも多く、かぜ予防や高血圧予防にもはたらきます。

使い切り＆お役立ち情報

昔から加熱して食べると肺が温まるといわれ、咳や痰をしずめるために用いられた。食べすぎは消化不良や鼻血の原因になるので注意。

24

くり

fruits / nuts

効果
疲労をやわらげる
免疫力増強
かぜ予防

旬 9〜10月

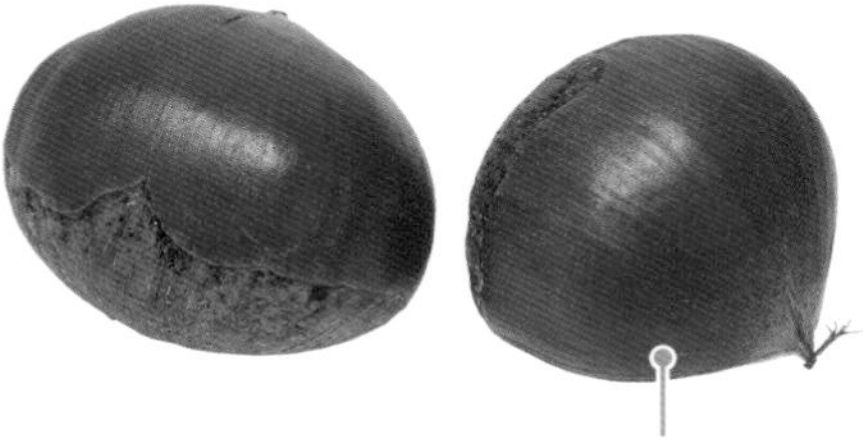

皮に張りとツヤがあり、ずっしりと重みがあるものがよい

からだによく効く 食べあわせ

くり ＋ 鶏肉

疲労をやわらげる

ストレスの解消につながるビタミンCに、疲労をやわらげるビタミンB1(両方)を組み合わせる。どちらも暑さで消費されやすい。

保存法

1〜2％の塩水に皮ごと10時間ほど浸け、よく乾かしてから空気穴を開けたポリ袋に入れて冷蔵。

主成分〔可食部100g中〕(日本ぐり)

エネルギー	164kcal	ビタミンB1	0.21mg
炭水化物	36.9g	ビタミンC	33mg
カリウム	420mg		

たっぷりのビタミンで疲れとストレスを解消！

縄文時代から食用にしていたほど古来より親しまれてきたくりには、**疲労回復効果があるビタミンB1が豊富**に含まれています。エネルギー源になる炭水化物、免疫力を高めるビタミンCなどを含み、かぜ予防にも役立ちます。

渋皮(内側の皮)にも抗酸化作用があり、タンニンや食物繊維を含むので、渋皮ごと食べるとよいでしょう。

調理のコツ

くりごはんなどに使う場合に皮をむくときは、約1日水に浸け、鬼皮(外側の皮)をやわらかくしてから包丁でむく。渋皮煮にする場合は、皮を傷つけないのがポイント。

㉕

くるみ

fruits / nuts

旬 10〜12月

効果
血流改善
疲労をやわらげる
肌荒れ解消

重みのあるものを選ぶ
殻に穴があると、中に虫がいることがあるので注意

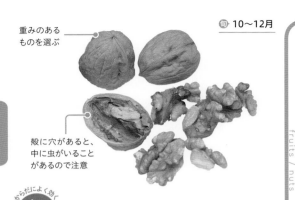

からだによく効く食べあわせ

くるみ ＋ 豆乳

血流改善

ビタミンEには抗酸化作用、リノール酸とだいず（豆乳）のたんぱく質には抑コレステロール作用があり、血流の改善につながる。

保存法

酸化を防ぐために殻ごと保存する。むき身は密閉して冷蔵または冷凍。

主成分〔可食部100g中〕

エネルギー	674kcal	ビタミンE	1.2mg
脂質	68.8g	ビタミンB_1	0.26mg
カリウム	540mg		

不飽和脂肪酸のはたらきで高血圧予防に期待

実の68％以上が良質の脂質で、中でも**不飽和脂肪酸のリノール酸やα-リノレン酸は悪玉コレステロールを抑える作用があります**。また、豊富なカリウムは、余分なナトリウムを排泄するので、相乗効果で高血圧予防にはたらきます。疲労回復や肌荒れ解消に効果があるビタミンB_1も豊富です。脂質が多いので食べすぎには注意です。

使い切り＆お役立ち情報

生活習慣病予防に効果的とされるオメガ3脂肪酸は、α-リノレン酸やDHAなどの総称。くるみのα-リノレン酸は悪玉コレステロールを抑制するといわれる。

㉖ らっかせい

fruits / nuts

旬 8〜9月

効果
血流改善
疲労をやわらげる
腸のはたらき強化

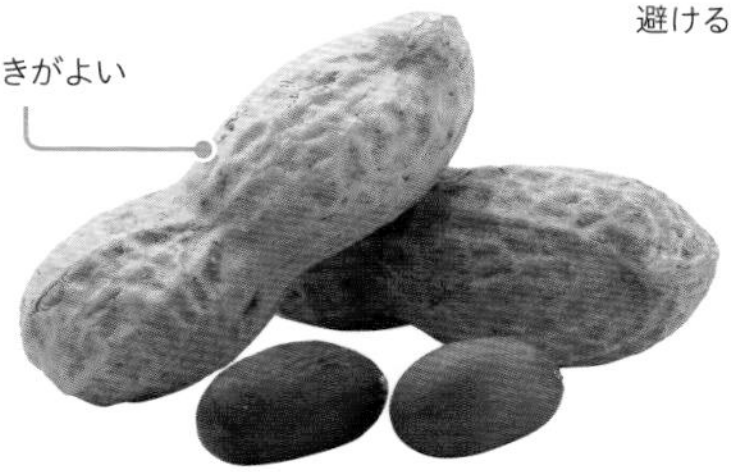

からだによく効く 食べあわせ

らっかせい ＋ 豚肉

疲労をやわらげる

らっかせいと豚肉にはともにビタミンB1が豊富に含まれているため、疲労をやわらげる効果がより期待できる。

保存法

生のものはゆでて冷凍。乾燥したものは、湿気のない風通しのよいところで保存。

主成分〔可食部100g中〕

エネルギー	562kcal	ビタミンE	10.1mg
脂質	47.5g	ビタミンB1	0.85mg
カリウム	740mg		

オリゴ糖や食物繊維が、腸内の善玉菌を増やす

らっかせいに豊富に含まれるビタミンEは抗酸化作用を持ち、不飽和脂肪酸のオレイン酸とリノール酸の相乗効果もあり、高血圧予防へのはたらきが期待できます。

また、ビタミンB1は、疲労回復に役立ちます。**腸内の善玉菌を増やすオリゴ糖や食物繊維も含む**ので、整腸作用が期待できます。

使い切り＆お役立ち情報

らっかせいのレシチン、ビタミンB群、ミネラルは脳のはたらきを活性化する作用がある。そのまま食べられることが多いが、炊き込みごはんなどの具材にもなる。

ナッツの種類

Nuts

01.

腸のはたらきを高める

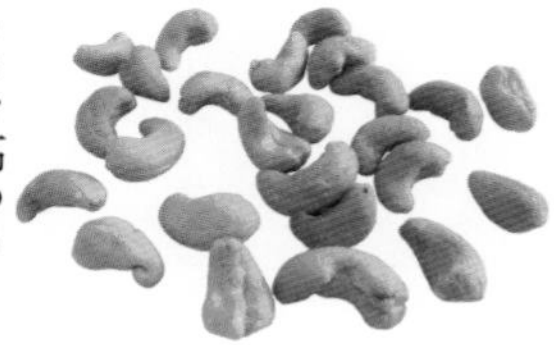

カシューナッツ

中華料理をはじめ、世界中で親しまれているナッツ。腸のはたらきを高める食物繊維、コレステロールの上昇を抑制するオレイン酸、貧血予防にはたらく鉄、疲労回復に期待できるビタミンB_1など栄養価に優れている。

02.

血圧改善にはたらく

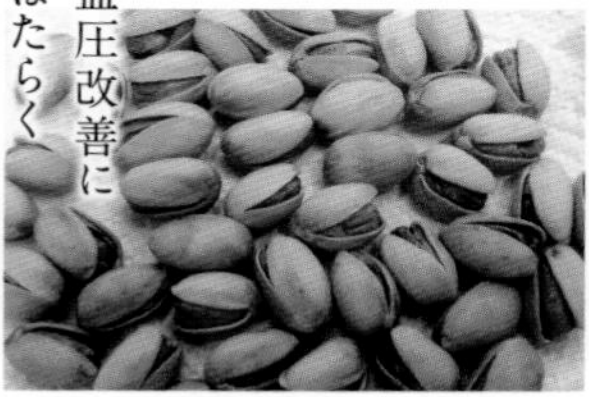

ピスタチオナッツ

殻つきの場合は、ロースト塩味加工によるスナックフードとして親しまれる。むき実は製菓原料用として使用される。オレイン酸、リノール酸の不飽和脂肪酸、食物繊維、ビタミンB_1、カリウム、鉄、銅が多く含まれる。

03.

コレステロールを抑制

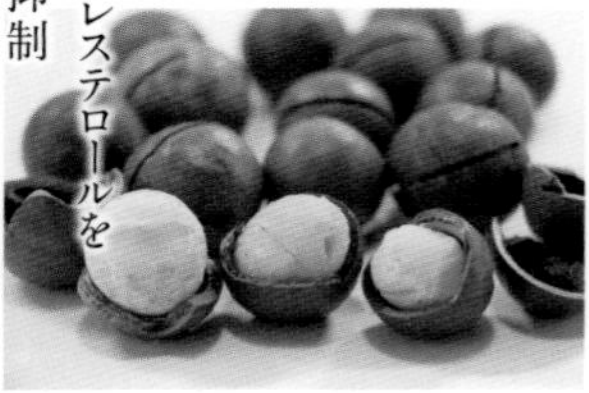

マカダミアナッツ

ローストスナック、チョコレートをはじめとした菓子の材料として利用される。不飽和脂肪酸が豊富で、コレステロールの上昇を抑制する作用がある。また、マカダミア油は化粧品にも使用される。

04.

コレステロール値を改善する

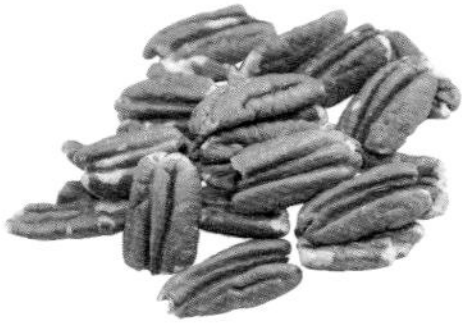

ピーカンナッツ

主に洋菓子のトッピング材料として利用され、ピーカンパイはハロウィーンのお菓子として有名。不飽和脂肪酸の含有量が高く、 抗酸化物質や植物ステロールなども含み、コレステロール値の改善に役立つ。

05.

美肌づくりに役立つ

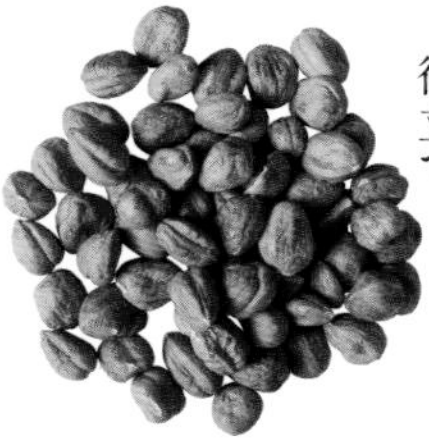

ヘーゼルナッツ

世界三大ナッツのひとつとされ、トルコ産のものが多く流通している。ローストして塩をかけたものを食すのが主流で、さっぱりとした甘味と風味が特徴。たんぱく質、食物繊維、脂質をバランスよく含む。

06.

免疫力を高める

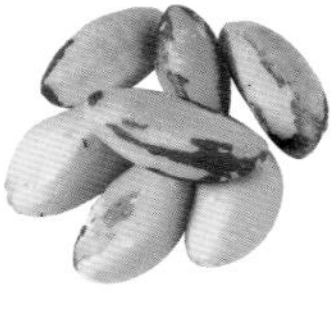

ブラジルナッツ

日本では知名度は低いが、栄養価の高さで注目を集めているナッツ。強い抗酸化成分として知られるセレンが豊富で、免疫力増強や美容効果が期待できる。アーモンドの2倍の大きさで食べごたえがある。

07.

炎症を抑制する

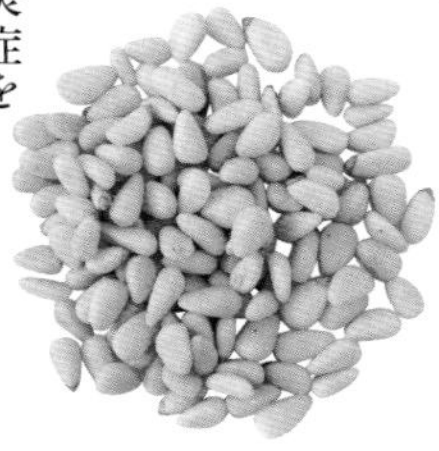

松の実

やわらかい食感が特徴で、イタリア料理や韓国料理でよく使用される。オレイン酸やリノール酸を含み、生活習慣病予防の効果も期待できる。抗炎症作用や鎮痛作用もあるとされる。

魚介類

fish
shellfish

魚、貝類、その他の順にそれぞれ50音別に紹介(一部前後する)。魚介類の多くはたんぱく質が豊富で、肉類に比べて良質な脂質を含むのが特徴です。また、カルシウムなどのミネラルが豊富なため、筋肉や骨をつくります。ビタミンや食物繊維などは野菜で補いましょう。

01 あじ

fish / shellfish

旬 夏

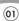

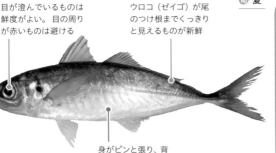

目が澄んでいるものは鮮度がよい。目の周りが赤いものは避ける
ウロコ（ゼイゴ）が尾のつけ根までくっきりと見えるものが新鮮
身がピンと張り、背は青光り、腹は黄金色のものがよい

効果
免疫力増強
脳の活性化
血流改善
骨を丈夫にする

からだによく効く食べあわせ

あじ ＋ だいこん

肌荒れ解消

ビタミンB_2とビタミンC（だいこん）には抗酸化作用があり、たんぱく質とともに細胞を丈夫にする。

主成分〔可食部100g中〕

エネルギー	126kcal	カリウム	360mg	ビタミンB_2	0.13mg
たんぱく質	19.7g	カルシウム	66mg		
脂質	4.5g	ビタミンD	8.9μg		

たんぱく質とビタミンB_2で免疫力増強に期待

筋肉や皮膚、骨などを構成するベースとなる**たんぱく質と、抗酸化作用があるビタミンB_2を豊富に含んでいるため、免疫力を高め、活力をつける**ことができます。また、あじの脂質には脳を活性化させるDHAや、コレステロール低下作用のあるEPAなどの脂肪酸が含まれているので血流改善へとつながります。

調理のコツ

DHA、EPAの酸化を防ぐには、β-カロテンやビタミンC、ビタミンEを含むトマトを合わせるとよい。具材としてだけでなく、ソースにすれば魚臭さも軽減する。

02

あなご

fish / shellfish

旬 夏

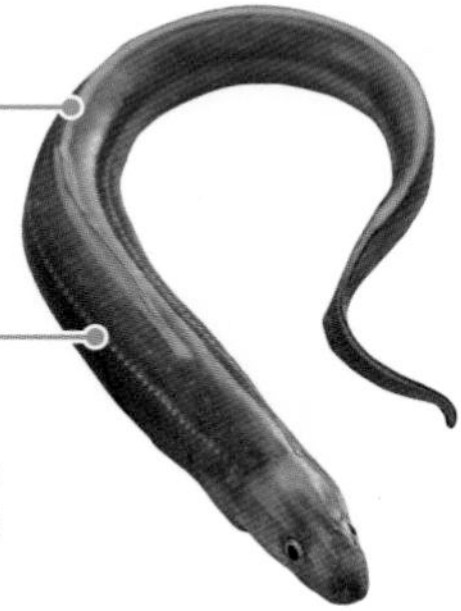
身に弾力があり、透明感のあるものが新鮮
開きになっているものは身が白く、よく締まっているものが良品
白い斑点がはっきりしているものを選ぶ

効果
免疫力増強
コレステロール改善
血流改善

からだによく効く食べあわせ

あなご ＋ こまつな

免疫力増強

免疫力を高めるレチノールに、抗酸化作用のあるビタミンE（こまつな）を組み合わせ、活性酸素で細胞が傷つけられるのを防ぐ。

主成分〔可食部100g中〕

エネルギー	161kcal	カルシウム	75mg	ビタミンB_{12}	2.3μg
たんぱく質	17.3g	ビタミンA（レチノール）	500μg		
脂質	9.3g	ビタミンE	2.3mg		

豊富なビタミンAで免疫力増強&かぜ予防

あなごには**ビタミンA（レチノール）が豊富で免疫力増強**が期待できます。オレイン酸も豊富に含み、血流を活性化させるため高血圧予防にも役立ちます。また、ビタミンAには皮膚を健康に保つはたらきもあり、美肌づくりにつながります。のどや鼻などの粘膜を丈夫にする効果もあり、かぜの予防も期待できます。

使い切り&お役立ち情報

昔から夏バテ予防に重宝されてきた。うなぎよりもEPAやDHAは少なめだが、脂肪の量は半分であっさりした味わいのため、疲れたときでも食べやすい。

03

あゆ

fish / shellfish

効果
血流改善
骨を丈夫にする
脳の活性化
コレステロール改善

旬 夏

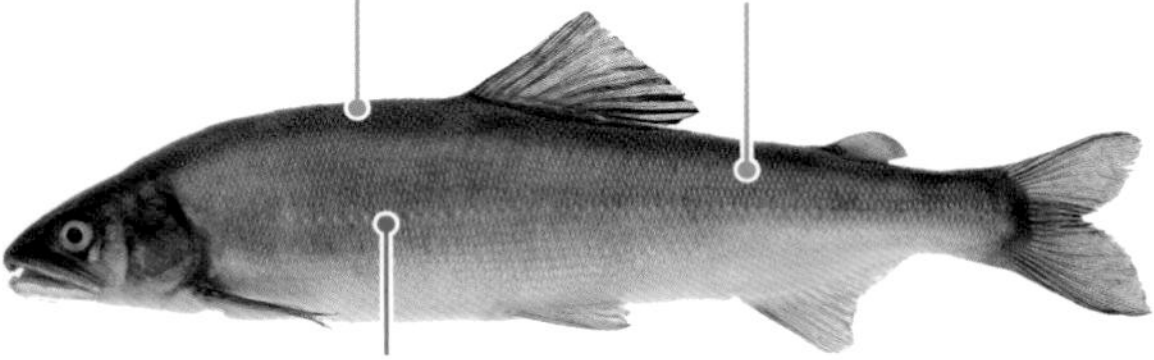
養殖物は青黒く、
太めのものが新鮮
身に張りがあり、
ぬめりと透明感の
あるものがよい
天然物は黄色い模様
がはっきりとして細身

からだによく効く 食べあわせ

あゆ ＋ こんぶ

血流改善

DHAとEPAが持つ、コレステロールや中性脂肪の低下作用と同じようなはたらきがあるアルギン酸（こんぶ）を組み合わせる。

主成分〔可食部100g中〕（天然）

エネルギー	100kcal	カルシウム	270mg
たんぱく質	18.3g	ビタミンE	1.2mg
脂質	2.4g	ビタミンB_1	0.13mg

ビタミンEが血行を促進し高血圧予防に貢献

天然物と養殖物に分かれるあゆ。エサに恵まれている養殖物は特に脂質が豊富です。そのため**血行促進にはたらくビタミンEも多く、高血圧予防につながります**。脳を活性化させるDHAや、悪玉コレステロールを低下させるEPAも豊富で、うま味成分なら天然物、若々しいからだを求めるなら養殖物、というように賢く選びましょう。

調理のコツ

あゆ本来の味を求めるなら塩焼きがおすすめ。ワタにはビタミンA（レチノール）やビタミンEが豊富なので、頭から丸ごとかぶりつこう。

旬 夏

04

いさき

fish / shellfish

効果
ストレス緩和
血流改善
骨を丈夫にする

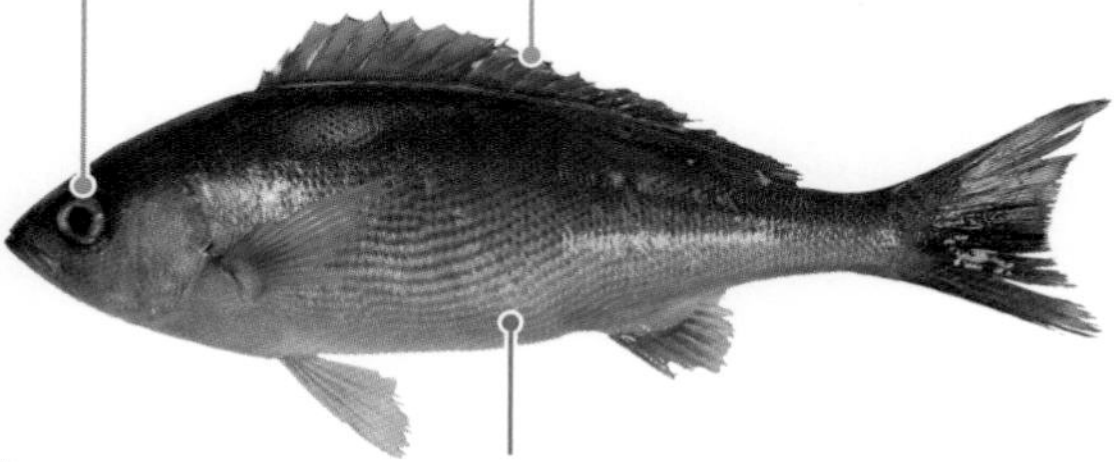
鮮度がよいものでも目が白くくもって見える
ウロコに黄金色が混ざったような輝きがあるものが新鮮
腹が締まったものを選ぶ

からだによく効く食べあわせ

いさき ＋ アスパラガス

ストレス緩和

ストレスによって消費されやすいたんぱく質と、ビタミンC（アスパラガス）はつねに摂っておきたい組み合わせ。

主成分〔可食部100g中〕

エネルギー	127kcal	カリウム	300mg
たんぱく質	17.2g	カルシウム	22mg
脂質	5.7g	ビタミンD	15.0μg

カルシウムの吸収を高めるビタミンDでストレス緩和

ストレスや暑さで消費されるたんぱく質とカルシウムを含み、カルシウムの吸収を助けるビタミンDが豊富なので、ストレス緩和につながります。また、骨や歯を丈夫にするはたらきもあります。

低カロリーかつ低コレステロールの白身魚ですが、産卵期にあたる夏には脂がのって、うま味が増します。

調理のコツ

新鮮なうちは身が締まっているので刺身に、日が経ったものは塩焼きや汁物などがおすすめ。臭みが少なく淡白な味なので、どんな食材にも合わせやすい。

05

いわし

fish / shellfish

旬 秋〜冬

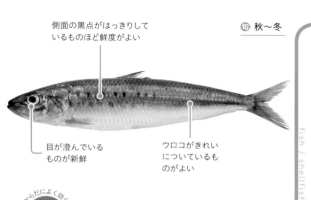

側面の黒点がはっきりしているものほど鮮度がよい
目が澄んでいるものが新鮮
ウロコがきれいについているものがよい

効果
血流改善
細胞を丈夫にする
骨を丈夫にする
脳の活性化

からだによく効く 食べあわせ

いわし ＋ トマト

血流改善

コレステロールや中性脂肪の低下作用のあるDHAとEPAに、強い抗酸化作用のあるリコピン（トマト）を組み合わせる。

主成分〔可食部100g中〕

エネルギー	169kcal	カルシウム	74mg
たんぱく質	19.2g	ビタミンD	32.0μg
脂質	9.2g	ビタミンB_2	0.39mg

豊富なDHAとEPAが肉体と脳を活性化

青魚の代表格であるいわし。**脂には身体的機能を高め、脳を活性化させるDHAとEPAがたっぷり**含まれています。また、抗酸化作用があり、皮膚や粘膜の健康を保つビタミンB_2も豊富で、肌荒れ解消にも役立ちます。

ビタミンDも多いのでカルシウムの吸収率もアップし、豊富なたんぱく質で肉体の衰えを防ぎます。

加工品

アンチョビ

カタクチイワシを塩蔵し、オリーブ油に漬けたもの。パスタやピザに使用され、骨も食べられるので栄養を余すことなく摂れる。

06

うなぎ

fish / shellfish

旬 秋

効果
かぜ予防
胃腸のはたらき強化
疲労をやわらげる
肌荒れ解消

真っ黒より、青みがかったものが美味
丸々として光沢のあるものがよい
蒲焼きは、表面がざらざらしているものを選ぶ

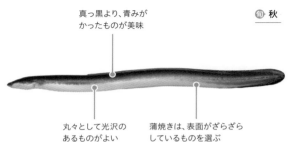

からだによく効く 食べあわせ

うなぎ ＋ こまつな

かぜ予防

免疫力を高めるレチノール、細胞を丈夫にするたんぱく質に、抗酸化作用のあるβ-カロテンとビタミンC（ともに、こまつな）を組み合わせる。

主成分 〔可食部100g中〕（養殖）

エネルギー	255kcal	ビタミンA（レチノール）	2,400μg
たんぱく質	17.1g	ビタミンD	18.0μg
脂質	19.3g	ビタミンE	7.4mg

肝に含まれるレチノールがかぜ予防にはたらく

肝に含まれるビタミンAはレチノールと呼ばれ、かぜを予防する効果が期待できます。レチノールは肌荒れを解消し、美肌を保つはたらきに優れています。また、血流改善につながるDHAやEPAも豊富です。

疲労回復に役立つビタミンB_2や抗酸化作用のあるビタミンEも多く、夏バテ予防に重宝されてきた魚です。

使い切り＆お役立ち情報

栄養の豊富な肝を水洗いして軽くゆでてから、吸い物仕立てにした「肝吸い」は夏場の滋養強壮に効果的とされる。内臓や粘膜の強化に役立つ。

07

かつお

fish / shellfish

効果
貧血予防
脳の活性化
血流改善
疲労をやわらげる

旬 春、秋

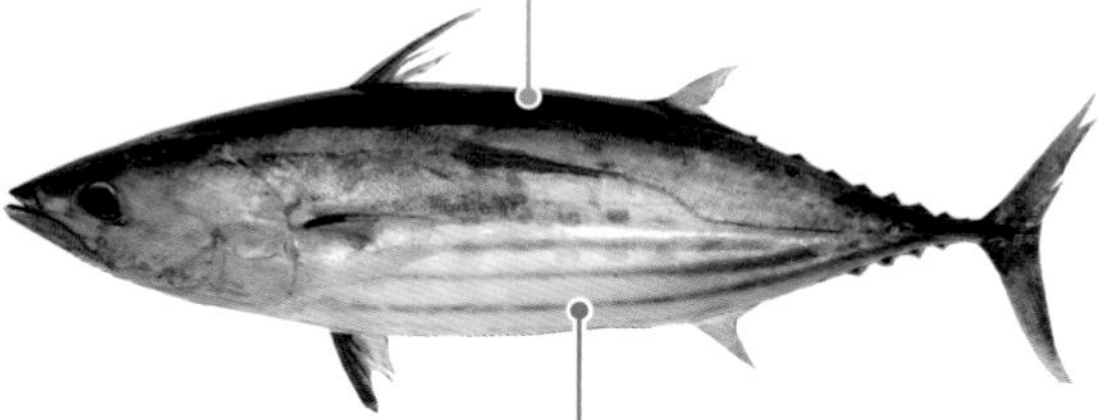

背の青紫色が鮮やかなものが新鮮
身が張っていて、縞がくっきりしているものがよい

からだによく効く 食べあわせ

かつお ＋ ピーマン

貧血予防

かつおとピーマンは、ヘモグロビン成分である鉄が豊富。かつおのビタミンB_{12}は鉄の合成を促進し、貧血予防を期待できる。

主成分 〔可食部100g中〕（春獲り）

エネルギー	114kcal	鉄	1.9mg
たんぱく質	25.8g	ビタミンB_1	0.13mg
脂質	0.5g	ビタミンB_{12}	8.4μg

豊富な鉄とビタミンB_{12}で貧血予防に最適

年に2度の旬を迎え、特に秋にたっぷり太って南下する「戻りがつお」は脂質が多く、DHAやEPAも豊富で血流改善や脳の活性化が期待できます。

血合いの部分には鉄が多く含まれています。筋肉づくりに関わるたんぱく質や、**赤血球の生成に関わるビタミンB_{12}も豊富なので、貧血予防や疲労回復にぴったり**の魚です。

加工品

かつお節

かつおの身をゆでてほぐし、カビをつけて発酵させたもの。この表面を削ったものを「上削り」、細く削ったものを「糸がき」という。

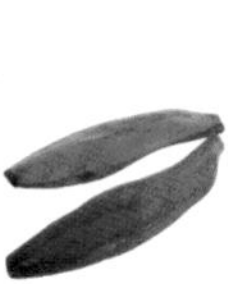

08

かます

fish / shellfish

旬 夏〜秋

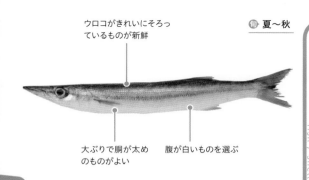

ウロコがきれいにそろっているものが新鮮
大ぶりで胴が太めのものがよい
腹が白いものを選ぶ

効果
骨を丈夫にする
血流改善
ストレス緩和

魚介類

からだによく効く食べあわせ

かます + パプリカ

細胞を丈夫にする

コレステロール低下作用があるEPAと、抗酸化作用があるビタミンC（パプリカ）で、細胞を丈夫にし、抵抗力を高める。

主成分〔可食部100g中〕

エネルギー	148kcal	カリウム	320mg
たんぱく質	18.9g	ビタミンA（レチノール）	12μg
脂質	7.2g	ビタミンD	11.0μg

ミネラル&ビタミンで骨を丈夫にする

たんぱく質が豊富な脂質の少ない白身魚で、各種ビタミンやミネラルを含んでいるため、筋肉や皮膚、骨のほか、血管を若々しくできる食材です。

特に**カルシウムの吸収を助けるビタミンDが豊富なので、骨や歯の強化にはたらき**、骨粗しょう症予防の効果が期待できます。また、ストレス緩和にも有効です。

調理のコツ

かますは塩焼きが美味。頭とワタを取り、塩を振ってしばらく寝かせてから焼くのがおすすめ。干すことで水分が減り、栄養素が凝縮された干物もおすすめ。

09

かれい

fish / shellfish

旬 夏

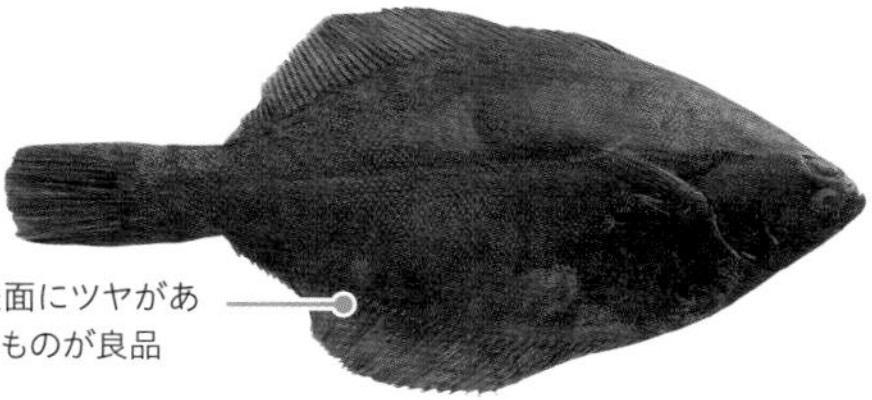

表面にツヤがあるものが良品

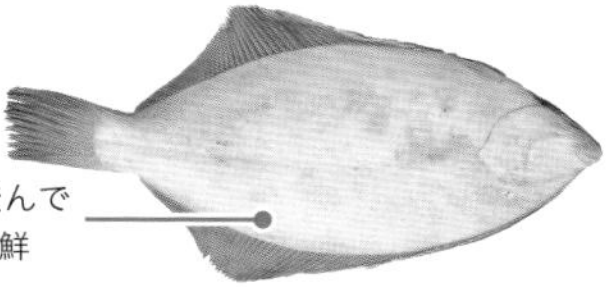

裏側は白く澄んでいるものが新鮮

効果
血流改善
脳の活性化
肌荒れ解消

からだによく効く 食べあわせ

かれい ＋ しいたけ

血流改善

コレステロールを低下させるDHAとEPA、エリタデニン（しいたけ）の相乗効果で、血流改善が期待できる。

主成分 〔可食部100g中〕（まがれい）

エネルギー	95kcal	ビタミンD	13.0μg
たんぱく質	19.6g	ビタミンE	1.5mg
脂質	1.3g		

脂質に含まれるEPAは血流改善に有効な成分

かれいはたんぱく質やビタミンが豊富で、健康の増進や体力向上にうってつけの魚です。特にビタミンEは脂溶性の抗酸化物質で、細胞を丈夫にする効果も期待できます。**脂質には、脳の活性化に優れたDHAや、血流を改善するEPAが豊富**に含まれています。「えんがわ」と呼ばれるヒレのつけ根や皮にはコラーゲンがたっぷりです。

調理のコツ

煮つけにするとコラーゲンがゼラチンになって出てくるため、効率よくコラーゲンを摂ることができる。余った煮汁を煮こごりにしてもおいしく食べられる。

⑩

かわはぎ

fish / shellfish

効果
免疫力増強
骨を丈夫にする
細胞を丈夫にする

旬 7～8月、11～1月

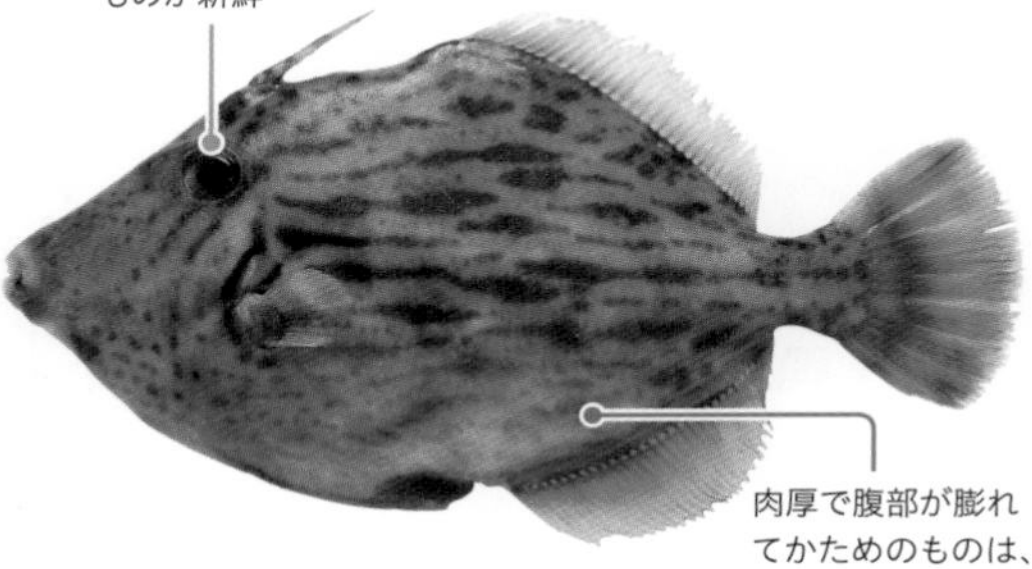

目が澄んでいるものが新鮮
肉厚で腹部が膨れてかためのものは、肝も大きい

からだによく効く 食べあわせ

かわはぎ ＋ オクラ

免疫力増強

免疫力を高めるたんぱく質に、整腸作用のある食物繊維（オクラ）を組み合わせると、免疫力増強に期待できる。

主成分〔可食部100g中〕

エネルギー	83kcal	カリウム	380mg
たんぱく質	18.8g	カルシウム	13mg
脂質	0.4g	ビタミンD	43.0μg

ビタミンDとカルシウムで骨の強化にはたらく

魚の中でも、**ビタミンDの含有量がトップクラスで、カルシウムの吸収を助け、歯や骨を丈夫にする**ので、年代を問わず積極的に摂りたい魚だといえるでしょう。

また、脂質が少なく良質なたんぱく質がたっぷり含まれているので、免疫力を高め、筋肉などからだの組織の健康維持が期待できます。

使い切り＆お役立ち情報

肝は「海のフォアグラ」とも呼ばれ、濃厚な味わいが特徴。ビタミンB群がたっぷりで、エネルギー代謝の促進や目のはたらきにも効果が期待される。

⑪

かんぱち

fish / shellfish

効果
疲労をやわらげる
血流改善
貧血予防

旬 夏

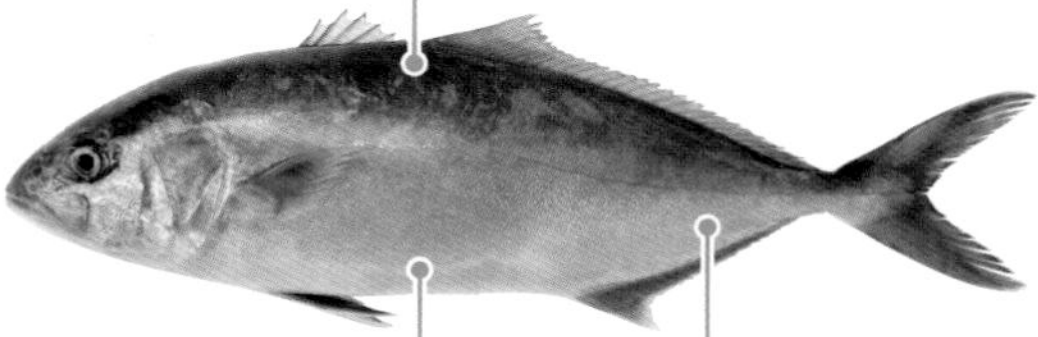
表面にぬめりがあり、エラがきれいな赤色のものが新鮮
腹がしっかりとしているものがよい
2〜3kgのものを選ぶ。大型だと脂が多く、毒を持つものもある

からだによく効く 食べあわせ

かんぱち ＋ たまねぎ

疲労をやわらげる

免疫力を高めるたんぱく質に、疲れをとる作用のある硫化アリル（たまねぎ）を組み合わせると、疲労回復が期待できる。

主成分〔可食部100g中〕

エネルギー	129kcal	カリウム	490mg
たんぱく質	21.0g	ビタミンB_{12}	5.3μg
脂質	4.2g		

高たんぱく、低脂質で疲れたときのスタミナ源に

かんぱちの**豊富なたんぱく質が、体力の増強や疲労回復にはたらきます。**脂質も少なめなので、ダイエット中のスタミナ源にも適しています。

また、豊富なビタミンB_{12}は赤血球の生成を助け、貧血予防が期待できます。さらに、血圧を下げる作用のあるカリウムも豊富に含まれているので高血圧予防にもつながります。

調理のコツ

刺身にするなら天然のものか、3kgまでの中型が適している。脂はほかの魚に比べて少なめだが、気になる人は、軽く湯通ししてから煮つけなどにするとよい。

⑫

きす

fish / shellfish

効果
疲労をやわらげる
血流改善
ストレス緩和

旬 春〜夏

目が澄んで黒目がはっきりしているものが新鮮
身がきれいな銀色で、ウロコのついているものを選ぶ
腹が締まっているものがよい

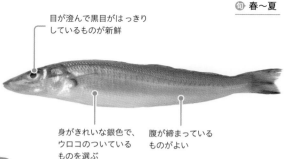

からだによく効く食べあわせ

きす + トマト

疲労をやわらげる

免疫力を高めるたんぱく質に、ストレスをやわらげる作用のあるビタミンC（トマト）を組み合わせると、疲労回復に期待できる。

主成分〔可食部100g中〕

エネルギー	80kcal	カリウム	340mg
たんぱく質	18.5g	ビタミンD	0.7μg
脂質	0.2g		

豊富なたんぱく質摂取で疲労回復とストレス緩和

シロギスとクロギスの2種類があり、特にシロギスはクセのない上品な味が魅力。**良質なたんぱく質が豊富で、必須アミノ酸は体組織の生成に役立ち、疲労回復**が期待できます。また、ストレスでたんぱく質は消費されてしまうので、つねに摂ることでストレス緩和にも役立ちます。カリウムも多く、血圧抑制にもつながります。

調理のコツ

ビタミンCと一緒に摂るには刺身にして生野菜とサラダ仕立てにするのが最適。ビタミンCは熱に弱いので、加熱する場合は短時間がベター。

13

さけ

fish / shellfish

効果
- 疲労をやわらげる
- 髪の健康維持
- 貧血予防
- 肌荒れ解消

旬 夏

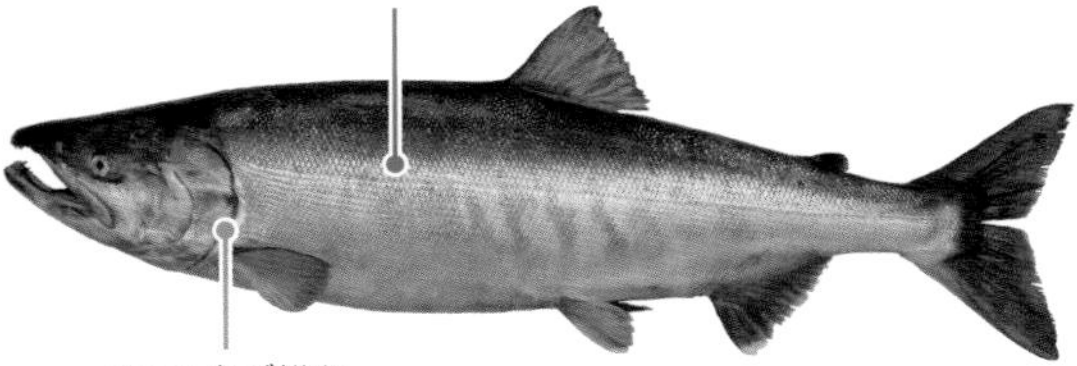

ウロコが銀色に光り、身がよく張っているものがよい
エラの色が鮮やかなものが新鮮

からだによく効く 食べあわせ

さけ ＋ えのき

骨を丈夫にする

さけは骨をつくるたんぱく質やカルシウムを含む。ビタミンD（えのき）はカルシウムの吸収を高めるので、組み合わせると効果が高まる。

主成分 〔可食部100g中〕（しろさけ）

エネルギー	133kcal	ビタミンD	32.0μg	ビタミンB_{12}	5.9μg
たんぱく質	22.3g	ビタミンB_1	0.15mg		
脂質	4.1g	ビタミンB_2	0.21mg		

ビタミンB群がそろった疲労回復にうれしい魚

魚にはめずらしく、ビタミンB群をすべて含んでいます。**疲労回復のビタミンB_1、肌や髪の毛の健康を保つB_2、貧血予防のB_{12}**など、これらをまとめて摂ることでより効果が期待できるとされています。また、皮の下にはコラーゲンやDHA、EPAがたっぷりと含まれており、肌荒れを解消し美肌づくりに役立ちます。

使い切り&お役立ち情報

カルシウムの吸収を助けるビタミンDが豊富なので、乳製品と一緒に摂ると、より健康効果が期待できる。ミルク煮や石狩鍋、チーズ焼きなどがおすすめ。

⑭

さば

fish / shellfish

旬 秋〜冬

効果
血流改善
脳の活性化
体型維持
肝臓のはたらき強化

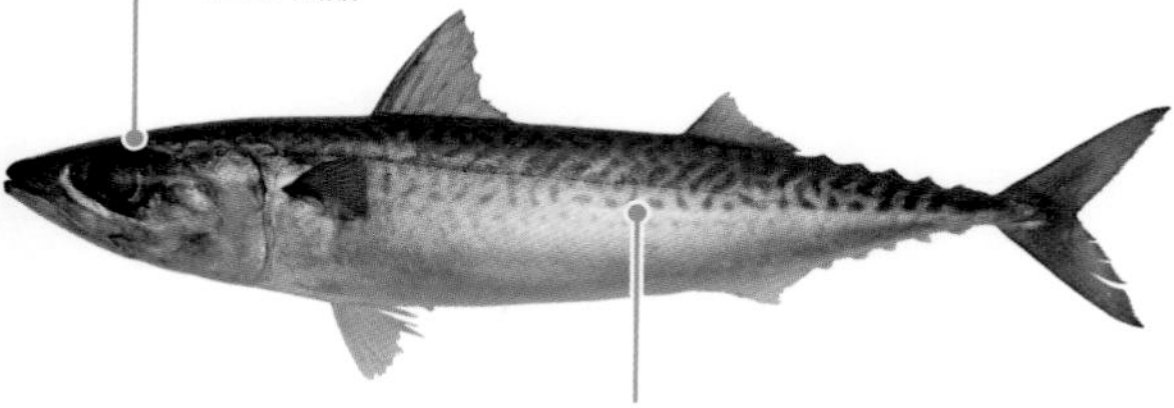
目がにごっていない
ものが良品
腹が虹色に光って
いるものを選ぶ

からだによく効く 食べあわせ

さば ＋ ブロッコリー

血流改善

コレステロールや中性脂肪を低下させるDHAとEPAに、抗酸化作用のあるビタミンC（ブロッコリー）を組み合わせる。

主成分 〔可食部100g中〕（まさば）

エネルギー	247kcal	ビタミンD	5.1μg
たんぱく質	20.6g	ビタミンE	1.3mg
脂質	16.8g	ビタミンB_{12}	12.9μg

秋さばはＥＰＡが豊富
生活習慣病の予防

秋さばの脂には、**血流改善にはたらくEPAと、脳を活性化させるDHAが豊富**です。これらは酸化しやすい性質がありますが、さばには酸化を防ぐビタミンEが含まれています。また、EPAは食欲抑制や糖質の吸収を穏やかにする作用があります。血合いの部分には鉄やタウリンも多く、貧血予防や肝機能の強化にも有効です。

加工品

さば節

かつお節より脂がのっているため、甘味が強く、濃厚なだしが出る。麺類や煮物のだしに向いている。

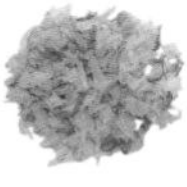

⑮

さより

fish / shellfish

旬 冬～春

効果
体力増進
ストレス緩和
貧血予防
血流改善

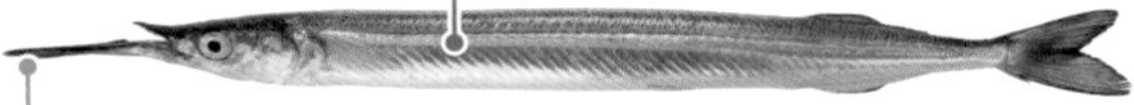

身は銀色で輝きがあり、腹が黄みがかっていないものを選ぶ

下あご部分の先がきれいな紅色のものが新鮮

からだによく効く 食べあわせ

さより ＋ アスパラガス

免疫力増強

免疫力を高めるたんぱく質に、血圧低下作用があるカリウム（アスパラガス）を組み合わせ、健康維持に期待。

主成分〔可食部100g中〕

エネルギー	95kcal	カリウム	290mg
たんぱく質	19.6g	ビタミンB_{12}	5.5μg
脂質	1.3g		

低脂質、高たんぱくで 肉体の維持&体力増進

脂質の含有率は白身魚の中でも特に少なく、中型よりは大型のほうがより美味といわれます。**たんぱく質が豊富で、若々しい肉体の維持、体力増進、ストレス緩和など、からだの衰えを抑制する**効果が期待できます。ビタミンB_{12}には赤血球をつくるはたらきがあり、貧血予防にも役立ちます。カリウムも豊富で血圧改善を望めます。

調理のコツ

低脂質のためダイエット中のたんぱく質源として重宝。刺身や塩焼きが美味。腹を開いてワタを抜き、内側の黒い膜をよく取ってから調理しよう。

⑯

さわら

fish / shellfish

旬 冬〜春

効果
血流改善
体力増進
脳の活性化

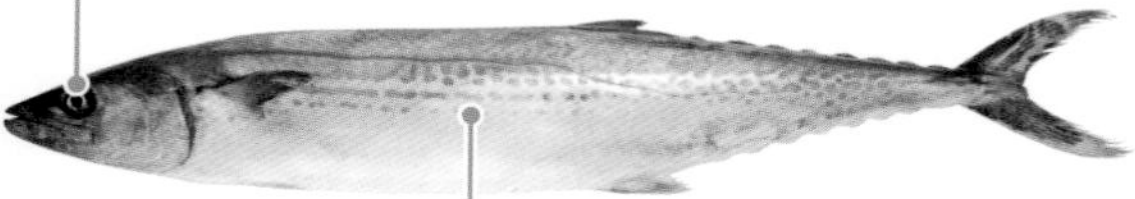
目が澄んでエラもきれいなものが新鮮
身が締まってかたく、背の斑点が濃くはっきりしているものがよい
切り身なら、張りとツヤがあり、水分が出ていないものを選ぶ

からだによく効く 食べあわせ

さわら ＋ さやいんげん

血流改善

コレステロールと中性脂肪を低下せるDHAとEPA、食物繊維（さやいんげん）の相乗効果で血流改善に期待できる。

主成分〔可食部100g中〕

エネルギー	177kcal	カリウム	490mg
たんぱく質	20.1g	ビタミンA（レチノール）	12μg
脂質	9.7g	ビタミンD	7.0μg

豊富な脂質とタウリンでコレステロール低下に期待

焼き物、煮物などの和食でおなじみのさわら。**豊富な脂質にはDHAやEPAが多く含まれ、悪玉コレステロールを減らすはたらきがあります**。タウリンにも悪玉コレステロール低下と体力増進に役立つ作用があります。余分なナトリウムを排泄するカリウムも多く、相乗効果で血流を改善し、血圧を抑制します。

使い切り&お役立ち情報

DHAやEPAは酸化しやすく、酸化するほど栄養効果が減るといわれているので、新鮮なうちに食べることが大切。煮汁まで摂る料理にすれば、栄養を逃さない。

⑰

さんま

fish / shellfish

効果
血流改善
脳の活性化
貧血予防
肌荒れ解消

旬 秋

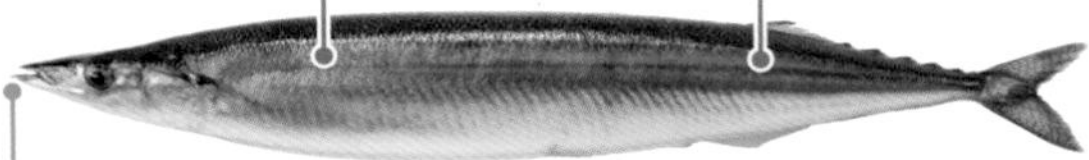

身から尾までしっかり太さのあるものほど脂がのっている
表面に光沢があり、張りのあるものが新鮮
口の先端が黄みがかっているものは脂がのっている

からだによく効く 食べあわせ

さんま ＋ わかめ

血流改善

血管を強化し、コレステロールや中性脂肪を低下させるさんまと、カリウムやビタミンC、アルギン酸が豊富なわかめを組み合わせると、血流改善にはたらく。

主成分〔可食部100g中〕

エネルギー	318kcal	ビタミンA（レチノール）	16μg
たんぱく質	18.1g	ビタミンD	15.7μg
脂質	25.6g	ビタミンB_{12}	16.2μg

良質の脂質が血流改善にはたらく

DHAやEPAなどの不飽和脂肪酸を含んだ良質な脂質が特徴。血流を改善し、高血圧予防に期待できます。血合いに多く含まれるビタミンB_{12}は貧血予防につながります。

また、ビタミンA（レチノール）も豊富。皮膚や粘膜を丈夫にするはたらきがあり、肌の健康を保つほか、目の疲れをやわらげるのに役立ちます。

使い切り&お役立ち情報

脂質の多い魚は、その脂が胃の粘膜を覆い、胃もたれを起こすこともある。だいこんおろしと合わせるとでんぷん消化酵素がはたらき、消化を促進する。

⑱

ししゃも

fish / shellfish

旬 秋

効果
骨を丈夫にする
血流改善
歯の健康維持
新陳代謝の促進

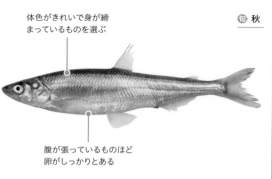

体色がきれいで身が締まっているものを選ぶ
腹が張っているものほど卵がしっかりとある

からだによく効く 食べあわせ

ししゃも ＋ チーズ

骨を丈夫にする

ししゃも、チーズともに骨を丈夫にするカルシウムが豊富で、これらを組み合わせると骨の強化により期待できる。

主成分〔可食部100g中〕

エネルギー	166kcal	カリウム	380mg	ビタミンA（レチノール）	100μg
たんぱく質	21.0g	カルシウム	330mg		
脂質	8.1g	亜鉛	1.8mg		

頭も骨も食べて骨を丈夫にする

骨ごと食べられることから、**カルシウムを多く摂取でき、歯や骨を丈夫にするのに役立つ**ししゃも。カリウムも多く、高血圧予防にも有効です。マグネシウムや亜鉛などのミネラルも豊富で、新陳代謝を促進します。

なお、日本固有種はホンシシャモですが、現在は輸入物のカラフトシシャモが多く流通しています。

調理のコツ

生干しタイプは炙り焼きがおすすめ。栄養素を余さず摂るために、頭や卵もしっかり加熱しよう。腹部分が弾けないよう酒を少々振りかけるとよい。

魚介類

⑲

しらす

fish / shellfish

効果
- 骨を丈夫にする
- 血流改善
- 脳の活性化
- 貧血予防

旬 4〜5月、9〜11月

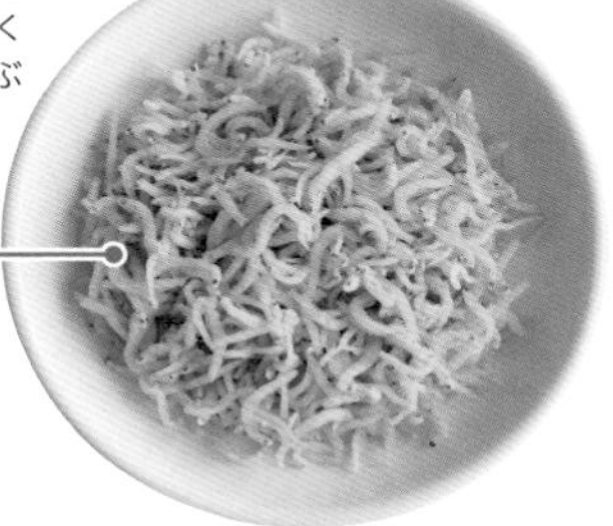

形がそろっていて身がふっくらとし、白く艶やかなものを選ぶ（半乾燥品）

からだによく効く 食べあわせ

しらす ＋ 鶏卵

細胞や骨を丈夫にする

骨をつくるカルシウムと、細胞をつくるたんぱく質（鶏卵）の組み合わせ。鶏卵は美肌づくりに役立つレチノールも豊富。

主成分 〔可食部100g中〕（半乾燥品）

エネルギー	206kcal	ナトリウム	2,600mg	ビタミンB_{12}	6.3μg
たんぱく質	40.5g	カルシウム	520mg		
脂質	3.5g	ビタミンD	61μg		

カルシウムの吸収力を高め骨の強化に役立つ

いわしの稚魚であるしらすは、料理を引き立てるだけでなく、栄養価でも貢献します。特に**カルシウムが豊富で、その吸収力を高めるビタミンDも含んでいる**ので、骨や歯を丈夫にするのに役立ちます。細胞を丈夫にするたんぱく質も豊富です。

また、ビタミンB_{12}は赤血球を増やす作用があり、貧血予防にも役立ちます。

使い切り＆お役立ち情報

加工品は、しらすをゆでた後に水切りしただけの「微乾燥品」、水分量を約半分までに乾燥させた「半乾燥品」、さらに乾燥させた「ちりめんじゃこ」がある。

20

すずき

fish / shellfish

旬 夏

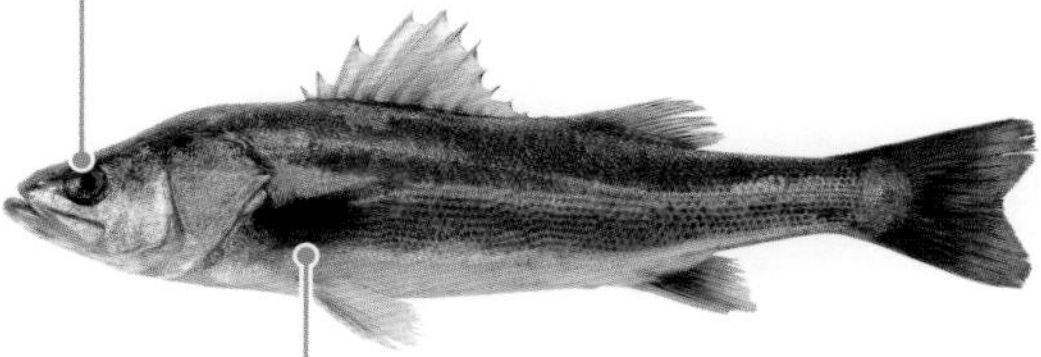
目が澄んでいて、縁が黒々としているものが新鮮
エラがきれいで、ウロコにぬめりがあり金色でツヤのあるものがよい

効果
免疫力増強
かぜ予防
疲労をやわらげる
骨を丈夫にする

からだによく効く 食べあわせ

すずき ＋ チーズ

骨を丈夫にする

ビタミンDはカルシウム（チーズ）の吸収を促進するので、一緒に摂ると骨を丈夫にできる。

主成分〔可食部100g中〕

エネルギー	123kcal	カリウム	370mg
たんぱく質	19.8g	ビタミンA（レチノール）	180μg
脂質	4.2g	ビタミンD	10.0μg

たっぷりのビタミンで免疫力増強とかぜ予防に

たんぱく質を豊富に含み、特に脂がのってくる夏は、体力増進に効果的な栄養源となります。**ビタミンA（レチノール）やビタミンDなども多く含まれ、免疫力増強**が期待できます。疲労回復にもはたらくため、かぜ予防や夏バテ予防にもつながります。また、ビタミンDは、カルシウムの吸収を高めるなどの役割も果たします。

使い切り&お役立ち情報

出世魚で成長とともに呼び名が変わり、コッパ、セイゴ、フッコの次に成魚のスズキと呼ばれる。淡白な味でクセがなく、どんな味つけにも合いやすい。

㉑ たい

旬 冬〜春

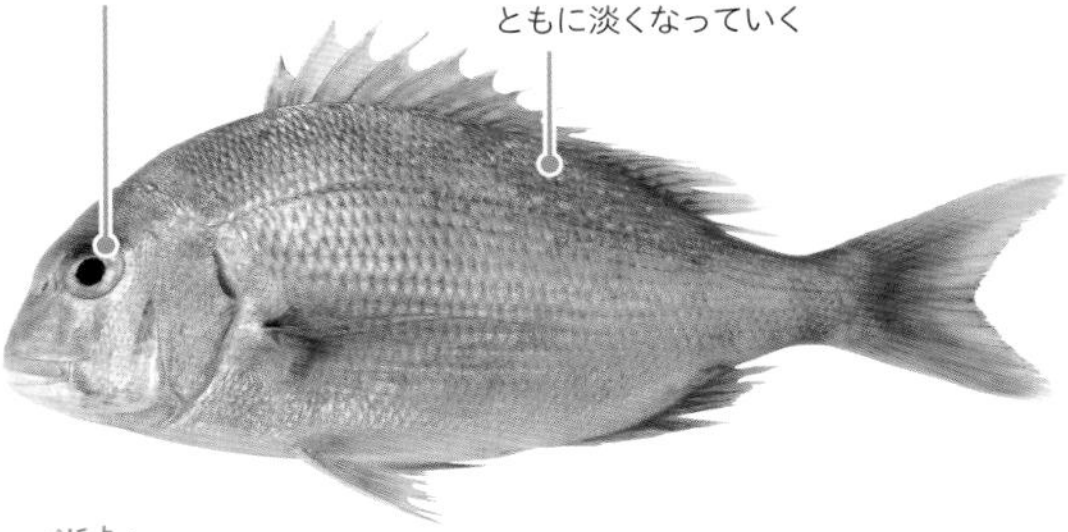
目の上の部分が青みがかっているものがよい
新鮮なものほど赤い色が鮮やかで、時間とともに淡くなっていく

効果
免疫力増強
血流改善
肌荒れ解消

からだによく効く食べあわせ

たい + パプリカ

免疫力増強

細胞を丈夫にするたんぱく質に、抗酸化作用のあるβ-カロテンとビタミンC（ともにパプリカ）を組み合わせる。

主成分〔可食部100g中〕（まだい）

エネルギー	142kcal	カリウム	440mg
たんぱく質	20.6g	ビタミンD	5.0μg
脂質	5.8g		

良質のたんぱく質で免疫力増強に期待

味はもちろん、栄養補給源としても重宝されるまだい。アミノ酸のタウリンがたっぷりと含まれ、高血圧予防が期待できます。**細胞を丈夫にするたんぱく質も多く、抗酸化作用に優れたβ-カロテンやビタミンCを含む食材と一緒に摂ることで、免疫力増強につながります**。また、目玉周辺にはコラーゲンが豊富で、肌の健康に役立ちます。

使い切り&お役立ち情報

かたいウロコは、包丁の刃よりもペットボトルのキャップを使うと簡単に取れる。まな板が生臭くなるのが気になる場合は、開いた牛乳パックを代用しよう。

㉒

たちうお

fish / shellfish

旬 夏〜秋

効果
免疫力増強
疲労をやわらげる
血流改善
コレステロール改善

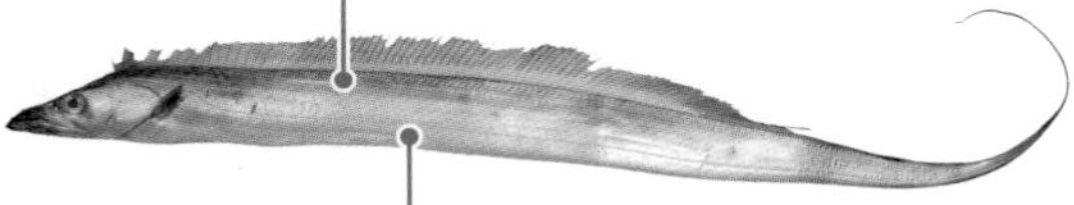

表皮の銀色の膜が輝いているものが新鮮
100cm前後の大きさのものがもっとも味がよい

からだによく効く 食べあわせ

たちうお ＋ にんじん

免疫力増強

細胞をつくるたんぱく質に、抗酸化作用のあるβ-カロテン（にんじん）を組み合わせる。

主成分 〔可食部100g中〕

エネルギー	266kcal	カリウム	290mg
たんぱく質	16.5g	ビタミンA（レチノール）	52μg
脂質	20.9g	ビタミンD	14.0μg

豊富なレチノールは夏の疲労回復に最適

クセのない味のわりに脂質の含有量が可食部100g中、約21gとやや高めですが、オレイン酸が多く含まれており、悪玉コレステロールの低下に効果が期待できます。またDHAやEPAも多く、血流改善や脳の活性化が期待できます。ビタミンやミネラルも豊富で、特に**レチノールが多く、免疫力増強や疲労回復につながります。**

調理のコツ

加熱調理ならオリーブ油が最適。オリーブ油もオレイン酸を含み、より高い栄養効果が期待できる。下ごしらえは、皮をはがさず頭とワタを除いて背ビレを取る。

たら

fish / shellfish

旬 冬

効果
肌荒れ解消
血流改善
かぜ予防

切り身は淡くピンク色がかって透明感があるものがよい
身がふっくらしているほうがよいが、腹がふくらみすぎているものは傷みやすい

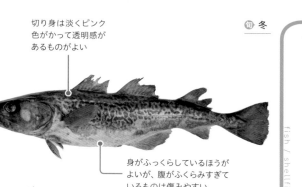

からだによく効く食べあわせ

たら + しゅんぎく

肌荒れ解消

細胞をつくるたんぱく質に、抗酸化作用があり細胞を丈夫にするビタミンC（しゅんぎく）を組み合わせる。

主成分〔可食部100g中〕（まだら）

エネルギー	77kcal	カリウム	350mg
たんぱく質	17.6g	ビタミンD	1.0μg
脂質	0.2g	ビタミンB_2	0.10mg

たんぱく質とビタミンが粘膜を保護し、肌荒れ解消

クセがなく、さまざまな料理に使いやすい食材。良質なたんぱく質は、体内で血や筋肉をつくるはたらきがあります。また、**ビタミンB_2は粘膜を保護する作用があるため、肌荒れ解消やかぜ予防**が期待できます。

カリウムも豊富に含まれるので、余分なナトリウムを排泄する効果があり、血圧抑制を期待できます。

部位

シラコ

たらの精巣で、高級食材とされる。ビタミンD、B_1、B_2が豊富で、疲労回復、美肌づくり、かぜ予防が期待できる。

㉔

とびうお

fish / shellfish

旬 春～夏

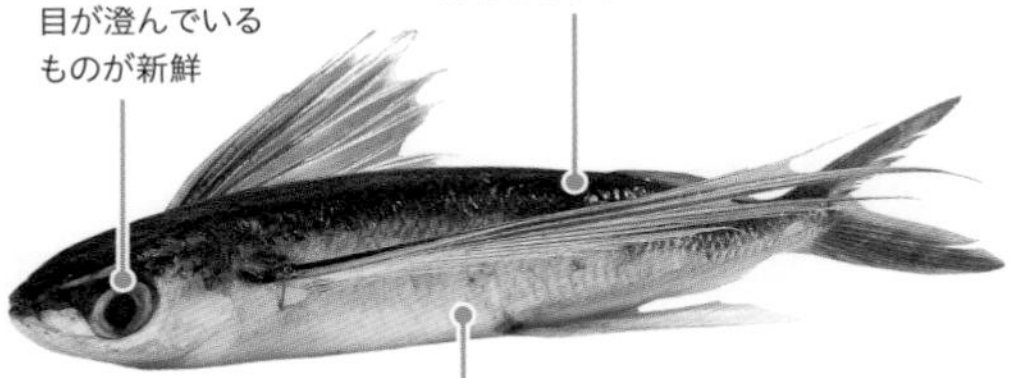

背側は青く輝きのあるものがよい
目が澄んでいるものが新鮮
身がかたく締まって、表面に輝きのあるものを選ぶ

効果
ストレス緩和
免疫力増強
体力増進
貧血予防

からだによく効く 食べあわせ

とびうお ＋ トマト

ストレス緩和、免疫力増強

とびうおの良質なたんぱく質はストレス緩和と免疫力増強にはたらき、抗酸化作用のあるリコピン（トマト）を組み合わせると相乗効果が生まれる。

主成分 〔可食部100g中〕

エネルギー	96kcal	カリウム	320mg
たんぱく質	21.0g	鉄	0.5mg
脂質	0.7g	ビタミンE	2.3mg

たんぱく質と鉄が豊富 ストレス緩和に役立つ

滑空するように水上を飛翔することもあり、筋肉質で脂質が少ない魚。ワタにたまるものがないため、比較的鮮度が落ちにくいのが特徴です。特に**たんぱく質や鉄が豊富で、ストレス緩和や免疫力増強、体力増進、貧血予防な**どにはたらきます。また淡白な味のため、さまざまな食材と合わせやすく、栄養面の相乗効果が期待できます。

使い切り＆お役立ち情報

低脂質なので、オレイン酸が豊富なオリーブ油での調理も適している。オレイン酸は悪玉コレステロールを低下させる作用がある。

旬 春

㉕

にしん

fish / shellfish

効果
免疫力増強
ストレス緩和
貧血予防
骨を丈夫にする

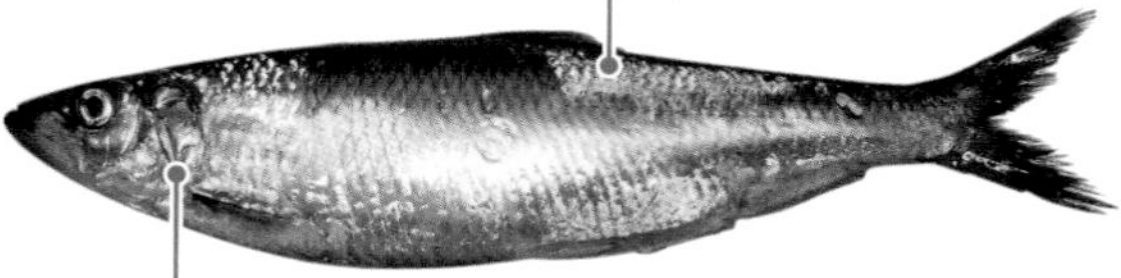
ウロコが多く、銀色の光沢があるものを選ぶ
エラに血がにじんでいないものが新鮮

からだによく効く 食べあわせ

にしん ＋ パプリカ

免疫力増強、ストレス緩和

ストレスによって消費されやすいたんぱく質とビタミンC（パプリカ）をつねに摂っておくことで、免疫力増強に期待できる。

主成分〔可食部100g中〕

エネルギー	216kcal	鉄	1.0mg
たんぱく質	17.4g	ビタミンD	22.0μg
脂質	15.1g	ビタミンB_{12}	17.4μg

エネルギー源豊富で免疫力増強に最適

たんぱく質が豊富で、脂質も多く、ほかの魚に比べてカロリーが高めなので、**免疫力を増強したいときや、ストレスがたまっているときなどに最適な**魚です。鉄やビタミンB_{12}を多く含み、貧血予防にも期待できます。

また、ビタミンDはカルシウムの吸収を促進するので、骨や歯を丈夫にするのに期待できます。

部位

かずのこ

卵巣を塩漬け、または乾燥させたもので、たんぱく質が豊富。粒が密についていて肉厚なものが良品。

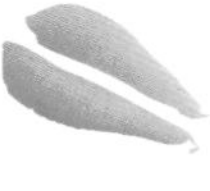

㉖

はたはた

fish / shellfish

旬 冬

効果
- 血流改善
- 骨を丈夫にする
- 体力増進
- ストレス緩和

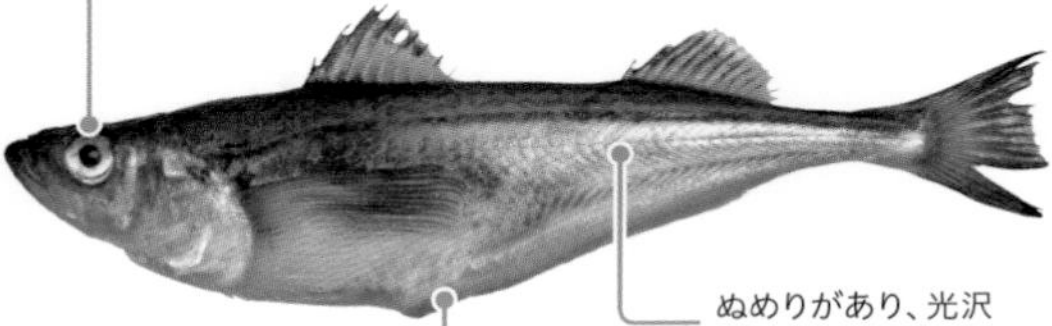

目に血がにじんでおらず、澄んでいるものがよい
ぬめりがあり、光沢のあるものがよい
腹がふくらんでいるものは卵を持っている

からだによく効く 食べあわせ

はたはた ＋ しゅんぎく

血流改善

カリウムを含む食材を組み合わせることで、血圧低下作用をはじめ、血流改善をより期待できる。鍋にすれば、はたはたのだしも楽しめる。

主成分〔可食部100g中〕

エネルギー	113kcal	カリウム	250mg	ビタミンE	2.2mg
たんぱく質	14.1g	カルシウム	60mg		
脂質	5.7g	ビタミンA（レチノール）	20μg		

たっぷりのカルシウムが骨の強化に貢献

丸干しにすると骨がよりやわらかくなります。**骨ごと食べてカルシウムをしっかり摂ることで、骨をより丈夫にするのに役立ちます。**血流を改善するDHAやEPA、カリウム、体力増進やストレス緩和にはたらくたんぱく質も豊富です。

また、卵は「ぶりこ」と呼ばれ、多くの栄養素が凝縮されています。

使い切り&お役立ち情報

骨まで食べるには頭までしっかり火を通した塩焼きが最適。複数の食品と一緒に摂りたいときは鍋もおすすめで、はたはたから出るだしは美味。

27

ぶり

fish / shellfish

効果
血流改善
骨を丈夫にする
貧血予防
脳の活性化

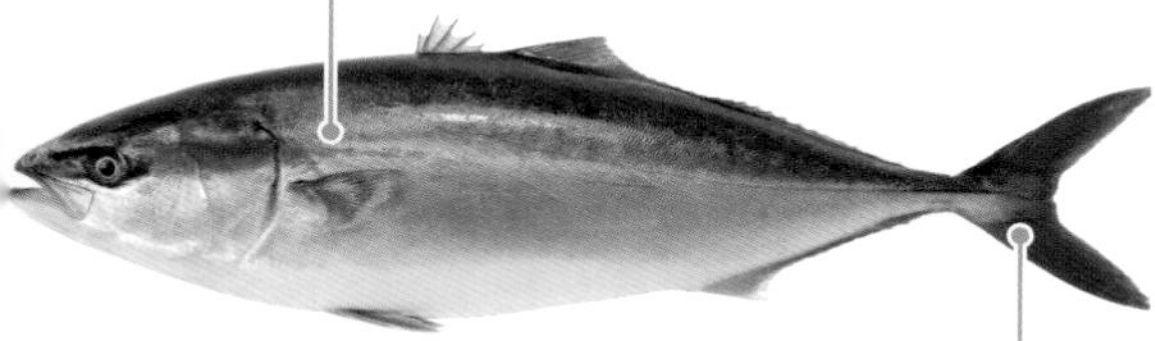

身が引き締まり、黄色いスジがはっきりとしているものがよい

尾ビレは大きくて張りのあるものがよい

切り身なら血合いの色が鮮やかで張りのあるものを選ぶ

主成分 〔可食部100g中〕（ぶり）

エネルギー	257kcal	ビタミンA（レチノール）	50μg
たんぱく質	21.4g	ビタミンD	8.0μg
脂質	17.6g	ビタミンE	2.0mg

豊富な脂質とビタミンが血管の老化予防にはたらく

脂がのった「寒ぶり」は風物詩だが、近年は質のよい養殖物も多く出回っています。**脂質に含まれるDHAやEPAは、高血圧予防や脳の活性化**などが期待できます。DHAやEPAは酸化しやすい性質がありますが、ぶりは酸化を防ぐビタミンEを多く含んでいるので、酸化の心配がありません。良質なたんぱく質は、加齢による低栄養状態の改善に役立ちます。

また、豊富に含まれるビタミンDがカルシウムの吸収を助けるので、骨を丈夫にするのに役立ちます。鉄も多く、貧血予防にも有効です。

調理のコツ

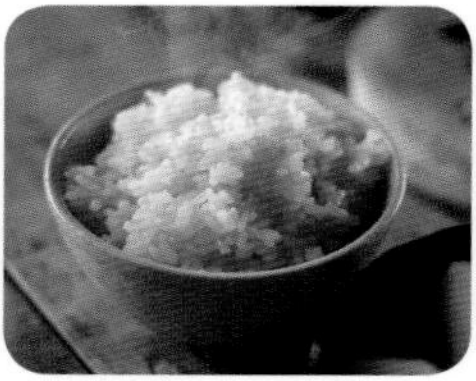

ぶりには糖質をエネルギーに変えるために必要なビタミンB_1が豊富。そのため「ぶりの塩焼きとごはん」の組み合わせのように、糖質が豊富なものと一緒に食べると糖質を効率よくエネルギーとして消費できる。

使い切り＆お役立ち情報

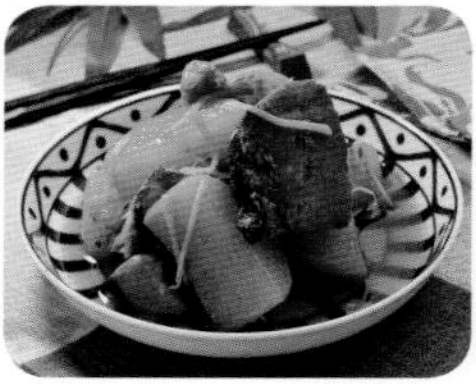

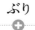

煮つけの場合、栄養素の溶け出た煮汁まで一緒に摂ると滋養強壮に役立つ。しょうがを入れると味が引き立ち、かぜ予防や新陳代謝の活性化など、栄養面での相乗効果も高まる。

出世魚

一般的に、わかし(わかな)→いなだ→わらさ→ぶり、という成長過程によって呼び名が変わる（地方や大きさ、養殖状況などによって呼び方は異なる）。例えば「はまち」はぶりの手前(いなだ、わらさ)として指すことも ある。

からだによく効く 食べあわせ

はまち ＋ だいこん

肌荒れ解消

肌づくりに関わるたんぱく質に、抗酸化作用により細胞を丈夫にするビタミンC（だいこん）を合わせる。刺身のツマも一緒に食べたい。

ぶり ＋ ししとう

血流改善

コレステロール低下作用があるEPAに、血圧低下作用があるカリウム（ししとう）を組み合わせ、健康維持に期待。

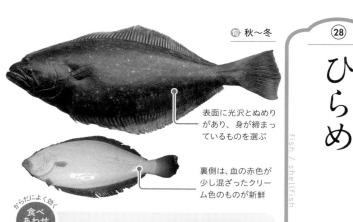

㉘

ひらめ

fish / shellfish

効果
血流改善
肌荒れ解消
免疫力増強

旬 秋〜冬

表面に光沢とぬめりがあり、身が締まっているものを選ぶ

裏側は、血の赤色が少し混ざったクリーム色のものが新鮮

からだによく効く 食べあわせ

ひらめ ＋ にんじん

血流改善

血管をしなやかにするたんぱく質に、抗酸化作用のあるβ-カロテンとビタミンC（ともに、にんじん）を組み合わせる。

主成分〔可食部100g中〕

エネルギー	103kcal	カリウム	440mg
たんぱく質	20.0g	ビタミンC	3mg
脂質	2.0g		

豊富なアミノ酸効果で高血圧予防にも期待

低脂質でアミノ酸が豊富で、免疫力増強に有効な食材。**特にタウリンは高血圧予防**の効果が期待できます。同じくアミノ酸のグルタミン酸は、うま味を感じさせます。「えんがわ」と呼ばれるヒレのつけ根部分は、コラーゲンが豊富で肌の健康維持に役立ちます。ヒレ部分のコンドロイチンは細胞に弾力性を与えます。

使い切り＆お役立ち情報

さっぱりとしているので刺身、煮つけ、ムニエルなど、さまざまな料理に合う。コラーゲンが豊富なので、煮汁やスープも一緒に摂取して肌荒れ解消に期待。

ほっけ

㉙

旬 冬

fish / shellfish

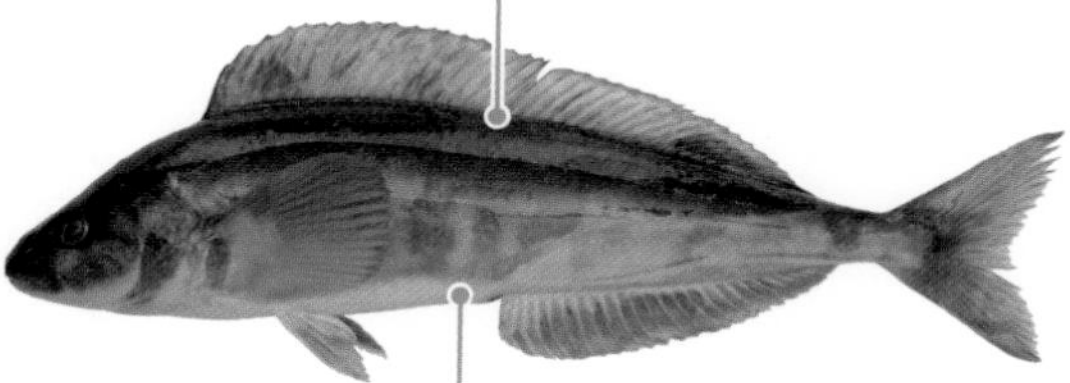
表面にぬめりと光沢のあるものがよい
腹の白いものが新鮮

効果
ストレス緩和
血流改善
かぜ予防

からだによく効く 食べあわせ

ほっけ ＋ ししとう

ストレス緩和

ストレスによって消費されるたんぱく質とビタミンC（ししとう）を、つねに摂取しておくとよい。

主成分〔可食部100g中〕

エネルギー	115kcal	カリウム	360mg
たんぱく質	17.3g	ビタミンA（レチノール）	25μg
脂質	4.4g	ビタミンB_{12}	10.7μg

たんぱく質とビタミンがストレス緩和と美容に貢献

市場には干物になったものが年中出回っていますが、本来の旬である冬に獲れたものは脂がのり、ビタミンA（レチノール）を豊富に含んでいます。**レチノールは、皮膚や粘膜、髪を守る作用がある**ほか、冬場のかぜ予防にも期待できます。**良質なたんぱく質やカリウムも多く含むため、血流改善やストレス緩和にも役立ちます。**

使い切り＆お役立ち情報

干物をそのまま焼くのが一般的な調理法だが、野菜と合わせてグリルし、ポン酢などをかければ、ほかの栄養素も合わせて摂ることができる。

旬 冬

30

まぐろ

fish / shellfish

効果
脳の活性化
血流改善
コレステロール改善
細胞を丈夫にする

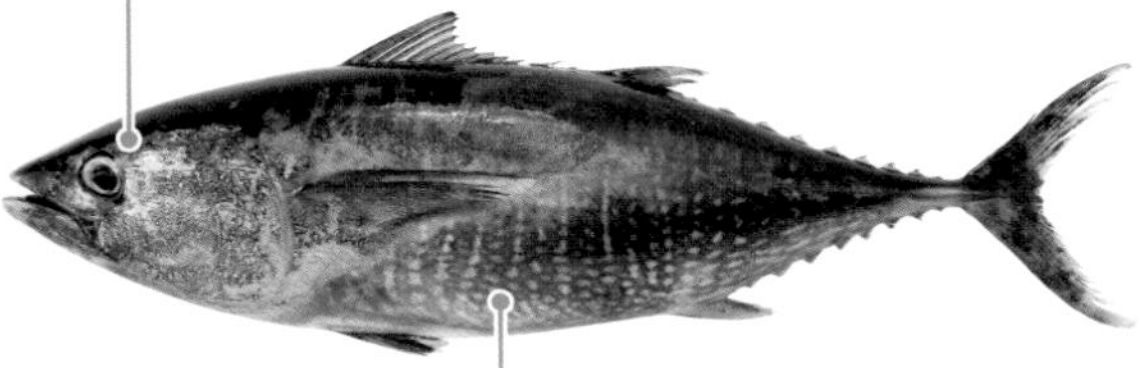

頭部のみで5kgほどもあり、ここに栄養価や味にも優れた身が多くある

腹身の部分の切り身は、ツヤと色に深みがあり、スジが等間隔に並んでいるものがよい

主成分 〔可食部100g中〕（くろまぐろ 赤身）

エネルギー	125kcal	鉄	1.1mg	ビタミンE	0.8mg
たんぱく質	26.4g	ビタミンA（レチノール）	83μg	ビタミンB_1	0.10mg
脂質	1.4g	ビタミンD	5.0μg		

含有量抜群のDHAで脳活性に期待大

魚介類の中でもDHAの含有量が群を抜いており、特に目の部分に多く含まれています。**DHAは脳の活性化に役立つとされ、DHAが補給されることで情報伝達の効率が上がる**という報告もあります。また、脳のエネルギー源となる糖質を一緒に摂ると、より一層の脳の活性化が期待できます。

さらに、DHAにカリウムが豊富な食材を組み合わせると高血圧予防にもつながります。また、抗酸化作用のあるミネラルのセレンが血管や細胞の老化を予防し、ビタミンEとともに細胞膜を強くします。

使い切り&お役立ち情報

刺身は必ず買った当日に食べること。もし余った場合は、しょうゆやみりんなどを合わせたものに漬け、さっと焼いて食べるとおいしい。また刺身で変化をつけるなら、表面を焼いて氷水にさらした「たたき」もおすすめ。

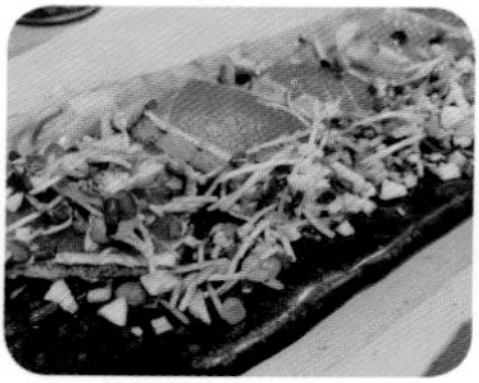

部位

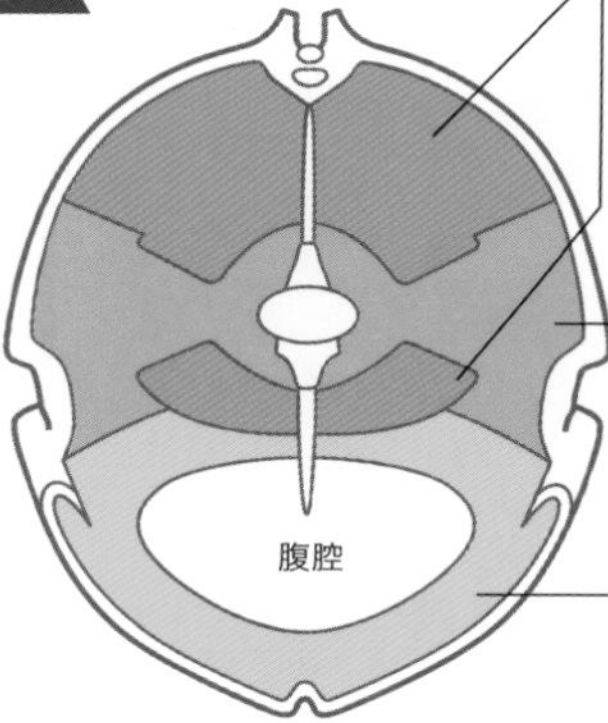

赤身

もっとも量が多い部位で、独特の甘味と香りがある。表面のきめが細かいものが美味。

中とろ

適度に脂がのっている。身のしっかりしたものを選ぶ。

大とろ

脂質含有量が約40%のものを指すことが多い。とろけるような舌ざわりが特徴。

からだによく効く 食べあわせ

まぐろ ＋ パスタ

脳の活性化

脳の活性化に役立つDHAに、脳のエネルギー源になる糖質（パスタ）を組み合わせると、相乗効果が生まれる。

まぐろ ＋ オクラ

血流改善

DHAとオクラのネバネバ成分である食物繊維にはコレステロール低下作用があり、血流改善に期待ができる。

31

めばる

fish / shellfish

旬 春〜夏

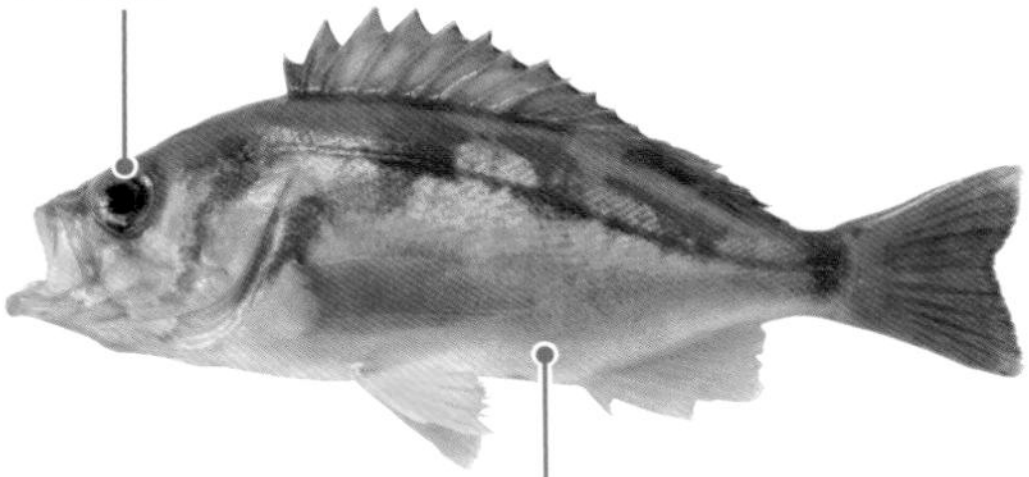
目が澄んでいるものが新鮮
身はふっくらとしつつ締まりのあるものがよい

効果
血流改善
コレステロール改善
骨を丈夫にする
肌荒れ解消

からだによく効く 食べあわせ

めばる ＋ えび

血流改善

めばるのたんぱく質と、えびに含まれるタウリンは、コレステロールを低下させる作用があり、高血圧予防も期待できる。

主成分〔可食部100g中〕

エネルギー	109kcal	カリウム	350mg
たんぱく質	18.1g	カルシウム	80mg
脂質	3.5g	ビタミンE	1.5mg

たっぷりのタウリンが血圧抑制に貢献

良質のたんぱく質には**タウリンが豊富に含まれており、悪玉コレステロールの低下に役立ち**、血流改善も期待できます。同じく血圧抑制に効果的なカリウムも多く、血管の健康維持につながります。豊富なカルシウムは骨の強化にはたらきます。

煮つけでコラーゲンいっぱいの煮汁も摂れば、美肌効果も期待できます。

調理のコツ

煮付けは丸ごと調理することが多いが、臭みを取りたいなら軽く湯通しするとよい。また飾り包丁を入れると中まで火が通りやすく、煮汁が染み込む。

32

わかさぎ

fish / shellfish

効果
骨を丈夫にする
ストレス緩和
貧血予防

旬 冬〜春

表面に透明感があって、銀色に光っているものが新鮮
腹部がしっかりと張っているものがよい

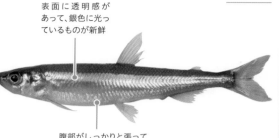

魚介類

からだによく効く食べあわせ

わかさぎ ＋ しいたけ

骨を丈夫にする

しいたけに含まれるビタミンDが、わかさぎのカルシウムの吸収を促し、骨を丈夫にする。

主成分〔可食部100g中〕

エネルギー	77kcal	カルシウム	450mg	ビタミンB_{12}	7.9μg
たんぱく質	14.4g	鉄	0.9mg		
脂質	1.7g	ビタミンD	2.0μg		

豊富なカルシウムが骨の強化に役立つ

カルシウムやビタミンDを多く含むので、丸ごと食べることで、骨や歯を丈夫にします。ビタミンDはストレス緩和にも有効とされ、また貧血予防にも役立つ鉄や、細胞を丈夫にするたんぱく質も豊富です。

クセのない淡白な味なので、天ぷらやから揚げなどに向いています。甘露煮は保存食になります。

使い切り&お役立ち情報

ビタミンEやセレンは美肌、カルシウムやビタミンDは骨の強化、鉄は貧血予防など、さまざまな老化防止効果が期待できるので、丸ごと食べよう。

33

あさり

旬 春、秋

fish / shellfish

効果
貧血予防
肝臓のはたらき強化
血流改善
二日酔い解消

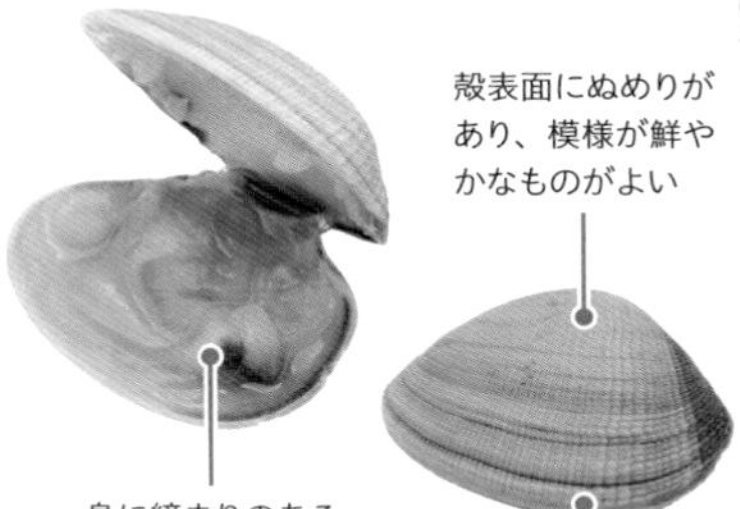

殻表面にぬめりがあり、模様が鮮やかなものがよい

身に締まりのあるものが新鮮

殻がしっかりと閉じているものを選ぶ

からだによく効く 食べあわせ

あさり ＋ ブロッコリー

貧血予防

ビタミンC（ブロッコリー）は、鉄の吸収を助けるはたらきがある。あさりには貧血防止に役立つビタミンB_{12}も豊富。

保存法

海水ほどの濃度の塩水に浸けて冷蔵。砂抜きして冷凍も可。

主成分〔可食部100g中〕

エネルギー	30kcal	ビタミンB_2	0.16mg
たんぱく質	6.0g	ビタミンB_{12}	52.4μg
鉄	3.8mg		

良質な鉄とビタミンB_{12}で貧血予防と肝機能強化

血液をつくる**鉄やビタミンB_{12}を豊富に含むため、貧血予防**の効果が期待できます。さらに**ビタミンB_{12}には肝機能を強化するはたらきもある**ため、飲酒時にあさりを食べることで、二日酔いを防止することにつながります。

良質なたんぱく質が多く、タウリンは血中の悪玉コレステロールを減らし、高血圧予防にも期待できます。

調理のコツ

タウリン、グリシンなどのうま味成分や栄養素を逃さずに、煮汁まで摂れる調理法がよい。砂抜き後、殻をすり合わせるようにして洗うと、汚れがよく落ちる。

旬 秋〜冬

34

かき

fish / shellfish

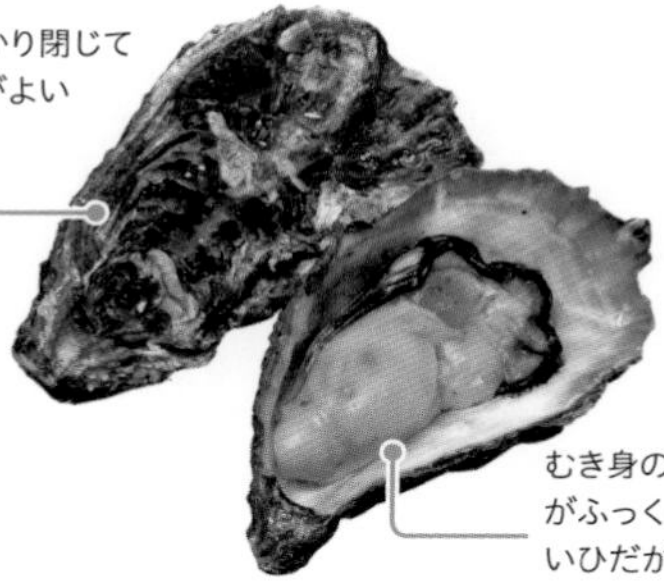

口がしっかり閉じているものがよい
むき身の場合は、身がふっくらとして、黒いひだが鮮やかなものを選ぶ

効果
貧血予防
骨を丈夫にする
コレステロール改善

魚介類

からだによく効く 食べあわせ

かき ＋ レモン

貧血予防

血液をつくる鉄に、鉄の吸収効率を高めるビタミンC（レモン）を組み合わせる。かきの銅とビタミンB12も血流改善に必要な栄養素。

保存法

冷蔵。パック以外のむき身や殻つきは当日中に食べる。

主成分〔可食部100g中〕（養殖）

エネルギー	70kcal	亜鉛	14.5mg
カルシウム	84mg	銅	1.04mg
鉄	2.1mg	ビタミンB12	23.1μg

多種のミネラルで貧血予防に期待

鉄、亜鉛、銅、マンガン、カルシウムなどのミネラルを豊富に含みます。中でも**鉄、銅は貧血防止に役立ちます。**マンガンとカルシウムは丈夫な骨をつくるのにはたらきます。亜鉛は味覚機能を正常に保つのにつながります。

また、**アミノ酸のタウリンは悪玉コレステロールを低下させ、血流改善**を期待できます。

使い切り＆お役立ち情報

かきフライにはからだを温める効果があるとされる。万病のもとといわれる「冷え」を予防し、からだの機能の回復や向上の効果が期待できる。

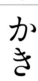

旬 冬〜春

35

さざえ

fish / shellfish

効果
血流改善
コレステロール改善
肌荒れ解消
肝臓のはたらき強化

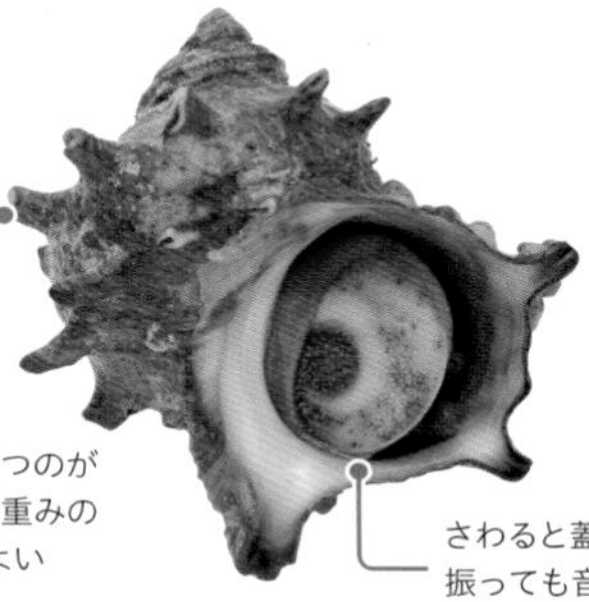

こぶし大で、つのがしっかりし、重みのあるものがよい

さわると蓋が閉まり、振っても音のしないものが新鮮

からだによく効く 食べあわせ

さざえ ＋ マッシュルーム

血流改善

タウリンに加えて、悪玉コレステロールを体外に排出する食物繊維（マッシュルーム）のはたらきで、高血圧予防も期待できる。

保存法

湿らせた新聞紙で包み、冷蔵庫の野菜室で保存。

主成分〔可食部100g中〕

エネルギー	89kcal	亜鉛	2.2mg
たんぱく質	19.4g	ビタミンA（β-カロテン）	340μg
カリウム	250mg		

悪玉コレステロールが減少 タウリンで血圧改善

豊富に含まれる**タウリンは、悪玉コレステロールを減らす作用があり、血流改善**にも期待できます。また、コリコリとした食感の部分はコラーゲンを多く含み、細胞同士をつなぐはたらきをするため、肌の健康を保つのにつながります。エサの海草に含まれるβ-カロテンは抗酸化作用を持ち、細胞を丈夫にする効果もあります。

使い切り&お役立ち情報

タウリンは肝機能を正常化するため、酒をよく飲む人には最適。また、豊富な亜鉛は、毛髪の生成を促進し、抜け毛を防ぐほか、強精効果も期待できる。

魚介類

㊱ しじみ

fish / shellfish

旬 夏、冬

効果
貧血予防
肝臓のはたらき強化
コレステロール改善
血流改善

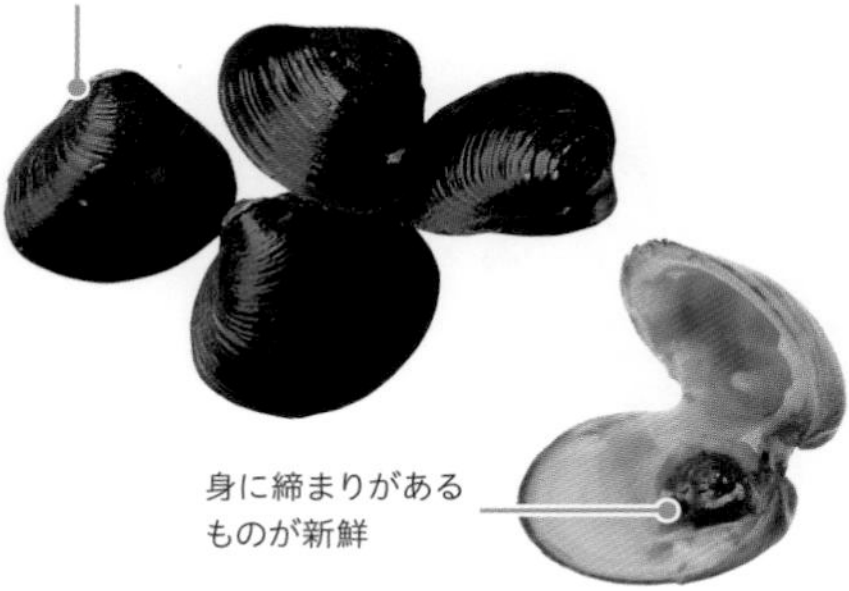

口がしっかり閉じ、色が濃く、殻の薄いものがよい
身に締まりがあるものが新鮮

からだによく効く 食べあわせ

しじみ ＋ 豆腐

貧血予防

血液をつくる鉄と銅に、豆腐の良質な植物性たんぱく質を合わせると、貧血予防に役立つ。

保存法

ポリ袋に入れて密閉し、冷蔵。砂抜きして冷凍も可。

主成分（可食部100g中）

エネルギー	64kcal	銅	0.41mg
カルシウム	240mg	ビタミンB_2	0.44mg
鉄	8.3mg	ビタミンB_{12}	68.4μg

鉄と銅がたっぷり 貧血防止に役立つ

夏と冬に旬を迎えるしじみは、小さな身に凝縮して**ビタミンB_{12}、鉄、銅などを含み、すべて血液をつくるのに役立つ**ため、貧血予防に期待できます。

また、タウリンやグリコーゲンには肝機能を向上させるはたらきがあり、悪酔いや二日酔いの防止につながります。悪玉コレステロールの低下作用もあるため、血流改善にも期待できます。

使い切り＆お役立ち情報

みそが含む各種アミノ酸と、しじみのアミノ酸を組み合わせてパワーアップ。タウリンやグリコーゲンが肝機能を整えるのでしじみ汁などでムダなく摂取しよう。

旬 冬

37

はまぐり

fish / shellfish

効果
- 貧血予防
- 骨を丈夫にする
- 血流改善
- コレステロール改善

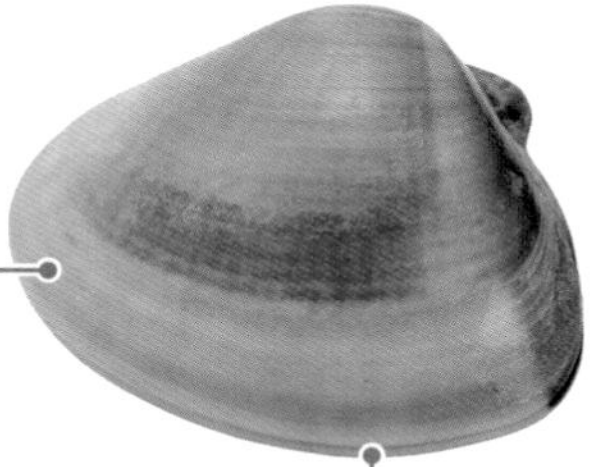

大きすぎず、しっかりと重みのあるものがよい

口がしっかり閉じて、殻の色ツヤがよいものを選ぶ

からだによく効く食べあわせ

はまぐり ＋ トマト

貧血予防

血液をつくる鉄やビタミンB_{12}に、鉄の吸収率を高めるビタミンC（トマト）を組み合わせる。

保存法

殻つきは塩水に浸け、むき身は水気をきって酒を振り、冷蔵。

主成分〔可食部100g中〕

エネルギー	39kcal	鉄	2.1mg
カリウム	160mg	ビタミンB_2	0.16mg
カルシウム	130mg	ビタミンB_{12}	28.4μg

ビタミンB_{12}と鉄で貧血予防にはたらく

貧血予防効果のあるビタミンB_{12}、鉄などを豊富に含みます。カリウムやカルシウムも多く、それぞれ高血圧予防や丈夫な骨をつくるのに役立ちます。タウリンも豊富で、悪玉コレステロールの抑制にはたらきます。

ビタミンB_1を破壊する分解酵素のチアミナーゼも含みますが、熱に弱いので加熱すれば問題ありません。

調理のコツ

加熱調理が基本。酒蒸しやブイヤベース、炊き込みごはんなど煮汁まで一緒に摂れる調理法がよい。だしがしっかり出るうえ、栄養効果もアップする。

㊳

ほたてがい

fish / shellfish

旬 冬

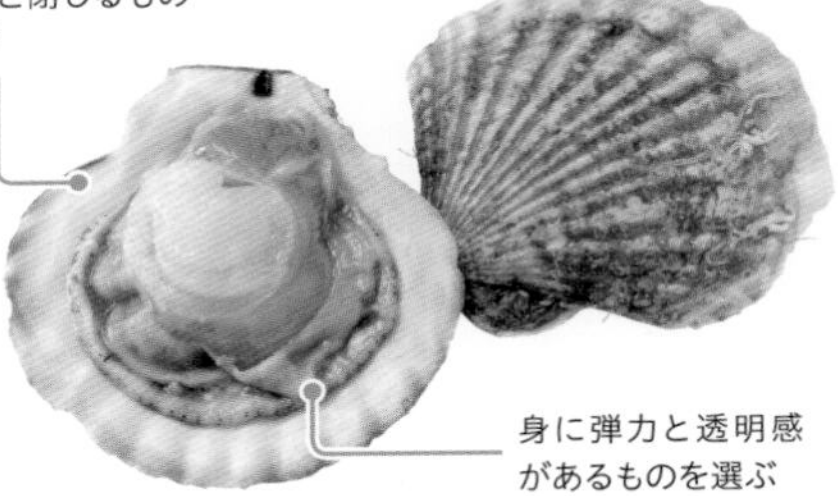
口が少し開いていて、さわると閉じるものが新鮮
身に弾力と透明感があるものを選ぶ

効果
血流改善
貧血予防
コレステロール改善

魚介類

からだによく効く 食べあわせ

ほたてがい ＋ トマト

血流改善

コレステロール低下作用のあるタウリンに、抗酸化作用のあるビタミンC（トマト）を組み合わせる。

保存法

むき身は酒を振り、密閉容器に入れて冷蔵。

主成分〔可食部100g中〕

エネルギー	72kcal	ビタミンE	0.9mg
たんぱく質	13.5g	ビタミンB_2	0.29mg
鉄	2.2mg	ビタミンB_{12}	11.4μg

豊富なタウリンで悪玉コレステロールを抑制

タウリンには悪玉コレステロール低下作用があるため、高血圧予防が期待できます。そのほか、鉄やビタミンB_{12}など貧血予防にはたらく栄養素も豊富です。さらに、ビタミンB_{12}には粘膜を強くし、たんぱく質や脂肪の代謝を促すはたらきがあります。なお、強力なうま味は豊富に含まれるグルタミン酸やコハク酸によるものです。

使い切り＆お役立ち情報

ほたての貝柱で取ったスープに、皮つきのだいこんをすりおろした汁を合わせたものは、高血圧予防やコレステロール値の正常化が期待できる。

旬 秋〜冬

39

いか

fish / shellfish

効果
コレステロール改善
血流改善
肥満解消

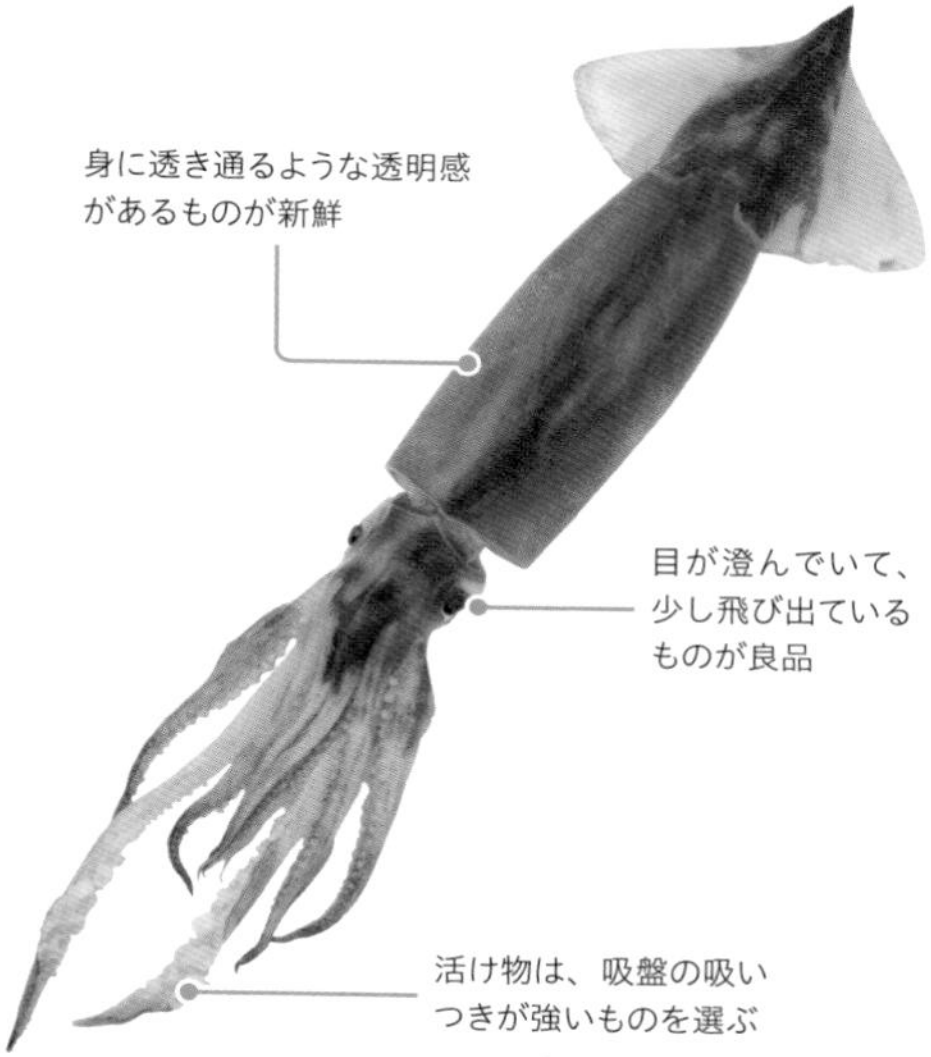
身に透き通るような透明感
があるものが新鮮
目が澄んでいて、
少し飛び出ている
ものが良品
活け物は、吸盤の吸い
つきが強いものを選ぶ

保存法

下ごしらえをして、水分を取ってラップしたものを密閉袋に入れて冷凍。

主成分〔可食部100g中〕（するめいか）

エネルギー	83kcal	カリウム	300mg
たんぱく質	17.9g	ビタミンA（レチノール）	13μg
脂質	0.8g	ビタミンE	2.1mg

タウリンとビタミンEでコレステロール抑制に期待

世界で収穫されるうち、約4割を日本人が消費しており、味もさることながら栄養面に優れていることからも、食卓にうれしい食材といえるでしょう。豊富に含まれる**タウリンには血中の悪玉コレステロールや中性脂肪を減らすはたらきがあります**。また、抗酸化作用のあるビタミンEも多く、高血圧予防にも期待できます。

たんぱく質を豊富に含みながら脂質が少ないのでカロリーは低く、肥満気味の人には頼もしい食材です。また、いか墨には、防腐効果があります。

調理のコツ

内臓を取り除いた身は真水で洗ってもよいが、薄い塩水を使うとぬめりが落ちやすい。保存する前には水気をしっかりふき取り、ラップをしてから密閉袋に入れて冷凍庫に。

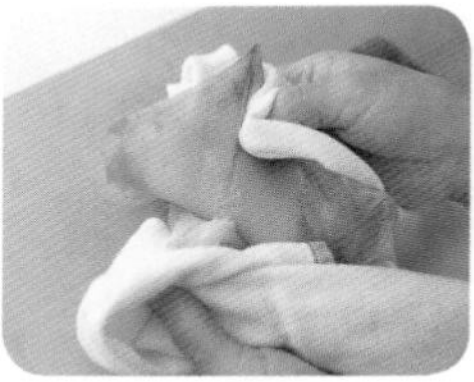

品種

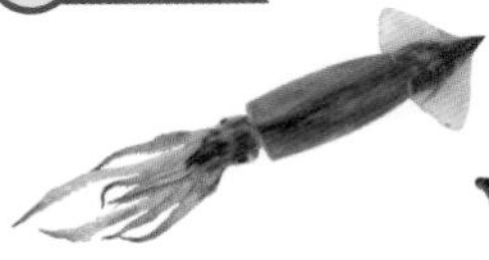

スルメイカ

かつてはスルメにすることが多かったので、この名がついた。乾物加工品も人気。

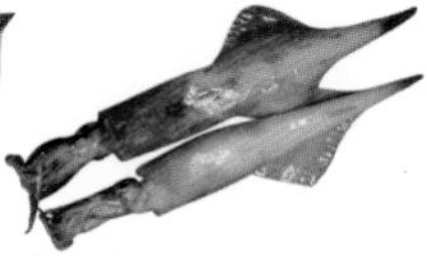

ヤリイカ

淡白で上品な味。刺身にすると白く透き通り、寿司ネタにすることも多い。

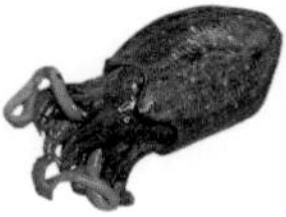

コウイカ

墨を多く吐くのでスミイカとも呼ぶ。肉厚でやわらかいのが特徴。

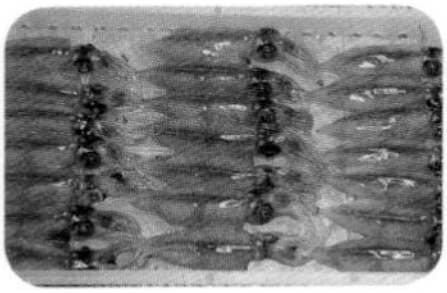

ホタルイカ

体長7〜8cmで、粘膜や皮膚を健康に保つレチノールが豊富。

魚介類

からだによく効く 食べあわせ

いか ＋ ブロッコリー

コレステロール低下

コレステロール低下作用のあるタウリンと食物繊維（ブロッコリー）を組み合わせると、相乗効果が生まれる。

いか ＋ トマト

血流改善

強力な抗酸化作用のあるビタミンEとリコピン（トマト）を組み合わせる。いかのタウリンとカリウムにはコレステロール低下、血圧低下作用もある。

㊵

いくら

fish / shellfish

効果
貧血予防
骨を丈夫にする
血流改善

旬 9～11月

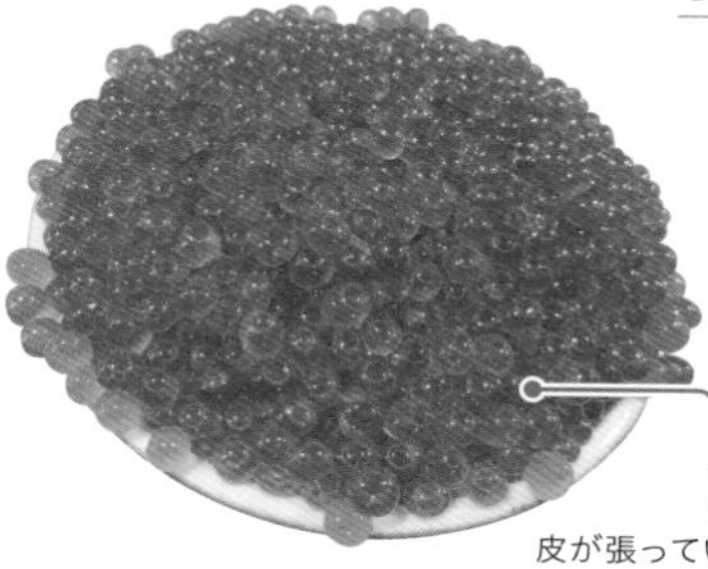

皮が張っていて弾力があり、ツヤがあって透き通っているものが良品

からだによく効く 食べあわせ

いくら ＋ オクラ

免疫力増強

いくらにはたんぱく質も豊富。オクラのネバネバ成分にはたんぱく質の吸収を高める作用があり、免疫力増強が期待できる。

保存法

1回で使う量に小分けし、ラップに包むか、アルミカップに入れて冷凍。

主成分〔可食部100g中〕

エネルギー	272kcal	カルシウム	94mg
脂質	15.6g	ビタミンA（レチノール）	330μg
ナトリウム	910mg	ビタミンE	9.1mg

抗酸化作用の成分が豊富で 美肌づくりに貢献

ビタミンEの約1000倍もの抗酸化作用があるアスタキサンチンがたっぷり含まれています。カロテノイドの仲間である**アスタキサンチンはメラニン色素の生成を抑えるので、美肌や美白の維持にもはたらきます。**

また、血液中の悪玉コレステロールを減少させるＤＨＡや、中性脂肪を減少させるＥＰＡも豊富です。

使い切り&お役立ち情報

いくらはほかの食材に比べて多くのコレステロールを含むので食べすぎには注意。ただ、プリン体の含有率は極めて低いので、食べすぎなければ問題ない。

旬 冬

41

うに

fish / shellfish

効果
かぜ予防
貧血予防
肌荒れ解消

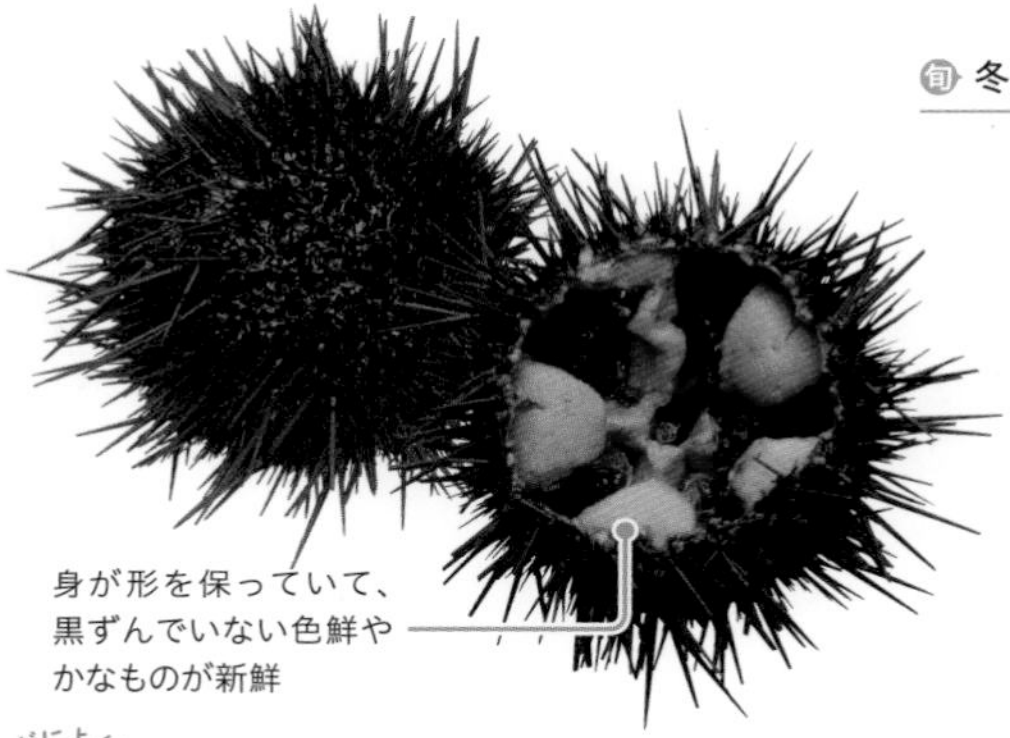

身が形を保っていて、黒ずんでいない色鮮やかなものが新鮮

からだによく効く 食べあわせ

うに ＋ 干しのり

かぜ予防

抗酸化作用があるビタミンEに、赤血球をつくるはたらきがある葉酸（干しのり）の組み合わせで、かぜ予防に期待。

保存法

身を取り出して冷蔵し、2〜3日で食べる。

主成分〔可食部100g中〕（生うに）

エネルギー	120kcal	ビタミンE	3.6mg
カリウム	340mg	ビタミンB_2	0.44mg
ビタミンA（β-カロテン）	650μg	葉酸	360μg

β-カロテンとビタミンB_{12}でかぜ予防にはたらく

縄文時代から食べられていたというほど、長いつきあいの食材。甘味のもとになっているのはグリシン、アラニンなどのアミノ酸です。アミノ酸は貧血予防にもはたらきます。豊富に含まれる**β-カロテンやビタミンB_{12}には抗酸化作用があり、かぜ予防**が期待できます。粘膜を丈夫にする作用もあり、美肌づくりにも役立ちます。

調理のコツ

殻を裏返し、うにの口に沿って丸く包丁を入れて口の部分をはずす。それを取り除いてから包丁で半分に切る。生食が一般的だがみそ汁も美味。

旬 秋

㊷

えび

fish / shellfish

効果
血流改善
免疫力増強
骨を丈夫にする
肝臓のはたらき強化

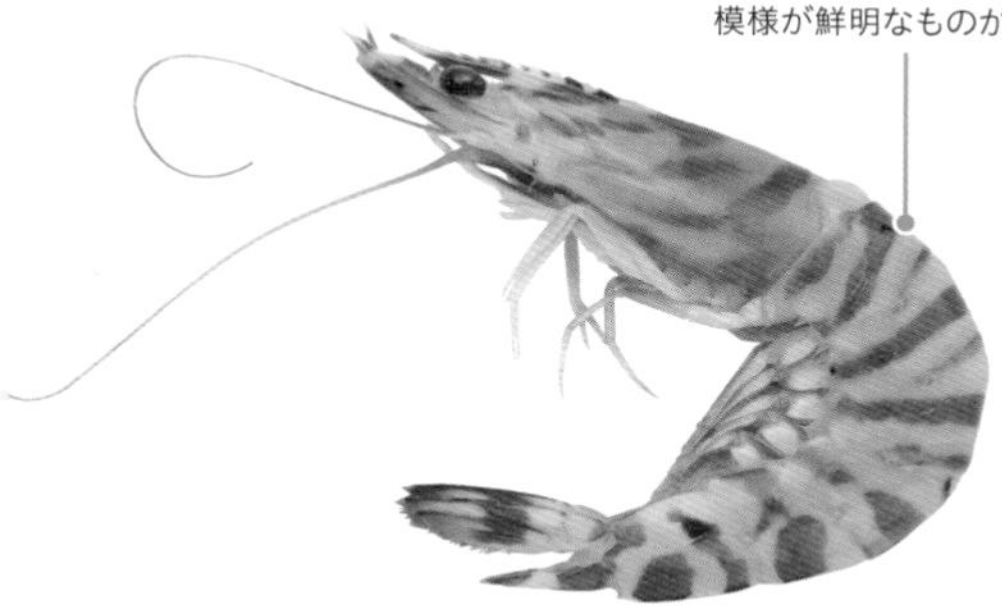

目が生き生きしていて、からだに透明感があり、縞模様が鮮明なものがよい

保存法

冷蔵またはゆでて冷凍。

主成分〔可食部100g中〕（くるまえび 養殖）

エネルギー	97kcal	ビタミンE	1.6mg
たんぱく質	21.6g		
カルシウム	41mg		

ビタミンEとタウリンで血流改善に期待大

えびは抗酸化作用のあるビタミンEや、タウリンをたっぷり含んでいるので、血中の悪玉コレステロールの低下や血流の改善にも役立ち、高血圧予防や肝臓の強化、体力増進などが期待できます。

小さなえびならカルシウム豊富な殻も食べることができます。カルシウムの吸収を助けるビタミンDを含む食材と組み合わせれば、ストレス解消により役立つでしょう。

写真はクルマエビ。多きさは20～30cmで甘味が強く、天ぷらや刺身をはじめ、さまざまな調理に適しています。

調理のコツ

えびフライや天ぷらなどの揚げ物は、衣をつけた状態で冷凍保存し、食べる直前に解凍せずにそのまま揚げるとよい。揚げたものを冷凍すると、食感や風味が落ちてしまう。

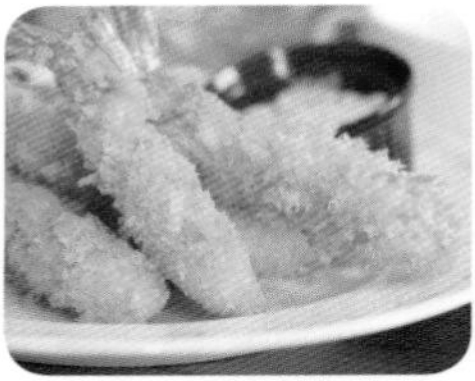

また、えびは鮮度が落ちやすく保存には向いていない。もし保存する場合は、有頭えびの場合は傷みやすい頭を取り除き、背ワタを取って(無頭えびの場合も)むきえびにしてから冷凍保存しよう。氷水にくぐらせてから冷凍するとさらによい。

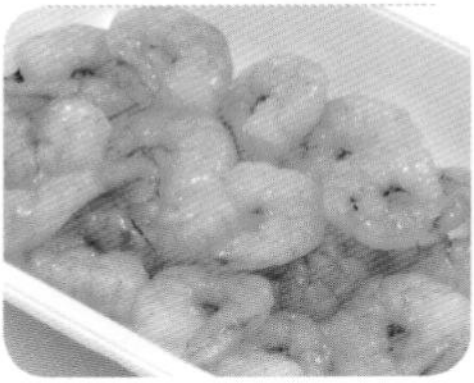

使い切り＆お役立ち情報

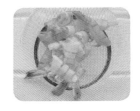

えびの殻には動物性の食物繊維が多く、古くから「えびは尾まで食べれば病気にならない」と、不老不死の食材として考えられてきた。えびの殻のふりかけは、悪玉コレステロールの低下やアンチエイジングが期待できる。

からだによく効く 食べあわせ

えび ＋ 豆腐

血流改善

コレステロール低下作用のあるタウリンと良質なたんぱく質(豆腐)の組み合わせ。えびのビタミンEの抗酸化作用も有効。

えび ＋ はくさい

免疫力増強

免疫機能を高める作用のあるたんぱく質と、ビタミンC (はくさい)の相乗効果で免疫力増強が期待できる。

えびの種類

Shrimp

01.

コレステロール低下に役立つ

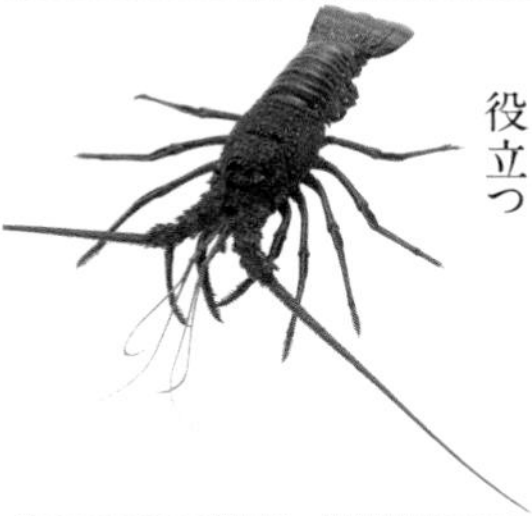

イセエビ

大きいもので約40cmと、食べごたえがある。縁起物とされて祝い膳に欠かせない食材で、三重県の「伊勢えび祭」をはじめ、各地にえびを奉った祭りがある。血圧を正常に保つ作用のあるタウリンが豊富。

02.

骨を丈夫にする

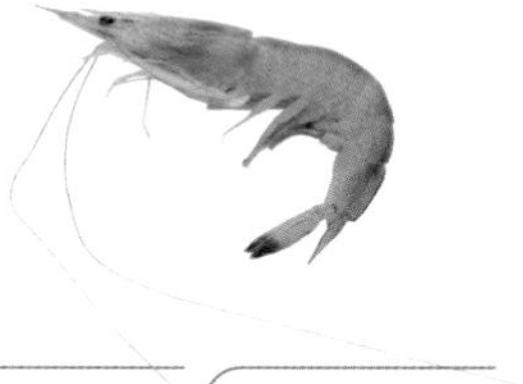

シバエビ

10〜15cmの大きさで、東京の芝浦で獲れるためこの名がついた。かき揚げ、グラタンなどの味の濃い料理に向く。だしが出るのでみそ汁などでも重宝され、殻のみをだし用に使うこともある。

03.

カルシウム補給に最適

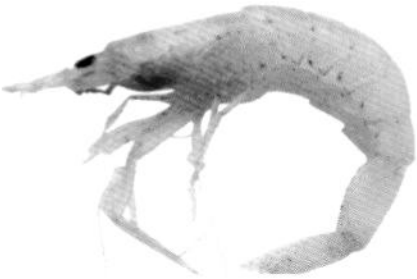

サクラエビ

約5cmの大きさで、日本特産の品種。素干しや煮干しが多く出回り、保存性が高い。殻ごと食べられるので、料理に重宝されるほか、カルシウムの補給としても最適な食材。

04.

免疫力増強にはたらく

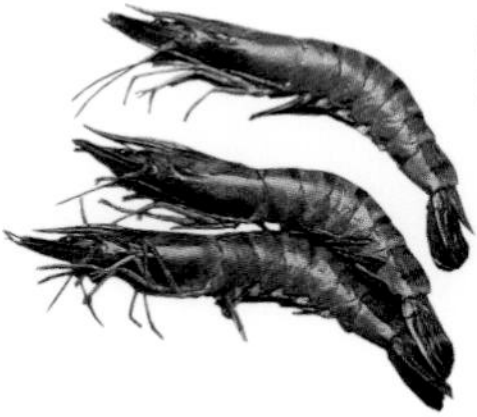

ブラックタイガー

和名はウシエビ。大きさは約30cmで、東南アジアで盛んに養殖が行われている。味がよいため、和洋中、さまざまな料理で広く利用されるようになった。

05.

エネルギー源が豊富

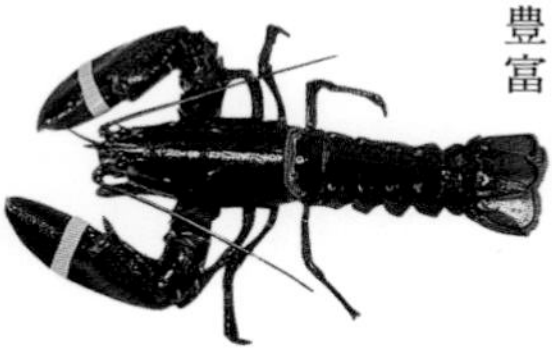

ロブスター

約50cmの大きさで、本来はえびではなく、ザリガニに分類される。ボイルしたりローストしたりして食べることが多い。食材としては、オマールえびとも呼ばれる。

06.

疲労をやわらげる

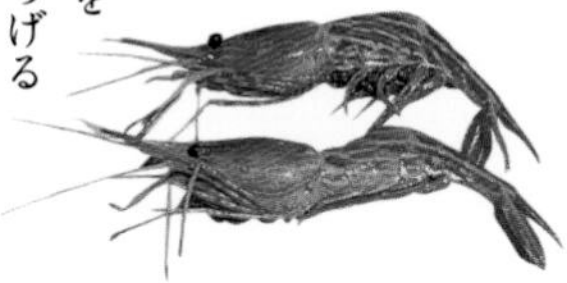

シマエビ

別名はホッカイシマエビ。ゆでたものが出回ることが多く、ゆでることで甘味が増している。北海道産のものは「海のルビー」ともいわれ、希少価値の高い食材とされる。

07.

血流改善にはたらく

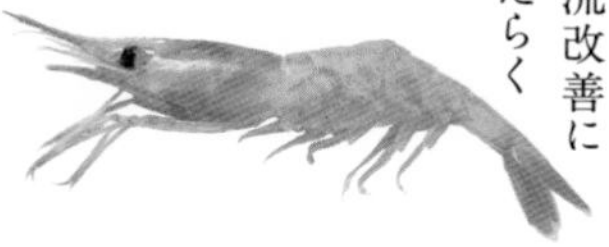

アマエビ

約12cmの大きさで、正式名はホッコクアカエビ。とろける食感で刺身や寿司ネタなど生食に適している。地域により、南蛮エビ(新潟)、赤エビ(山形)など、呼び名が違う。

旬 冬

43

かに

fish / shellfish

効果
コレステロール改善
貧血予防
かぜ予防
肥満解消

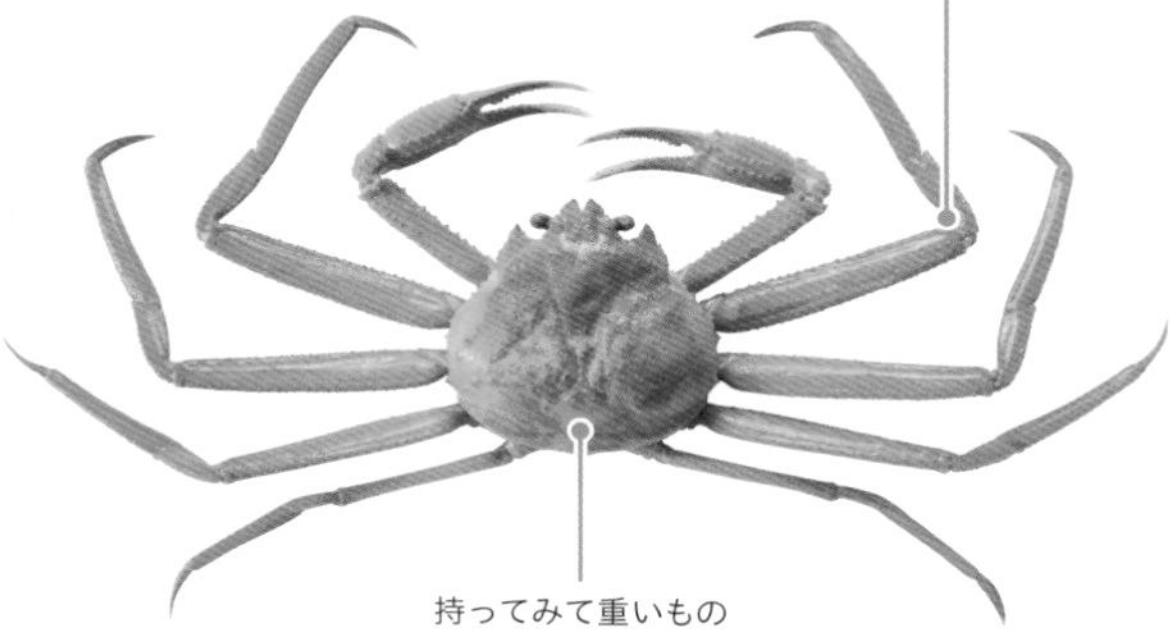
関節の裏側の膜が
透明なものを選ぶ
持ってみて重いもの
は身が締まっている

保存法

ゆでて冷凍。

主成分〔可食部100g中〕（ずわいがに）

エネルギー	63kcal	ビタミンE	2.1mg
たんぱく質	13.9g	ビタミンB_{12}	4.3μg
亜鉛	2.6mg		

エネルギー補給をしながら肥満予防に役立つ

アミノ酸のタウリンをたっぷり含むので、血中の悪玉コレステロールを低下させ、肝臓の機能を強化するはたらきが期待できます。また、造血に大きく関係するビタミンB_{12}も豊富に含まれているため、貧血予防につながります。**良質なたんぱく質を多く含みながらも、脂質が少なく低カロリーなので、肥満が気になる人にはおすすめの食材です**。減量中の人は賢く利用するとよいでしょう。

アミノ酸のグリシン、タウリンなどのうま味成分を豊富に含んでいるので、食べごたえは十分です。

品種

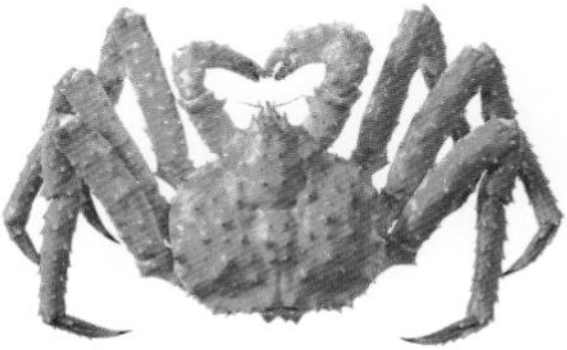

タラバガニ

うま味が多くて人気。市場ではかにとして扱われているが、実際はヤドカリの仲間。

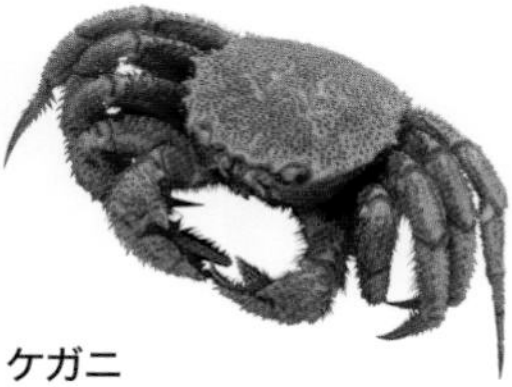

ケガニ

正式名はオオクリガニ。身の風味はもちろん、濃厚な味のみそも魅力的。

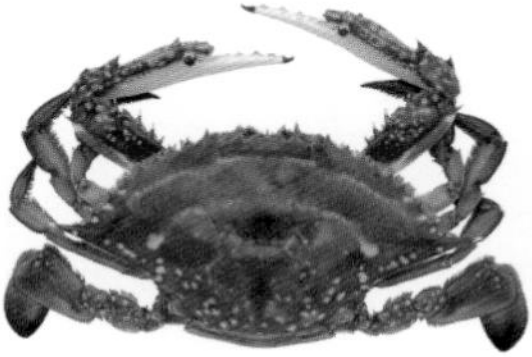

ワタリガニ

別名はガザミ。身が締まっていて濃厚。だしが出るのでみそ汁にも使われる。

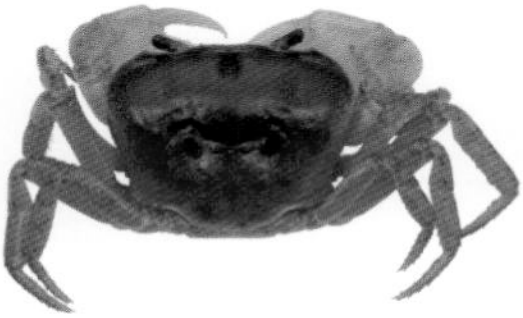

サワガニ

淡水にすむ約3cmの小型のかに。から揚げや甘露煮にすることがある。

からだによく効く 食べあわせ

かに ＋ まいたけ

コレステロール改善

タウリンとエリタデニン（まいたけ）はともにコレステロール低下作用があり、相乗効果が生まれる。

かに ＋ しゅんぎく

かぜ予防

ビタミンB_2とビタミンC（しゅんぎく）はともに抗酸化作用があり、組み合わせるとかぜ予防が期待できる。

44 たこ

fish / shellfish

効果
血流改善
疲労をやわらげる
肝臓のはたらき強化
髪の健康維持

旬 夏～秋

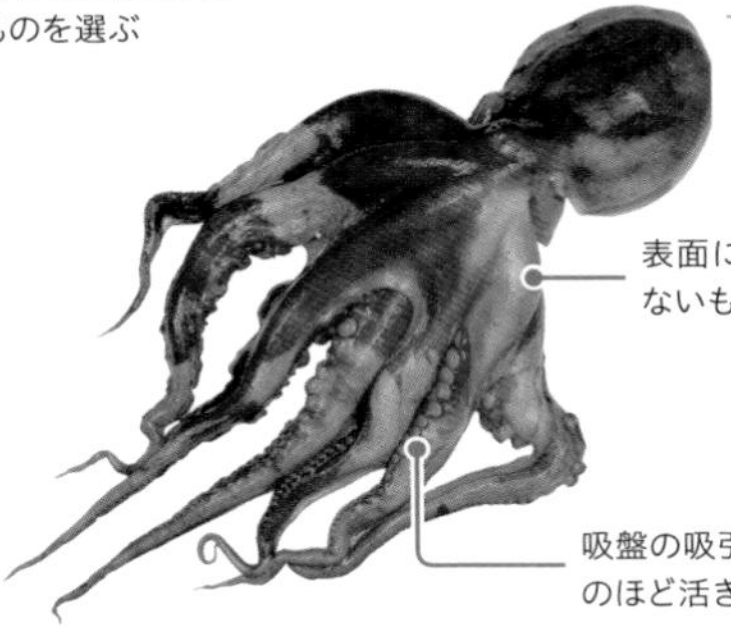
ゆでてある場合は、弾力のあるものを選ぶ
表面にぬめりのないものが新鮮
吸盤の吸引力が強いものほど活きがよい

からだによく効く 食べあわせ

たこ ＋ にがうり

細胞を丈夫にする

コレステロール低下作用があるタウリンと、抗酸化作用があるビタミンC（にがうり）で、細胞を丈夫にし、抵抗力を高める。

保存法

冷蔵もしくは冷凍。

主成分〔可食部100g中〕（まだこ）

エネルギー	76kcal	ビタミンE	1.9mg
たんぱく質	16.4g	ビタミンB_2	0.09mg
亜鉛	1.6mg		

アミノ酸とタウリンが細胞の強化に役立つ

豊富に含まれるアミノ酸の**タウリンはうま味成分で、血中の悪玉コレステロール低下作用や肝機能の向上に効果があります**。また、からだの各臓器のはたらきを正常にして疲労回復の助けになります。

ビタミンB_2や亜鉛なども含まれ、皮膚や髪の健康維持、味覚障害の予防にもつながります。

調理のコツ

活きだこの下ごしらえは、塩でもんでぬめりを落とす。ビタミンB_2は水溶性なので、煮物にした場合は煮汁も一緒に摂るのがおすすめ。

旬 通年

45

たらこ

fish / shellfish

効果
肌荒れ解消
かぜ予防
貧血予防

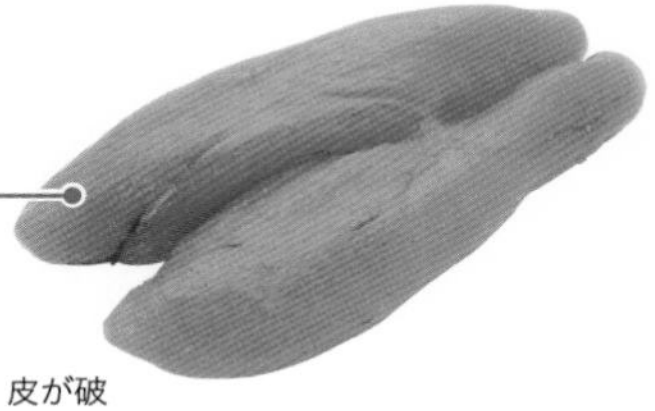

透明感があり、皮が破れていないものを選ぶ

魚介類

からだによく効く 食べあわせ

たらこ ＋ しめじ

かぜ予防

ビタミンEは抗酸化作用があり、細胞の酸化を防止し、細胞を丈夫にする。これに整腸作用のある食物繊維（しめじ）を組み合わせる。

保存法

身を取り出して冷蔵し、2〜3日で食べる。

主成分〔可食部100g中〕

エネルギー	140kcal	ビタミンE	7.1mg
ナトリウム	1,800mg	ビタミンB_2	0.43mg
ビタミンA（レチノール）	24μg	葉酸	52μg

豊富なナイアシンが美肌づくりに貢献

ナイアシンというエネルギー代謝には欠かせないビタミンを多く含みます。**血行を活性化するはたらきがあり、美肌効果**に期待できます。ナイアシンは水に溶けやすいため「たらこ茶漬け」などは、お茶漬けのだしも残さず摂るのがおすすめです。また、ビタミンB_2も豊富で、細胞の新陳代謝を促すはたらきや、かぜ予防の効果があります。

使い切り&お役立ち情報

たらこの塩分が気になる人は、余分なナトリウムを排泄する作用のあるカリウムが豊富なほうれんそうや、じゃがいもなどの野菜と組み合わせるのがおすすめ。

魚介の加工品

Artifact of seafood

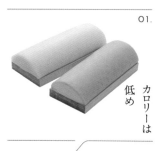

01.

カロリーは低め

かまぼこ

白身魚をすり身にし、塩分を加えて練り、加熱したもの。必須アミノ酸を含むたんぱく質が豊富で、カロリーは低めなので、減量中のたんぱく源にもよい。

02.

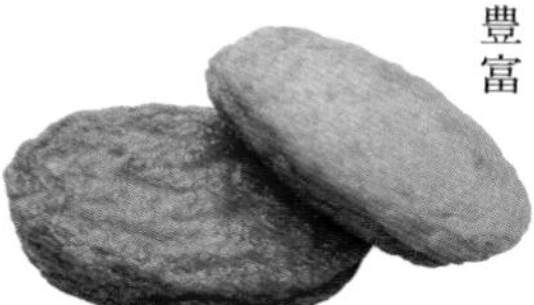

カルシウムが豊富

さつまあげ

魚をすり身にし、油で揚げたもの。鹿児島では「つけ揚げ」、沖縄では「チキアーギ」とも呼ばれる。たんぱく質のほか、タウリン、カルシウムなどが豊富。

03.

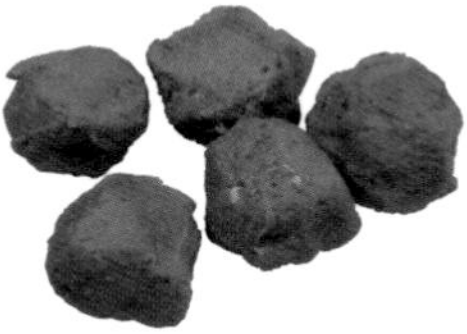

骨の強化にはたらく

つみれ

いわし、さんま、小あじなどの魚を骨ごとすり身にし、卵白などと一緒に練り、団子状にしてゆでたもの。DHAやカルシウムがほかの練りもの食品より多く含まれる。

04.

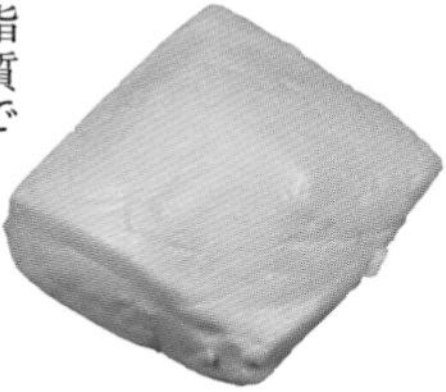

低脂質で消化しやすい

はんぺん

新鮮な白身のすり身と、すりおろしたやまいもを混ぜてゆでたもの。良質なたんぱく質を含み、低脂質で消化吸収しやすい。おでんのタネとしても人気の食品。

05.

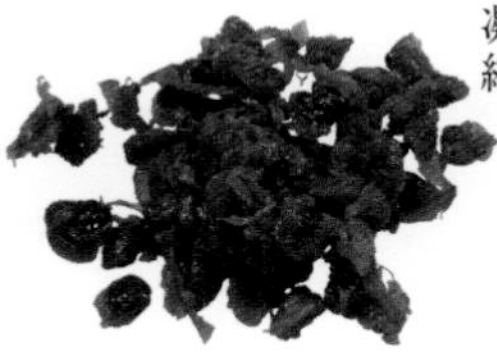

味と栄養が凝縮

つくだに

小魚、貝が主流で、さまざまな魚介類をしょうゆと砂糖で煮詰めたもの。煮汁に溶け出した栄養分も逃さずに摂れるが、塩分が高いので食べすぎには注意が必要。

06.

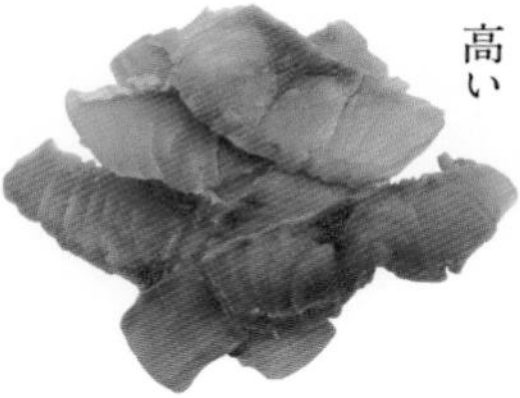

保存性が高い

くん製

塩に漬けた魚を木の煙でいぶし、特有の風味をつけたもの。煙によって殺菌・防腐成分が食材に染み込むため、保存がきくようになる。あさりやいかなど、魚以外のくん製もある。

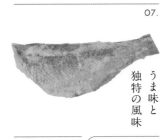

07.

うま味と独特の風味

ぬか漬け

塩漬けにした魚を、さらにぬかに漬け込んだもの。魚本来のうま味に独特の風味が加わっている。焦げやすくなっているため、注意しながら焼くようにしたい。

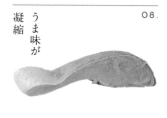

08.

うま味が凝縮

みそ漬け

酒などを加えたみそに魚を漬け込んだもの。独特の風味が加わり、魚のうま味も凝縮している。余分なみそをふき取ってから、焦がさないように焼くのがコツ。

09.

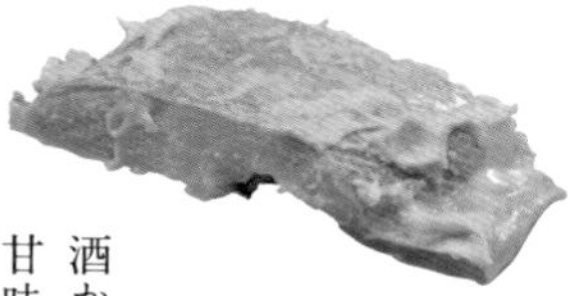

酒かすの甘味

かす漬け

魚を酒やみりんでのばした酒かすに漬け込んだもの。発酵によって魚のうま味が引き出されており、酒かすの甘味とよく合う。魚の臭みもやわらいでいる。

10.

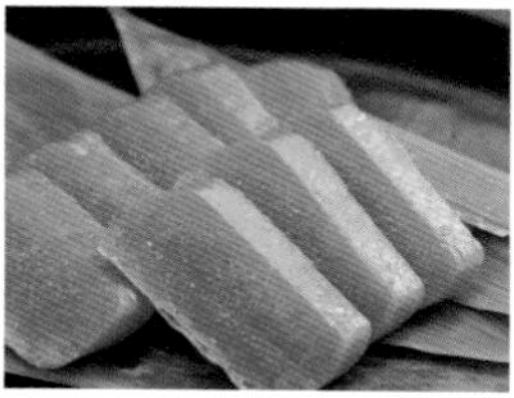

ぼらが一般的

からすみ

魚の卵巣を塩漬けし、塩抜きした後に圧搾、乾燥させたもの。一般的にはぼらの卵を使うが、地域によってはさわらや、たらなどほかの魚を用いることもある。

11.

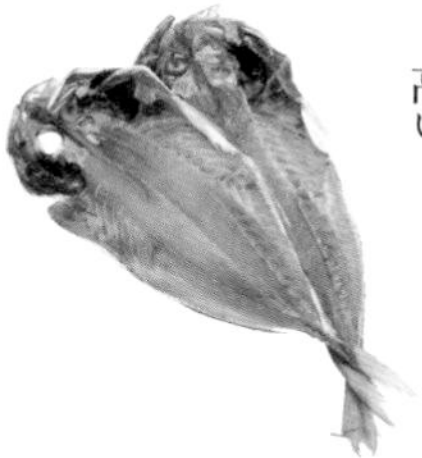

保存性が高い

干物

あじなどを天日や風にあて水分を蒸発させたもの。うま味が凝縮され、保存性も高まる。発酵した塩水の中に漬け込んで干す「くさや」は、独特のにおいを発する。

肉・卵・乳製品

meat
egg
dairy products

肉はたんぱく質と脂質を多く含み、筋肉や骨、肌、髪などをつくり、エネルギー源になります。脂質が気になる人は、脂質の少ない部位を選んだり、調理法を工夫したりしましょう。卵や乳製品、旬の野菜などを組み合わせ、バランスよい食事にすることが大切です。

01

牛肉

meat / egg / dairy products

効果
- 貧血予防
- 免疫力増強
- 骨を丈夫にする
- かぜ予防

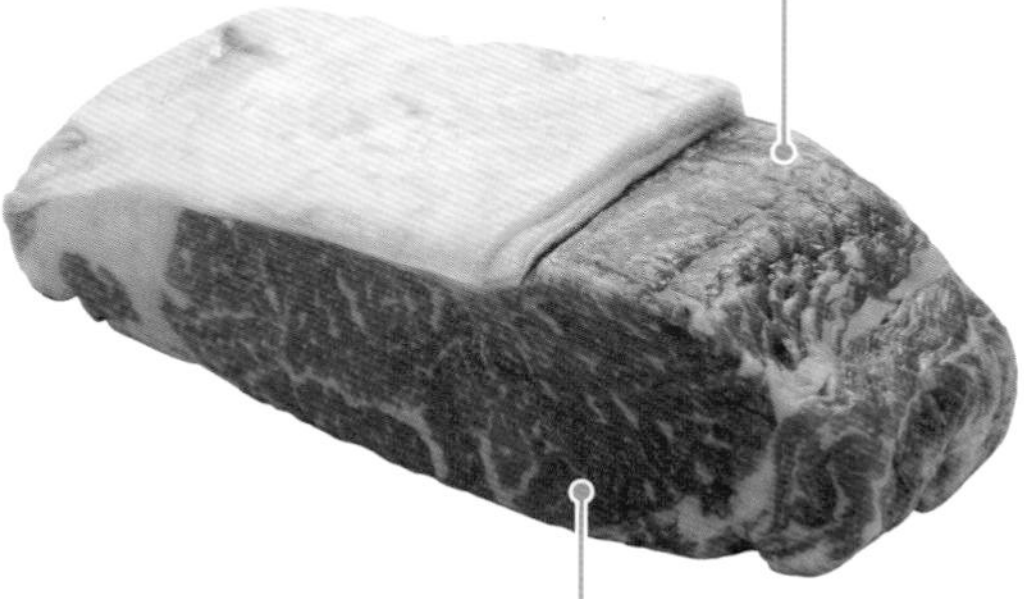
身に締まりときめ細かさがあるものを選ぶ
赤い色が鮮やかなものが新鮮

主成分〔可食部100g中〕(和牛肉 サーロイン 脂身つき)

エネルギー	498kcal	鉄	0.9mg
たんぱく質	11.7g	ビタミンB_1	0.05mg
脂質	47.5g	ビタミンB_2	0.12mg

良質たんぱく質と鉄で筋肉と血をつくる

鉄分が豊富な牛肉。100gあたりの鉄の含有率は豚肉よりも多い数値です。良質なたんぱく質との相乗効果で貧血予防にはたらきます。**たんぱく質には、人体で合成できない必須アミノ酸がすべて含まれており、ダメージを受けた筋肉を修復するほか、からだのあらゆる細胞を丈夫にして免疫力を増強させる**効果もあります。

脂質はコレステロール値を上げる作用があるので摂りすぎには注意ですが、免疫力を増強させてかぜ予防に役立ちます。脂質が気になる人は赤身が多い部位を選ぶとよいでしょう。

部位

リブロース
(573kcal 脂身つき)

霜降りでやわらかく、風味やうま味が豊かでステーキに向いている。

ヒレ(223kcal 赤肉)

牛1頭の約3%と希少な高級部位。やわらかくて脂身が少ない。

ランプ(347kcal)

もも肉の中でもやわらかい部位で、脂身が少なく、きめ細かい。

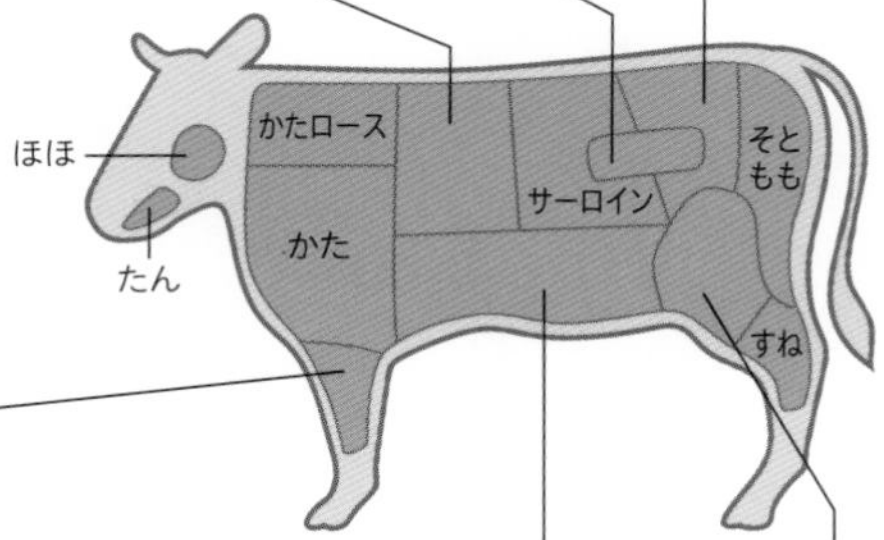

すね

スジが多くてややかたい肉質だが、独特の風味があり煮込みに向いている。

ばら(517kcal 脂身つき)

赤身と脂身が交互の層になっており、濃厚な味わいが特徴。

もも(259kcal 脂身つき)

うちももとしんたま（後足の前側）に分類される。脂身が少なく、肉質はかため。

※エネルギーは、和牛肉の可食部100gあたりの数値で、「日本食品標準成分表（七訂）」に表記のある部位

からだによく効く 食べあわせ

牛肉 + 鶏卵

貧血予防

貧血予防にはたらく鉄と一緒にビタミンB_{12}（鶏卵）を摂ると、より高い効果が期待できる。鶏卵にも鉄が多く含まれる。

牛肉 + ピーマン

免疫力増強

必須アミノ酸のすべてが含まれているたんぱく質に、抗酸化作用のあるビタミンC（ピーマン）を組み合わせ、栄養バランスを整える。

旬 通年

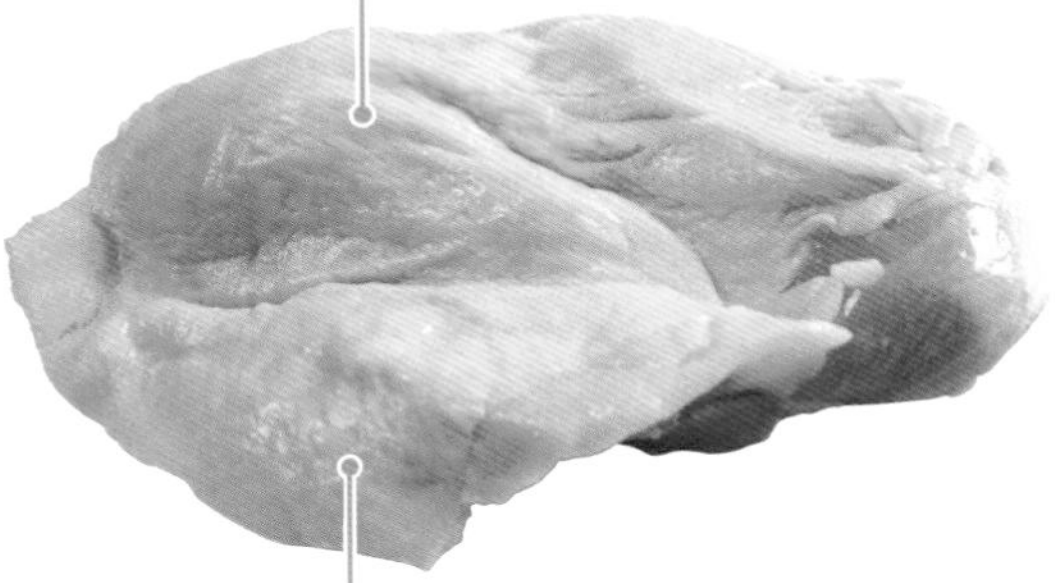
肉に締まりとツヤがあり、全体的にふっくらとしたものを選ぶ
皮がクリーム色で、毛穴の周囲が盛り上がり、全体にちりめん状のシワのあるものがよい

02

鶏肉

meat / egg / dairy products

効果
免疫力増強
肌荒れ解消
血流改善
筋肉づくり

主成分〔可食部100g中〕（若鶏 もも 皮つき）

エネルギー	204kcal	ビタミンA（レチノール）	40μg
たんぱく質	16.6g	ビタミンE	0.7mg
脂質	14.2g	ビタミンB_2	0.15mg

必須アミノ酸で免疫力増強に期待

必須アミノ酸をバランスよく含む、良質なたんぱく質が魅力の鶏肉。たんぱく質は筋肉や皮膚をつくり、血管を丈夫にするほか、からだの抵抗力を高め、体力増進に効果があります。特に**ビタミンA（レチノール）の含有率は牛肉や豚肉の数倍で、粘液を強化し、かぜ予防**に期待できます。

皮の部分には脂質が多く含まれているので、気になる場合は取り除くとよいでしょう。肉類ではカロリーが低いことも魅力で、特にささ身は低カロリー、高たんぱくのため、筋肉づくりや減量中の栄養補給に最適です。

部位

むね(145kcal 皮つき)

低脂質であっさりとした味。熱を加えすぎるとパサつきやすい。

ささ身(109kcal)

肉の部位ではもっとも低脂質、高たんぱく。食感はやわらかい。

砂ぎも・レバー(111kcal 肝臓)

スジが多くてややかたい肉質だが、独特の風味があり煮込みに向いている。

もも(204kcal 皮つき)

脂質が多くてコクがあるので、幅広い料理に利用される。

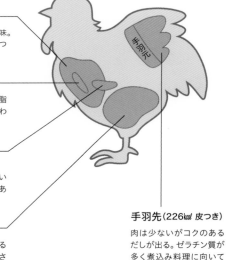

手羽先(226kcal 皮つき)

肉は少ないがコクのあるだしが出る。ゼラチン質が多く煮込み料理に向いている。

※エネルギーは、若鶏の可食部100gあたりの数値で、「日本食品標準成分表(七訂)」に表記のある部位

からだによく効く 食べあわせ

鶏肉 + ブロッコリー

かぜ予防

免疫力を高めるビタミンAに、抗酸化作用があるビタミンC(ブロッコリー)を組み合わせることで、かぜ予防が期待できる。

鶏肉 + にんじん

免疫力増強

皮膚をつくり、血管を強くするたんぱく質に、細胞を丈夫にするβ-カロテンとビタミンC(ともに、にんじん)を組み合わせる。

旬 通年

03 豚肉

meat / egg / dairy products

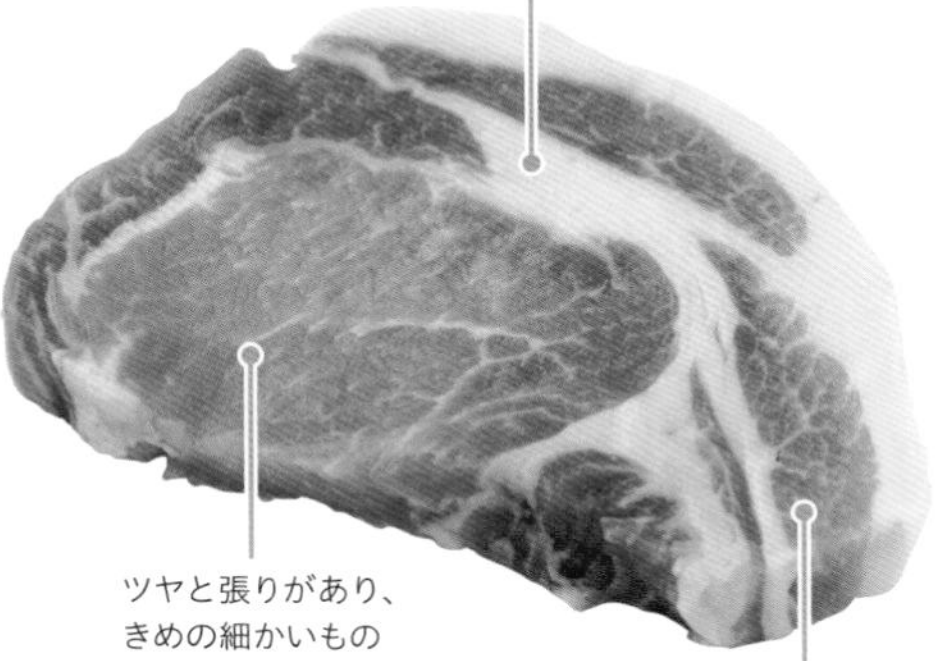
脂身がきれいな白色
のものがよい
ツヤと張りがあり、
きめの細かいもの
がよい
きれいなピンク色を
したものが新鮮

効果
免疫力増強
疲労をやわらげる
血流改善
ストレス緩和

主成分 〔可食部100g中〕(大型種肉 ロース 脂身つき)

エネルギー	263kcal	ビタミンB_1	0.69mg
たんぱく質	19.3g	ビタミンB_2	0.15mg
脂質	19.2g		

たんぱく質とビタミンB_1で
免疫力増強&疲労回復

豚肉は良質なたんぱく質を含みます。例えばロース100gの含有量は、鶏卵の約2個分に相当。**筋肉づくりに欠かせないたんぱく質は免疫力を増強させる効果をはじめ、しなやかな血管をつくる作用もあるため、血流改善**も期待できます。さらに糖質の代謝や神経のはたらきに効果のある**ビタミンB_1も豊富で、イライラ解消や疲労回復にも役立ちます**。

また豚肉はハムやベーコン、ソーセージなどさまざまな加工品として流通しており、これらからも栄養効果を得ることができます。

部位

かたロース
(253kcal 脂身つき)
赤身と脂身がほどよく混ざっている。きめが細かくややかたいが、味は濃厚。

ヒレ(130kcal 赤肉)
脂身が少なくてやわらかく、味がよいことに加え、ビタミンB1が豊富。

そともも
(235kcal 脂身つき)
さらにランプやイチボなどに分類される。脂身が少ないのが特徴。

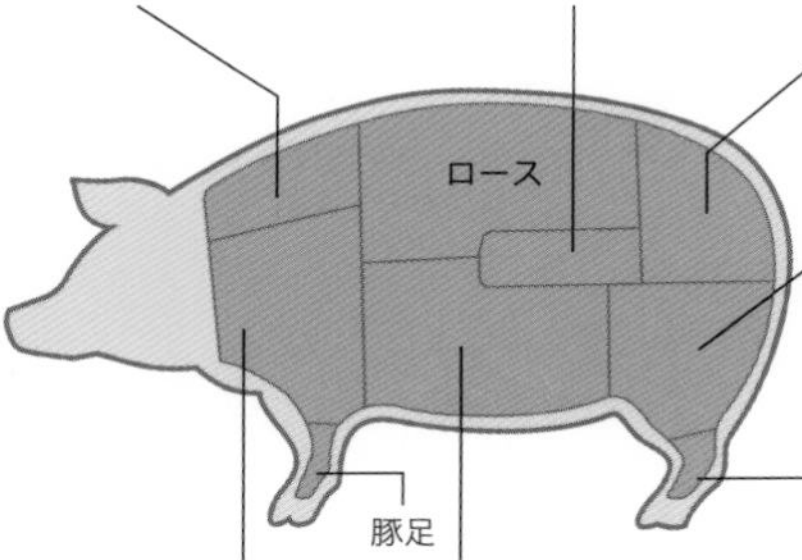

もも(183kcal 脂身つき)
きめ細かく、脂身が少ない。煮込み料理に適している。

かた(216kcal 脂身つき)
霜降り状に脂身がのり、豚肉本来のうま味が味わえる部位。

ばら(395kcal 脂身つき)
赤身と脂身のバランスがよく、長時間の加熱でうま味が出る。骨つきの部分をスペアリブと呼ぶ。

豚足(230kcal ゆで)
煮込むほどやわらかくなる。ゼラチン質にコラーゲンが豊富に含まれている。

※エネルギーは、大型種肉の可食部100gあたりの数値で、「日本食品標準成分表(七訂)」に表記のある部位

からだによく効く
食べあわせ

豚肉 ＋ にんじん

免疫力増強

疲労回復にはたらくたんぱく質とビタミンB1に、抗酸化作用のあるβ-カロテン(にんじん)を組み合わせる。

豚肉 ＋ にがうり

肌荒れ解消

しなやかな血管をつくるたんぱく質に、抗酸化作用のあるビタミンC(にがうり)を組み合わせると、美肌づくりに役立つ。

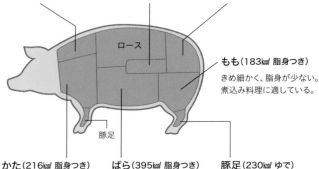

旬 通年

04

豚レバー

meat / egg / dairy products

効果
貧血予防
疲労をやわらげる
免疫力増強
肌荒れ解消

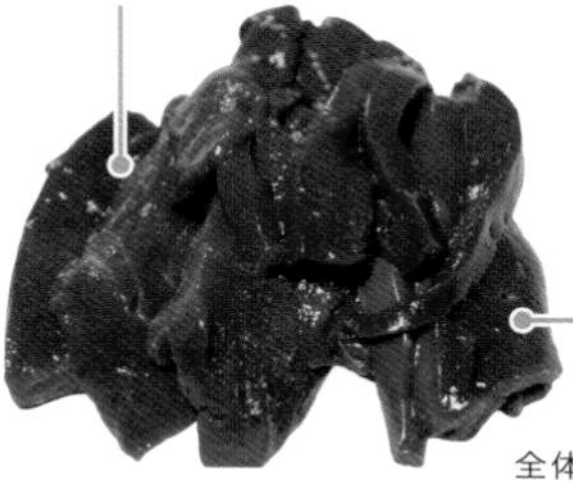

赤みが強く、ツヤや弾力があるものを選ぶ
全体の色が白濁していないものが良品

からだによく効く 食べあわせ

豚レバー ＋ にら

疲労をやわらげる

免疫力を高めるビタミンAに、疲労をとる作用がある硫化アリル（にら）を組み合わせることで、疲労回復が期待できる。

保存法

塩水でもみ洗いし、水に浸けて血抜きをし、水気をふき取ってキッチンタオル、さらにラップに包んで冷蔵。

主成分〔可食部100g中〕（肝臓）

エネルギー	128kcal	ビタミンA（レチノール）	13.000μg
たんぱく質	20.4g	ビタミンB_2	3.60mg
脂質	3.4g	ビタミンB_{12}	25.2μg
鉄	13.0mg		

豊富な鉄とビタミン群が貧血予防に役立つ

栄養の宝庫ともいわれる内臓。その中でも**肝臓（レバー）は鉄分が豊富で、貧血予防にはたらきます**。また鉄は不足すると疲労がたまる原因になります。粘膜や皮膚を健康に保つほか、免疫力増強にはたらくビタミンA（レチノール）や、老化の原因になる有害物質が体内でできるのを防ぐ作用のあるビタミンB_2も豊富です。

調理のコツ

鉄は水溶性のため、ゆでたり煮たりするより、炒める調理が適している。新鮮なものはそのまま使用できるが、臭みが気になる場合は血抜きをするとよい。

旬 通年

05

羊肉

効果
- 貧血予防
- ストレス緩和
- 免疫力増強
- 肌荒れ解消

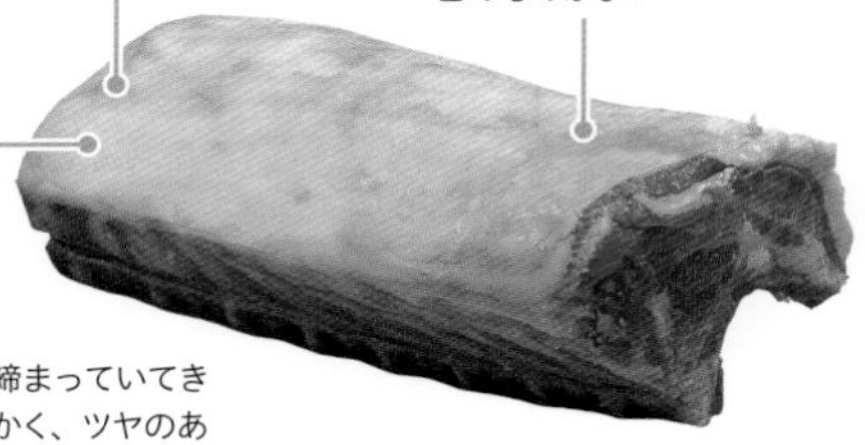
脂身が鮮やかな白色のものが新鮮
マトンは鮮やかな赤色、ラムは淡いピンク色のものがよい
身が締まっていてきめ細かく、ツヤのあるものを選ぶ

※ラムは生後１年未満の乳離れした仔羊、マトンは生後1～7年の羊。

からだによく効く 食べあわせ

羊肉 ＋ トマト

貧血予防

血液のもととなる鉄は、ビタミンC（トマト）と一緒に摂ると吸収が促される。料理としての相性もよい。

主成分〔可食部100g中〕（マトン ロース 脂身つき）※ロースは下図・部位のラック

エネルギー	225kcal	鉄	2.7mg
たんぱく質	19.8g	ビタミンB_1	0.16mg
脂質	15.0g	ビタミンB_2	0.21mg

必須アミノ酸とミネラルで筋肉や肌を若々しく

健康や美容に役立つことでも人気の羊肉は、ミネラルや、必須アミノ酸をバランスよく含んだたんぱく質が豊富です。また、**ビタミンB_2も豊富で、たんぱく質をエネルギーに変える際のサポート的な役割を果たし**、筋肉づくりはもちろん、貧血予防や免疫力増強、代謝促進も期待できます。

部位

ショルダー
ショートロイン
ラック
レッグ
フランク
スペアリブ
アーム

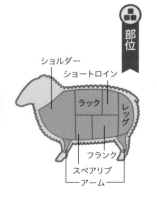

肉の加工品

Artifact of meat

01.

豚肉の加工食品

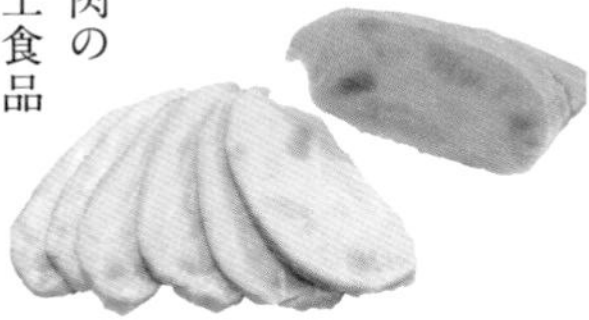

ハム

豚肉を塩漬けし、薫煙したもの。ロースハム、ボンレスハム、生ハムなど種類は多様で、その多くは加熱することで風味が増す。

02.

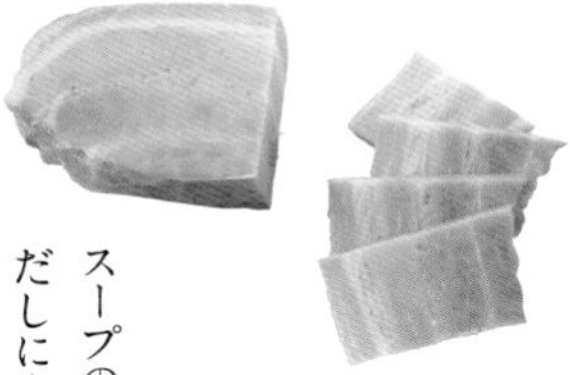

スープのだしにも

ベーコン

豚ばら肉を塩漬けして熟成させた後、長期間薫煙したもの。保存性が高い。脂身にはうま味があり、塩分も強いのでスープのだしとしても使用できる。

03.

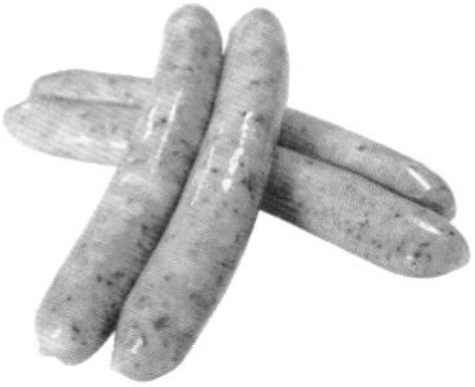

加熱するとうま味アップ

ソーセージ

ひき肉に調味料と香辛料を加え、豚や牛の腸に詰めたものでさまざまな種類がある。加熱すると脂身が溶け、うま味や食感のよさが増す。

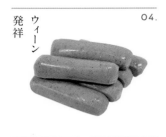

04.

ウィーン発祥

ウィンナー

オーストリアの首都・ウィーンが発祥のソーセージ。日本では、羊の腸に詰めてあり、太さが2cm未満のものをウィンナーとしている（日本農林規格）。

05.

イタリアのドライソーセージ

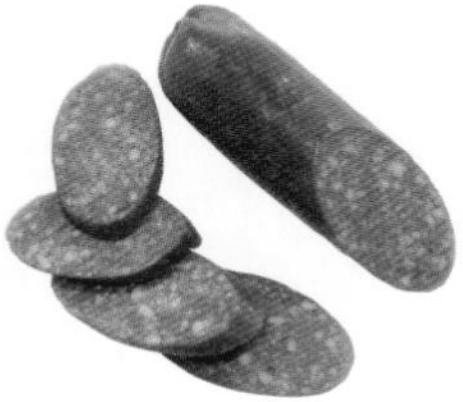

サラミ

イタリア発祥のドライソーセージ。脂身を加えて腸詰めにしたひき肉を、長期間低温で薫煙して乾燥させたもの。長期保存が可能。

06.

牛肉の塩漬け

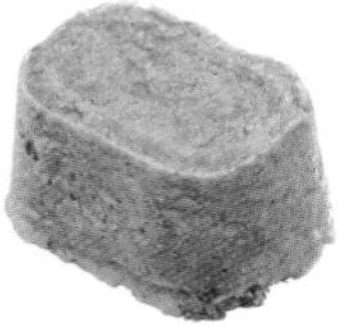

コンビーフ

牛肉を塩漬けにし、缶詰にした食品。100gあたりの成分は、エネルギーが203kcal、たんぱく質が19.8g、脂質が13.0gで、牛肉（サーロイン）と比べると、低カロリーで脂質も低い。加熱処理されている。

07.

主に豚肉を使用

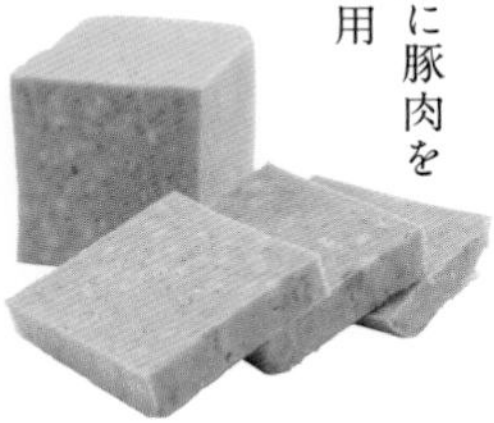

ランチョンミート

生のひき肉を缶に詰めて、高温で加熱殺菌したもの。主に豚肉を使用しているが、牛肉や鶏肉のものもある。別名、ソーセージミート。

旬 通年

06

鶏卵

meat / egg / dairy products

効果
- かぜ予防
- 疲労をやわらげる
- 肌荒れ解消
- 免疫力増強

光にかざすと透けるように見えるものが新鮮

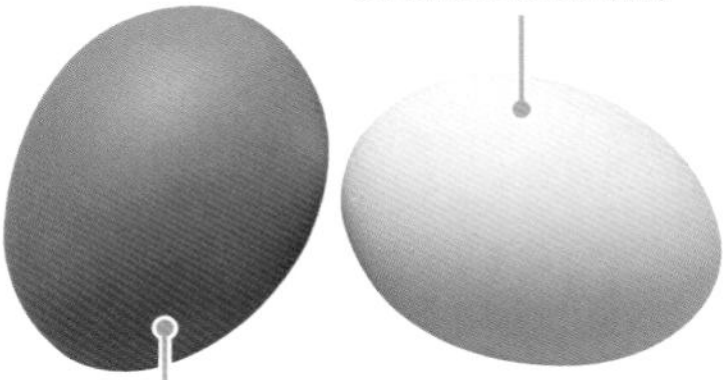

持つと重量感があり、殻表面にザラつきがあるものがよい

からだによく効く 食べあわせ

鶏卵 ＋ じゃがいも

かぜ予防

完全栄養食品といわれる鶏卵に唯一不足しているビタミンC(じゃがいも)を組み合わせる。

保存法

とがったほうを下に向けて冷蔵。

主成分〔可食部100g中〕

エネルギー	151kcal	ビタミンA（レチノール）	140μg
たんぱく質	12.3g	ビタミンE	1.0mg
鉄	1.8mg	ビタミンB_2	0.43mg

ほとんどの栄養を含み 低栄養状態の予防に役立つ

からだをつくるのに必要な栄養素のうち、ビタミンCと食物繊維以外のすべてを含むとされ、高齢者などに見られる低栄養状態の予防に重宝する食品です。**主成分のたんぱく質には必須アミノ酸がバランスよく含まれ、かぜ予防**の効果があります。ビタミンA（レチノール）やビタミンB_2も豊富で、免疫力増強、肌荒れ解消が期待できます。

使い切り＆お役立ち情報

かぜのひき始めに重宝されているたまご酒は、鶏卵の栄養成分と、血行を促進する酒の相乗効果がある。しょうがのしぼり汁を加えればさらにからだが温まる。

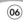

07

牛乳

meat / egg / dairy products

旬 通年

効果
骨を丈夫にする
ストレス緩和
細胞を丈夫にする

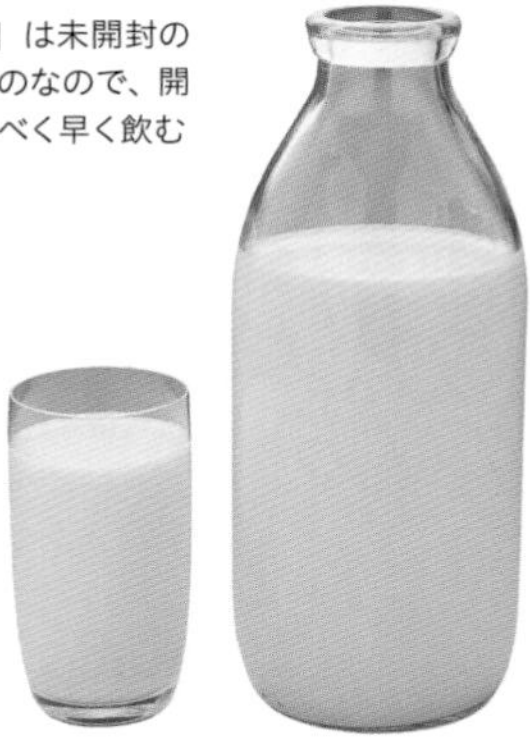

「賞味期限」は未開封の状態でのものなので、開封後はなるべく早く飲む

からだによく効く 食べあわせ

牛乳 ＋ 豚肉

骨を丈夫にする

カルシウムの吸収を高めるたんぱく質（豚肉）と組み合わせると、骨の強化が期待できる。

保存法

冷蔵で保存。

主成分〔可食部100g中〕（普通牛乳）

エネルギー	67kcal	ビタミンB_2	0.15mg
たんぱく質	3.3g		
カルシウム	110mg		

カルシウムが豊富で骨の強化に期待大

カルシウム補給源の代表格とされる理由は、含有量もさることながら、消化吸収率が約40％という高さゆえです。骨や歯を丈夫にし、骨粗しょう症予防が期待されています。カルシウムはイライラの緩和にもつながります。また、脂質や炭水化物をエネルギーに変えるビタミンB_2も豊富で、皮膚や目などの健康維持にはたらきます。

使い切り＆お役立ち情報

冷え性の人はホットミルクにして飲むのがおすすめ。きなこやはちみつを入れると、よりからだが温まる。たんぱく質には美肌づくりも期待できる。

旬 通年

08

チーズ

meat / egg / dairy products

効果
骨を丈夫にする
ストレス緩和
かぜ予防

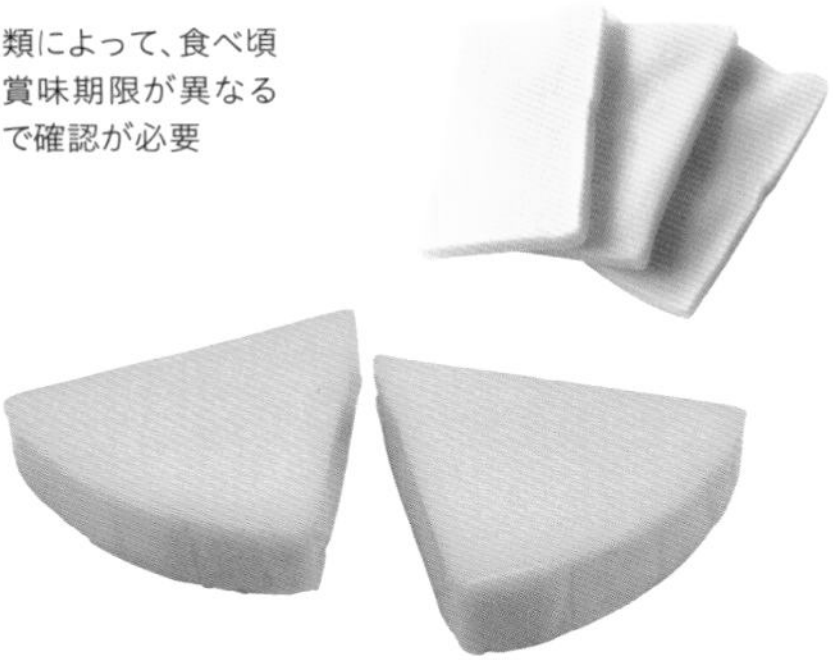

種類によって、食べ頃や賞味期限が異なるので確認が必要

からだによく効く 食べあわせ

チーズ ＋ アーモンド

骨を丈夫にする

カルシウム（両方）とマグネシウム（アーモンド）は、ともに丈夫な骨をつくるのに役立つ。

保存法

冷蔵で保存。

主成分 〔可食部100g中〕（プロセスチーズ）

エネルギー	339kcal	ビタミンB_1	0.03mg
たんぱく質	22.7g	ビタミンB_2	0.38mg
カルシウム	630mg	ビタミンB_{12}	3.2μg

消化吸収率が高いカルシウムで骨を強化

牛乳を乳酸菌と酵素などによって発酵させたナチュラルチーズと、数種類のナチュラルチーズを加熱・混合させたプロセスチーズに分類されます。ともに**牛乳と同様のカルシウムがあり、消化吸収率は牛乳とほぼ同じです**。ビタミンB_2も豊富で、糖質の代謝を促進し、細胞を活性化させ粘膜を保護してかぜ予防に役立ちます。

使い切り&お役立ち情報

チーズにはからだを温める効果があり、カルシウムはイライラや興奮を抑えるはたらきがあるので、冷え性、情緒不安定、不眠症の対策としても役立つ。

09

バター

meat / egg / dairy products

旬 通年

効果
- 肌荒れ解消
- 腸のはたらき強化
- 細胞を丈夫にする

発酵、未発酵、食塩不使用など、製品の情報を確認して選ぶ

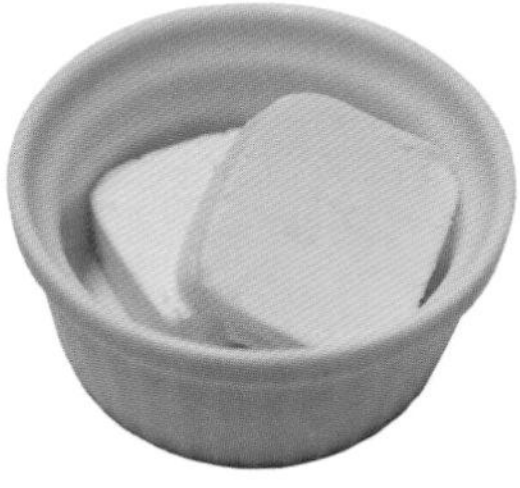

からだによく効く 食べあわせ

バター ＋ にんじん

肌荒れ解消

皮膚や粘膜を健康に保つビタミンAに、抗酸化作用のあるβ-カロテン（にんじん）を組み合わせ、肌荒れを解消する。

保存法

冷蔵で保存。

主成分〔可食部100g中〕（有塩バター）

エネルギー	745㎉	ビタミンE	1.5㎎
カルシウム	15㎎	ビタミンD	0.6μg
ビタミンA（レチノール）	500μg		

ビタミンAが豊富で肌荒れ解消に最適

主成分が乳脂肪のため、からだに悪いという印象を持つ人もいますが、食用油脂の中ではもっとも消化がよく、ビタミンA（レチノール）、ビタミンE、Dが豊富です。特に**ビタミンAは牛乳よりも豊富で、皮膚や粘膜を健康に保つはたらきがあります**。未発酵のものが多く流通していますが、最近では発酵バターも増えています。

使い切り&お役立ち情報

バターで気になるのが塩分だが、最近では無塩バターも多く流通している。原料の牛乳に微量の塩分が含まれているため、「食塩不使用バター」ともいわれる。

⑩

ヨーグルト

meat / egg / dairy products

旬 通年

効果
腸のはたらき強化
骨を丈夫にする
コレステロール改善

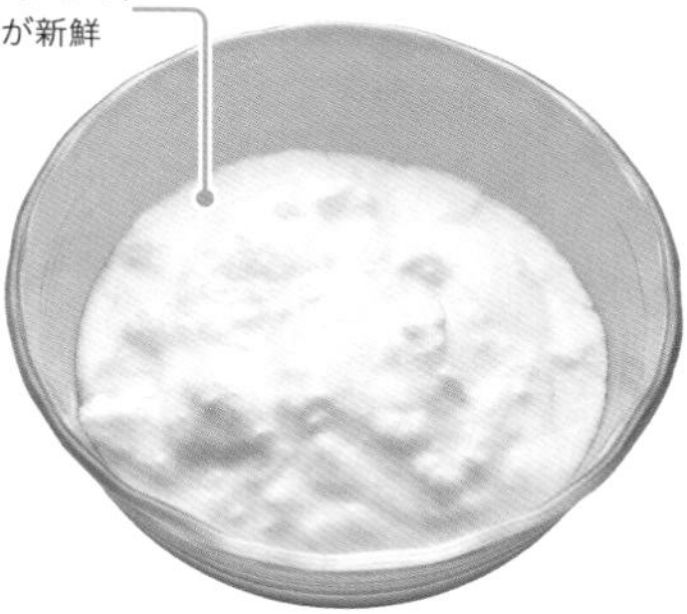

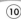

からだによく効く 食べあわせ

ヨーグルト ＋ オレンジ

骨と肌を丈夫にする

骨を丈夫にするカルシウムに、コラーゲンの生成を促すビタミンC（オレンジ）の組み合わせで、美肌づくも期待できる。

保存法

冷蔵で保存。

主成分〔可食部100g中〕（全脂無糖）

エネルギー	62㎉	ビタミンB2	0.14mg
たんぱく質	3.6g		
カルシウム	120mg		

乳酸菌が善玉菌を増やし腸内環境を整える

牛乳に乳酸菌を加えて発酵させたものがヨーグルト。乳酸菌によりたんぱく質や脂質が分解され、より消化吸収がしやすくなっています。さらに**乳酸菌は腸内の善玉菌を増やして悪玉菌を減らし、整腸作用にはたらきます**。豊富なカルシウムも乳酸菌により吸収が促進されるので、丈夫な骨をつくることが期待できます。

使い切り＆お役立ち情報

カルシウムは温めると吸収力が高くなる。味、栄養の組み合わせともに相性のよい果物を合わせたホットスムージーも人気。人肌程度に温めるのがおすすめ。

穀類・豆類・藻類

grains
beans
algae

穀類はエネルギー源となり、食物繊維が豊富なところにも注目。ダイエット目的で糖質制限をする人もいますが、糖質も健康維持に大切な栄養素です。たんぱく質が豊富な豆類、ミネラルが豊富な藻類も大事な成分を含んでいるので積極的に摂りましょう。

旬 8月下旬～11月

01

こめ

grains / beans / algae

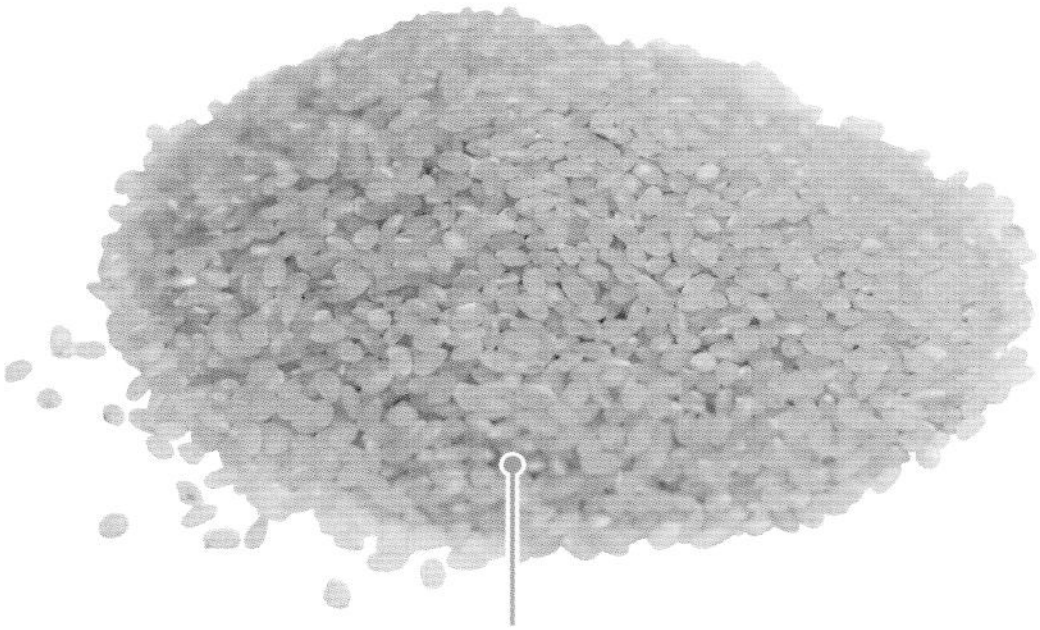

ツヤと透明感があって粒がそろっており、精米日が新しいものを選ぶ

効果
免疫力増強
疲労をやわらげる
胃腸のはたらき強化

保存法

高温多湿を避け、密閉。

主成分〔可食部100g中〕（精白米 うるち米）

エネルギー	358kcal	カリウム	89mg
たんぱく質	6.1g	ビタミンB_1	0.08mg
炭水化物	77.6g	食物繊維	0.5g

たんぱく質とビタミンB_1で免疫力増強と疲労回復

精米の段階により、玄米（ぬか、胚芽を残す）、胚芽米（胚芽を残す）、精白米（胚乳のみ）に分けられます（左ページ図）。一般的に食べられている精白米は食感がよく、主成分の糖質の消化もよく、胃腸への負担が少ないのが特徴です。**からだのもととなるたんぱく質は、免疫力を増強させる効果があり、健康なからだづくりの主食にふさわしい食材**といえるでしょう。

玄米は、食物繊維、ビタミンE、鉄を豊富に含みます。ビタミンB群も豊富で、特にビタミンB_1は糖質をエネルギーに変え、疲労をやわらげます。

調理のコツ

精米技術が進化しているため、こめは“研ぐ”より“すすぐ”という感覚でよい。すすぎすぎるとビタミンB_1が流出するので、水を替えて3〜4回繰り返す。炊き込みごはんなどでほかの食材を組み合わせて栄養バランスを整えよう。

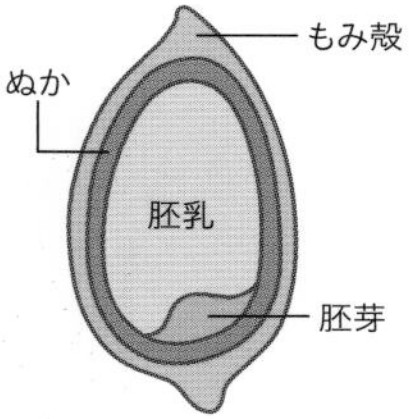

種類と品種

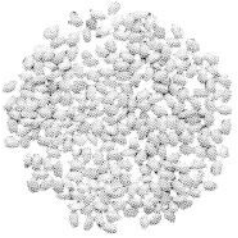

もち米

粘りや甘味が強い。もちや和菓子の原料で、赤飯やおこわにも利用される。

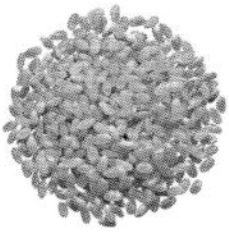

玄米

ぬかや胚芽を残し、もみ殻だけを除いたもの。ビタミンE、B_1は精白米（玄米からぬか・胚芽を除いたもの）の4倍以上。

加工品

ビーフン

中国発祥の米粉の麺。アジア全般で食され、日本では炒め物や汁物にすることが多い。

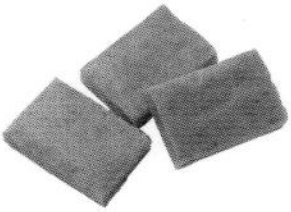

玄米もち

精白していないもち米でつくったもち。粒の残った食感を楽しめる。

からだによく効く 食べあわせ

精白米 ＋ だいず

免疫力増強

こめのたんぱく質に少ないリジンをだいずで補うことで、質を高め、免疫力増強により期待できる。

玄米 ＋ ごま

疲労をやわらげる

糖質を素早くエネルギーに変えるビタミンB_1（ごま）を組み合わせると、疲労をやわらげるのに役立つ。

02

ごま

grains / beans / algae

効果
- 血流改善
- 骨を丈夫にする
- 免疫力増強
- 疲労をやわらげる

旬 9〜10月

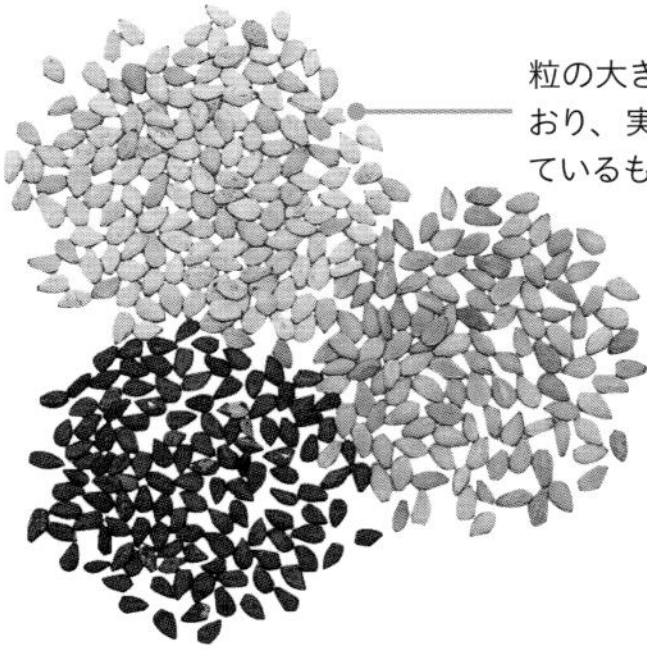

粒の大きさがそろっており、実が引き締まっているものを選ぶ

からだによく効く食べあわせ

ごま ＋ さやいんげん

細胞を丈夫にする

ごまのセサミン、さやいんげんのβ-カロテンには、ともに抗酸化作用があり、細胞を丈夫にし、抵抗力を高める。

保存法

高温・多湿を避け、冷暗所で保存。

主成分〔可食部100g中〕（乾）

エネルギー	586kcal	ビタミンE	0.1mg
たんぱく質	19.8g	ビタミンB_2	0.25mg
亜鉛	5.5mg		

セサミンの力が血管の老化予防に役立つ

料理や食材にひと振りふた振りするだけで、栄養効果が高まるごま。**セサミンには強い抗酸化作用があり、血流改善や肝機能強化、免疫力増強、疲労回復**などの効果が期待されます。また、α-リノレン酸、リノール酸、オレイン酸などの不飽和脂肪酸が約5割を占め、悪玉コレステロールの抑制にもはたらきます。

使い切り&お役立ち情報

ごまは種皮の内側に栄養がたっぷり。炒ってすりつぶすと、種皮が壊れて栄養成分の消化吸収力を高められる。カルシウムは骨の形成にも役立つ。

03

むぎ

grains / beans / algae

旬 夏～秋

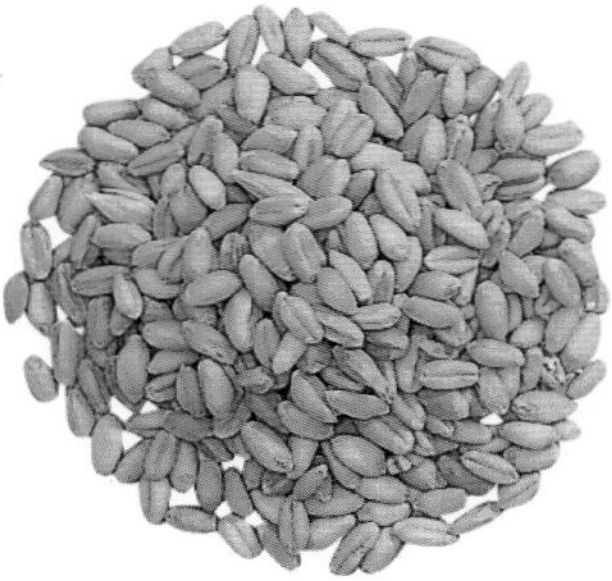

※写真は小麦

効果
免疫力増強
腸のはたらき強化
コレステロール改善

からだによく効く 食べあわせ

押しむぎ ＋ トマト

免疫力増強

腸内環境を整える食物繊維に、抗酸化作用があるリコピン（トマト）を組み合わせることで、健康維持が期待できる。

主成分〔可食部100g中〕（こむぎ 玄穀）

エネルギー	337kcal	カリウム	440mg
たんぱく質	10.8g	ビタミンB_1	0.41mg
食物繊維	14.0g	ビタミンB_2	0.09mg

豊富な食物繊維が便通を促す

小麦は麺類やパン、大麦はビール、ライ麦は黒パンやビール、ウォッカの材料として用いられています。主成分は炭水化物とたんぱく質で、**食物繊維も多く含まれているため、便通を促す、コレステロール値や血糖値を調整するはたらき**が期待できます。特に大麦を加工した押し麦は食物繊維が豊富で、腸のはたらきを高めます。

使い切り＆お役立ち情報

小麦の表皮や胚乳、胚芽をつけたままの状態で加工してつくられた小麦粉を全粒粉という。小麦粉よりも食物繊維が豊富なため注目されている。

穀物の種類・加工品

Cereals

01.

肥満解消が期待できる

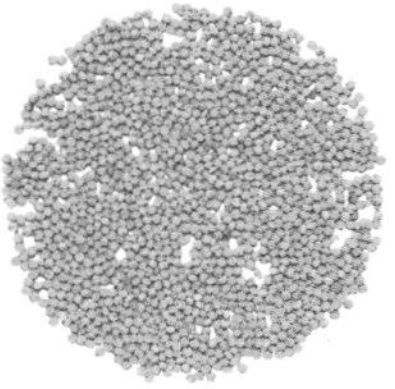

あわ

もちあわ、うるちあわの2種類がある。ともに鉄、マグネシウム、カリウムなどのミネラルが豊富。食物繊維も多く、善玉コレステロールの増加や、中性脂肪の低下にはたらき、血流改善や肥満解消が期待できる。

02.

疲労をやわらげる

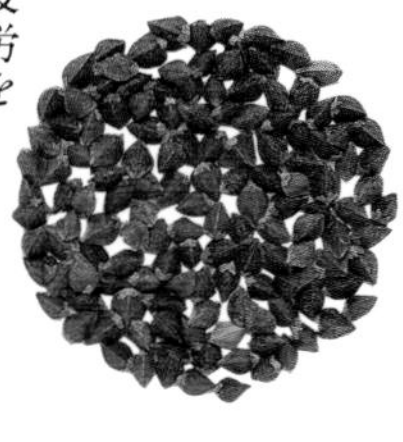

そば

ビタミンB_1が糖質の代謝を、アミノ酸が体力の回復を促し、疲労回復や夏バテ予防に活躍する。豊富なルチン、たんぱく質、食物繊維のはたらきで、血管を丈夫に保ち、血流改善にも期待できる。

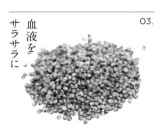

03.

血液をサラサラに

きび

日本では古くから食されており、五穀のひとつとされ、雑穀米に入っていることが多い。ミネラルや食物繊維が豊富に含まれており、血液中の善玉コレステロールを高める効果があるといわれている。

04.

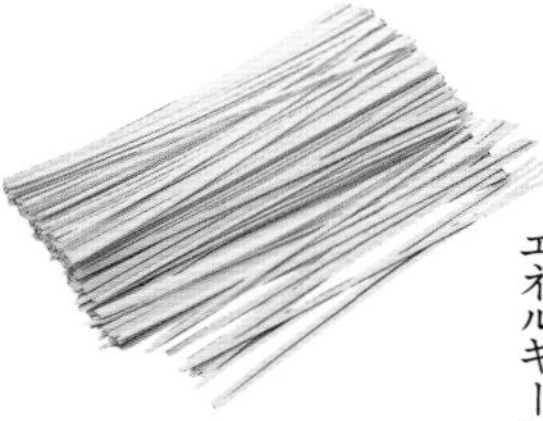

即効性のエネルギー源

うどん（乾麺）

小麦粉を原料とする麺で、でんぷん（糖質）とたんぱく質が主成分。消化しやすいので胃腸への負担が少なく、即効性のエネルギー源として重宝される。

05.

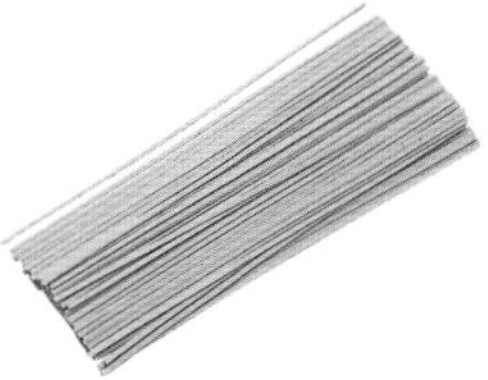

血圧や血糖値の改善に期待

そば（乾麺）

穀類のそばを原料にしており、小麦を原料にした麺よりもたんぱく質が良質で、糖質の代謝を促すビタミンB_1や、高血圧予防に有効とされるルチンを含んでいる。

06.

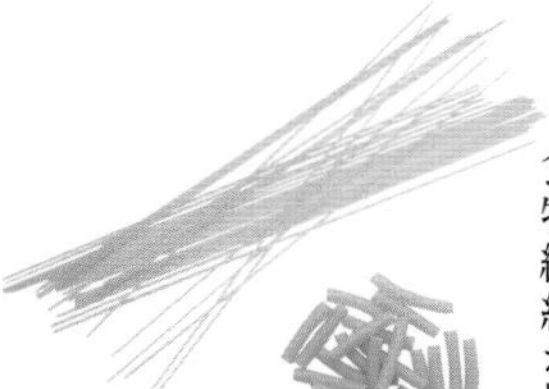

こめより食物繊維が豊富

パスタ

小麦粉と鶏卵が主成分で、たんぱく質を多く含む。精白米よりも食物繊維の量が多く、野菜などの具材をうまく組み合わせると、栄養バランスを整えやすい。

07.

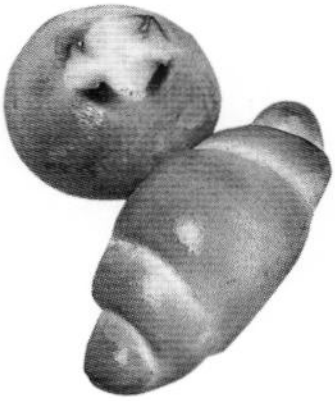

ほかの食材と組み合わせやすい

パン

小麦粉と酵母菌をベースに、種類によって油脂や鶏卵、塩、砂糖などを加えてつくる。全粒粉にしたり、雑穀を混ぜ込んだりしたものは、食物繊維やビタミン、ミネラルなどの栄養価が高い。

旬 9〜11月

04

だいず

grains / beans / algae

効果
疲労をやわらげる
血流改善
骨を丈夫にする
貧血予防

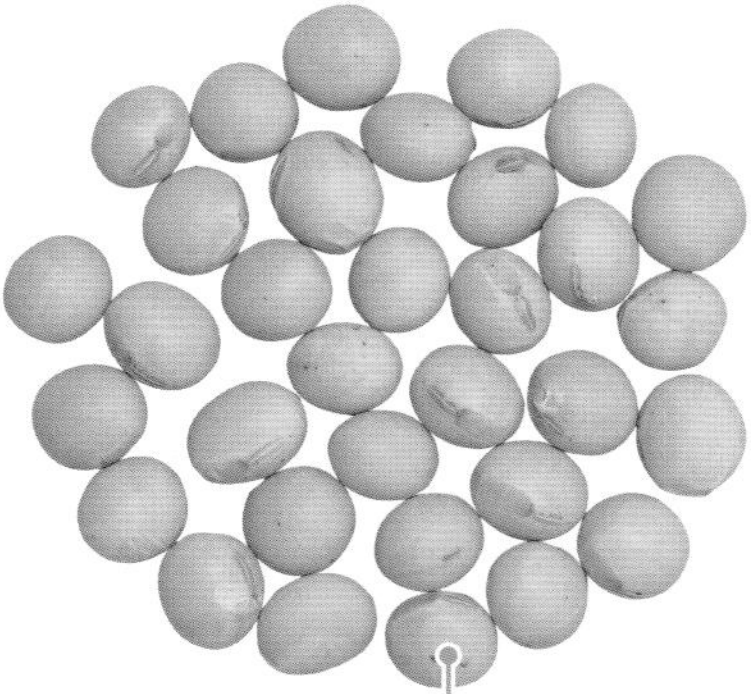

つるの子だいず（大粒の品種）は、食べごたえがあり、煮豆に向く

保存法

湿度の低い冷暗所で保存。

主成分〔可食部100g中〕（国産・黄だいず）

エネルギー	422kcal	カルシウム	180mg	食物繊維	21.5g
たんぱく質	33.8g	鉄	6.8mg		
カリウム	1,900mg	ビタミンB_1	0.71mg		

良質のたんぱく質で体力増進や体調維持に貢献

「畑の肉」とも呼ばれるほど優れた栄養価があり、加齢や病気で低栄養状態になるのを防ぐのに有効な食材です。特に**良質のたんぱく質を含んでおり、筋肉づくりはもちろん、体力増進や体調維持にはたらきます**。骨を丈夫にするカルシウム、貧血予防にもなる鉄も豊富です。

また、女性ホルモンのエストロゲンと似たはたらきを持つイソフラボンを含み、骨粗しょう症の予防にも期待できます。そのほか、カリウムやビタミンB₁、食物繊維なども多く、からだの健康維持において頼もしい食材です。

調理のコツ

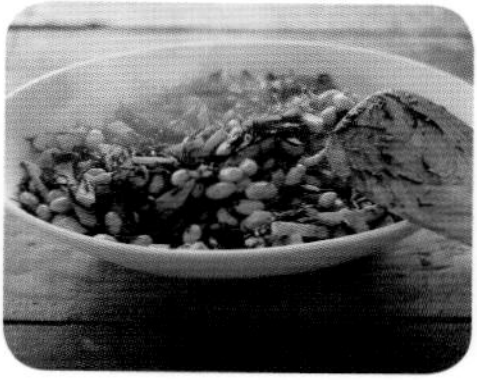

消化吸収をよくするには煮る調理が最適。ただし、カリウムや鉄は水溶性で水に溶け出しているため、煮汁も一緒に飲むようにすること。加工品を料理に活用し、上手に栄養を摂取するのもよい。

使い切り＆お役立ち情報

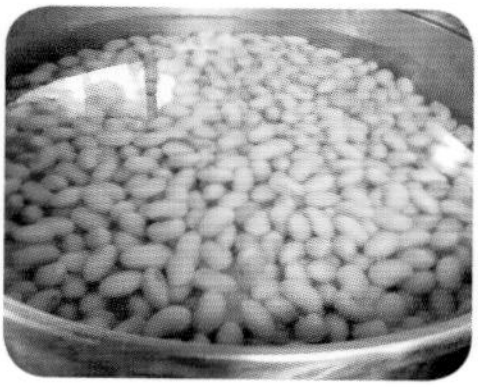

乾燥だいずの戻し方は、①水でよく洗った後、豆の3倍程度の水に約8時間浸け、②豆が2倍くらいにふくらんだら、たっぷりのお湯でやわらかくなるまでゆでる。

品種

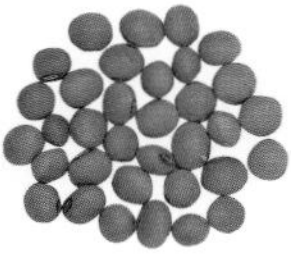

青だいず

緑色の皮が特徴で、きな粉などに用いる。

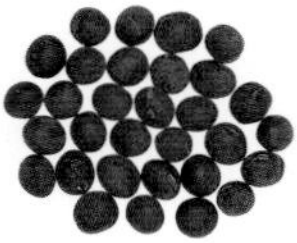

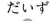

黒だいず

旬は10月で、煮豆などにして食べる。

からだによく効く 食べあわせ

だいず ＋ こんぶ

夏バテ予防

暑さで消費されるビタミンB_1と、汗とともに失われるカリウム（こんぶ）をつねに一緒に摂り、夏バテ予防に役立てる。

だいず ＋ ひじき

骨を丈夫にする

だいずのイソフラボンは女性ホルモン類似のはたらきで骨を丈夫にする。ひじきのカルシウムも骨を丈夫にする。

05

豆腐

grains / beans / algae

効果
- 疲労をやわらげる
- ストレス緩和
- コレステロール改善
- 腸のはたらき強化

旬 通年

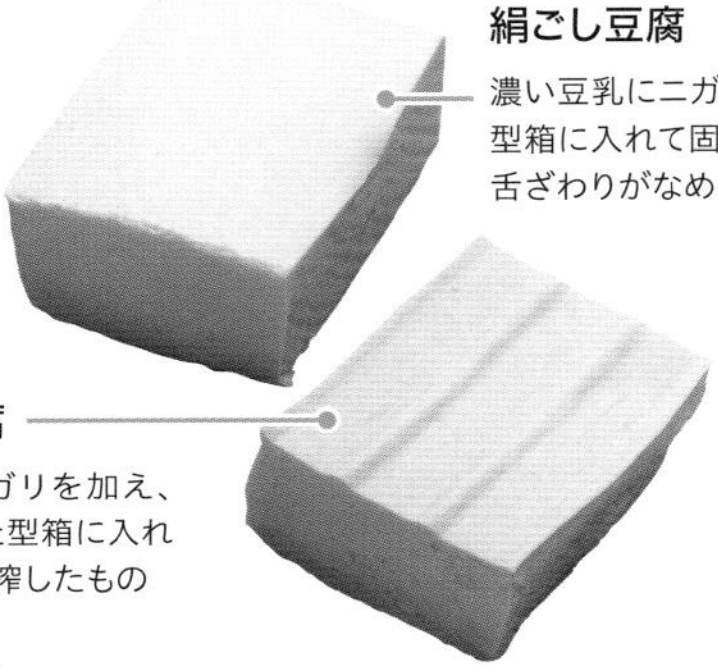

絹ごし豆腐

濃い豆乳にニガリを加え、型箱に入れて固めたもの。舌ざわりがなめらか

木綿豆腐

豆乳にニガリを加え、布を敷いた型箱に入れて固め、圧搾したもの

からだによく効く 食べあわせ

豆腐 ＋ 豚肉

疲労をやわらげる、夏バテ予防

暑さのストレスで消費されるたんぱく質に、糖質をエネルギーに変えるビタミンB_1（豚肉）を組み合わせる。

保存法

水に浸して冷蔵。

主成分〔可食部100g中〕（木綿豆腐）

エネルギー	80㎉	カルシウム	93㎎
たんぱく質	7.0g	鉄	1.5㎎
カリウム	110㎎		

豊富な必須アミノ酸で 加齢による衰えを防ぐ

原料であるだいずの栄養を手軽に摂れる食材。肉に匹敵するほどの良質なたんぱく質を含み、その中でも必須アミノ酸の**リジン、フェニルアラニン、トリプトファンが豊富で、疲労回復やストレス緩和**が期待できます。

また、リノール酸はコレステロールの低下を促し、大豆オリゴ糖が腸のはたらきを高めます。

調理のコツ

鉄やビタミンB_1は水溶性のため、ゆでるより炒める調理のほうが適している。ただし、ビタミンB_1は熱に弱いので、短時間で炒めるようにしよう。

旬 通年

06

納豆

grains / beans / algae

効果
血流改善
肥満解消
腸のはたらき強化
細胞を丈夫にする

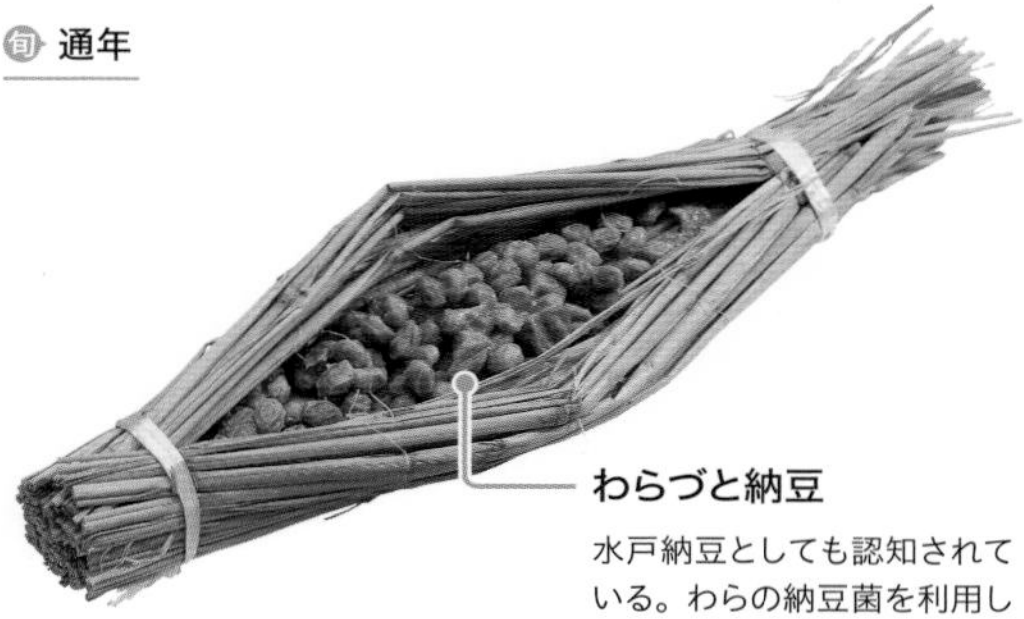

わらづと納豆

水戸納豆としても認知されている。わらの納豆菌を利用してゆでただいずを発酵させる伝統的な手法でつくったもの

からだによく効く 食べあわせ

納豆 + オクラ

血流改善

血液をサラサラに保つナットウキナーゼと食物繊維（両方）に、たんぱく質の吸収を助けるムチン（オクラ）を組み合わせる。

保存法

冷蔵で保存。

主成分 〔可食部100g中〕（糸引き納豆）

エネルギー	200kcal	カルシウム	90mg	食物繊維	6.7g
たんぱく質	16.5g	鉄	3.3mg		
カリウム	660mg	ビタミンB_2	0.56mg		

血液を健康に保つナットウキナーゼが豊富

納豆菌のはたらきでたんぱく質分解酵素や脂肪分解酵素が生成されているため、スムーズな消化吸収を促します。納豆特有のネバネバ成分は便秘解消につながります。**血栓を溶かすナットウキナーゼも豊富で、血液を健康な状態に保つのに役立ちます**。ビタミンB_2も多く、脂質の代謝を助けて肥満を予防し、皮膚や粘膜の健康も保ちます。

使い切り&お役立ち情報

納豆をたたいてみそ汁に入れた「納豆汁」を飲むと長寿になるといわれる。納豆の栄養価と、同じくだいず加工品のみそとの相乗効果が関係しているのだろう。

07

豆乳

grains / beans / algae

効果
血流改善
コレステロール改善
血糖値の抑制

旬 通年

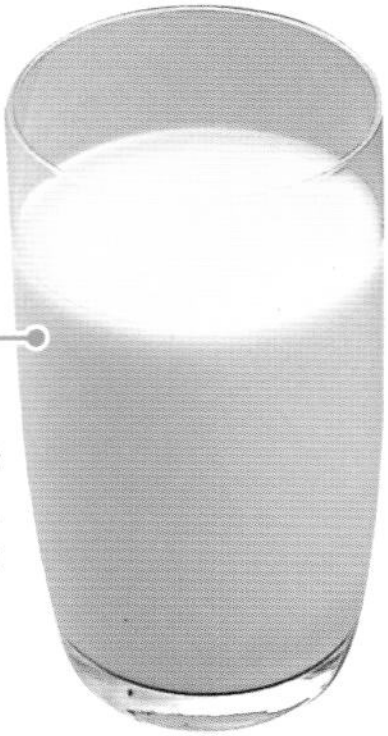

大豆固形分の割合が高い無調整豆乳のほうが、大豆のたんぱく質量も多い

からだによく効く 食べあわせ

豆乳 ＋ 鶏肉

免疫力増強

コレステロール低下作用があるたんぱく質に、免疫力を高めるビタミンA（鶏肉）を組み合わせ、免疫力増強に期待。

保存法

冷蔵で保存。

主成分〔可食部100g中〕

エネルギー	46kcal	ビタミンB1	0.03mg
たんぱく質	3.6g	ビタミンE	0.1mg
カリウム	190mg		

ビタミンEとリノール酸で血行を促進させる

豆腐をつくる過程でできる豆乳は、近年の健康志向で注目されている食材です。牛乳に比べるとカルシウムやビタミンAは少なめですが、ビタミンEや不飽和脂肪酸のリノール酸が豊富です。**ビタミンEは血行をよくし、ホルモン分泌を活性化させるはたらきがあります**。リノール酸は血行をよくし、血糖値や血圧を下げる作用があります。

調理のコツ

豆腐をつくる過程で豆乳をしぼったかすが、おから。栄養価に優れており、特に乾燥おから（おからパウダー）は保存性が高いので、使い勝手がよい。

旬 通年

08

みそ

grains / beans / algae

効果
免疫力増強
細胞を丈夫にする
骨を丈夫にする

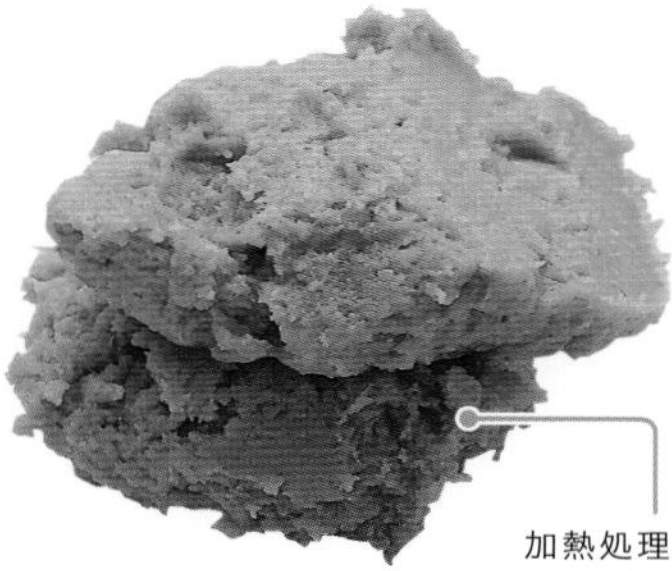

加熱処理されていないものは、酵素が活きている

からだによく効く 食べあわせ

みそ ＋ わかめ

血流改善

みその茶色の色素には抗酸化作用がある。これに血圧低下作用があるカリウム（わかめ）を組み合わせると効果が高まる。

保存法

冷蔵または冷凍（みそは冷凍しても固まらない）。開封後はラップをして酸化を防ぐとよい。

主成分〔可食部100g中〕（米みそ 甘みそ）

エネルギー	217kcal	ビタミンB_{12}	0.1μg
たんぱく質	9.7g	鉄	3.4mg
ビタミンB_1	0.05mg	食物繊維	5.6g

栄養の消化吸収がよく免疫力増強に期待

蒸してつぶしただいずに、こうじと塩を加え発酵させたのが、みそ。発酵によってだいずよりも栄養素が消化吸収されやすくなっていますが、塩分の摂りすぎに気をつけたいところです。

だいずと同様に良質なたんぱく質を持ち、**アミノ酸が豊富で、筋肉づくりや細胞の強化、免疫力増強**などが期待できます。

使い切り＆お役立ち情報

みそ同様に日本の伝統的な調味料であるしょうゆは、だいず、小麦、塩などを発酵、熟成させたものをしぼってつくる。ミネラルや酵素が豊富。

豆の種類

Beans

01.

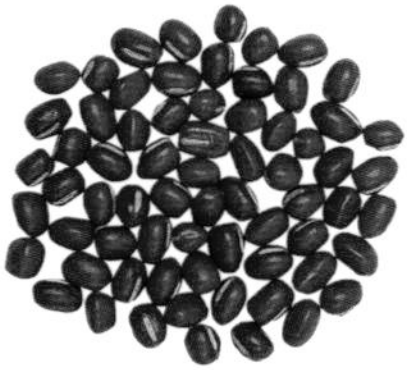

幅広い栄養素を含む

あずき

和菓子や赤飯でおなじみ。たんぱく質と炭水化物のほか、ビタミンB_1、カリウム、カルシウム、鉄、食物繊維などの栄養素をバランスよく含む。皮に含まれるサポニンという成分は、抗酸化作用や利尿作用がある。

02.

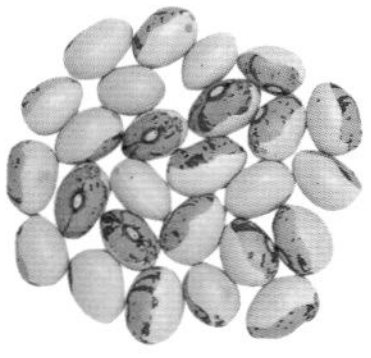

骨を丈夫にする

いんげんまめ

200以上の種類があるいんげんまめは、たんぱく質や炭水化物、食物繊維を含み、疲労をやわらげたり排便を促したりするのに役立つ。特にカルシウムが多く、骨を丈夫にすることが期待できる。

03.

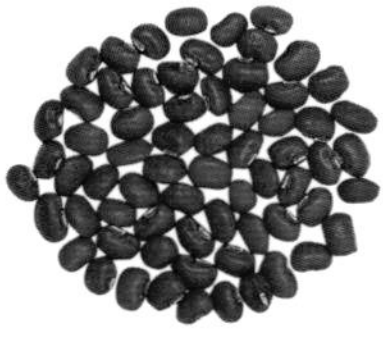

疲労をやわらげる

ささげ

皮が丈夫で破れにくいため赤飯に用いられることがあるが、あずきとは別の品種。炭水化物とたんぱく質がエネルギー源となり、体力向上につながる。解毒作用や利尿作用にも期待できる。

04.

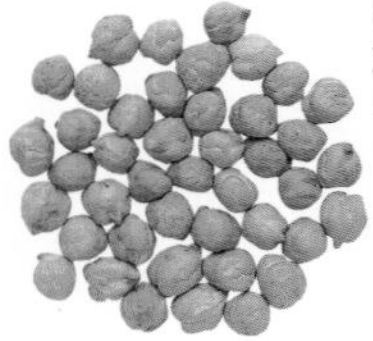

血流改善にはたらく

ひよこまめ

形がひよこに似ていることが名前の由来。甘くホクホクした食感が特徴で、煮込み料理やサラダに用いられる。たんぱく質、ビタミンB_1・B_2、食物繊維を含み、特にカリウムが豊富で血流改善が期待できる。

05.

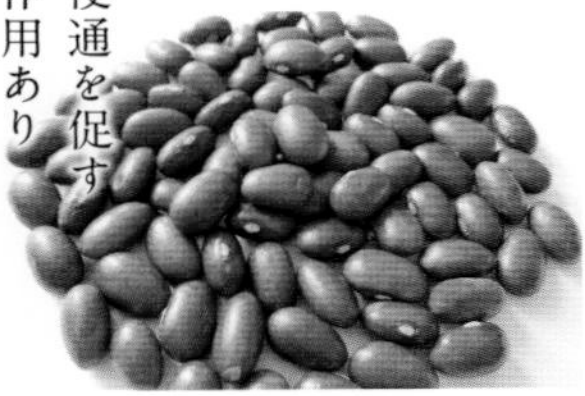

便通を促す作用あり

金時豆

いんげんまめの中でも代表的な銘柄で、赤紫色をしており、甘納豆や煮豆として用いられる。糖質とたんぱく質が主成分で、ビタミンB_1、鉄、カリウムを多く含む。食物繊維も豊富で便通を促す作用がある。

06.

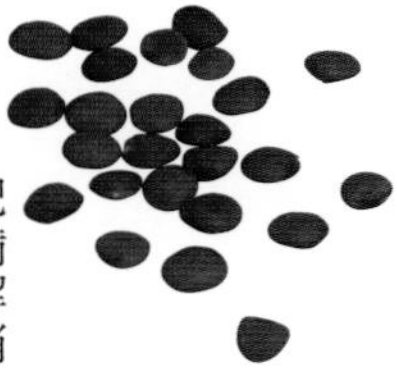

肥満解消に役立つ

レンズ豆

和名はひらまめで、凸レンズの形状に似ていることからレンズ豆と名づけられた。カレーやスープ、煮込み料理に用いられる。低カロリーで食物繊維を多く含むため、ダイエット中の食材としても最適。

07.

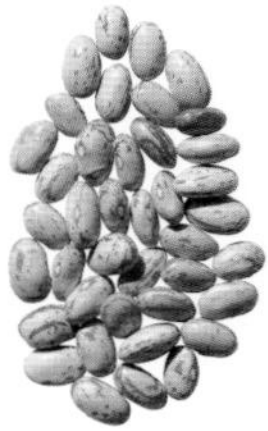

骨の健康維持に貢献

うずらまめ

いんげんまめの一種で、種皮の模様がうずらの卵に似ていることから名づけられた。煮豆や甘納豆の原料として用いられる。カルシウム、鉄、亜鉛、銅などのミネラルが豊富なのも特徴。

旬 通年

09

酢

grains / beans / algae

効果
疲労をやわらげる
免疫力増強
むくみ解消

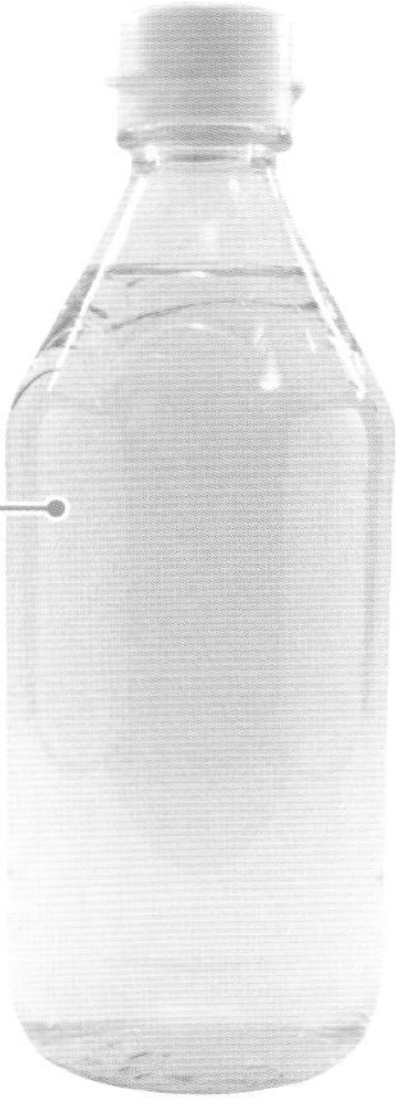
醸造酢は混ざり物が少ない

保存法

冷蔵で保存。

主成分〔可食部100g中〕（米酢）

エネルギー	46kcal	炭水化物	7.4g
カリウム	16mg		
ビタミンB12	0.1μg		

代謝をよくし 疲労をやわらげる

さまざまな調味料として多用される酢は、**代謝をよくし、疲労物質である乳酸の分解を促し、さらに摂取した食べ物を効率よくエネルギーに変えるのに役立つ**ため、疲労回復や免疫力増強の効果が期待できます。

また、むくみ解消にはたらくカリウムが豊富で、魚介類などほかの食材と組み合わせれば、その食材のカルシウムの吸収率を高めるはたらきもあります。カリウムは水溶性なのでドレッシングにすれば栄養をムダにしなくてすみます。スムージーなど飲み物に混ぜて活用するのもおすすめです。

調理のコツ

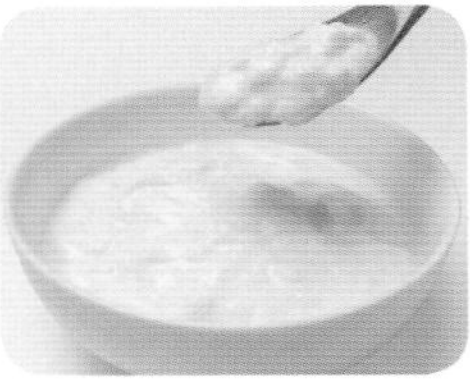

酢はカルシウムの吸収率を高めるはたらきがあるので、ヨーグルトと合わせると、骨や歯の健康維持が期待できる。果物と合わせてスムージーにしたり、ドレッシングとしてサラダにかけたり、用途は多岐にわたる。

使い切り＆お役立ち情報

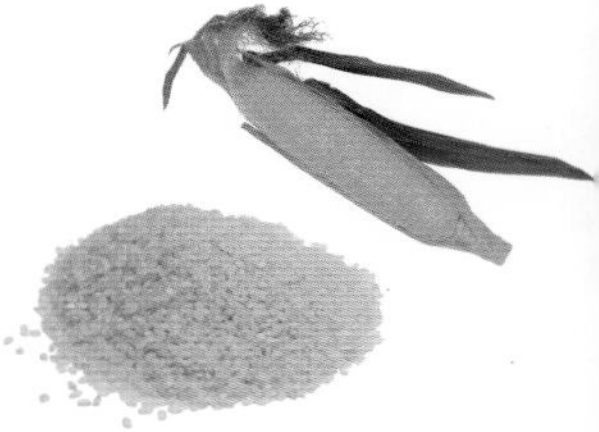

小麦やとうもろこしなどを原料にした穀物酢や米を原料にした米酢がポピュラー。 また複数の種類を原料にしてバランスよくブレンドしたものもある。原料によって風味だけでなく、栄養バランスも異なる。

酢の原料

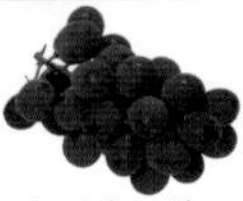

ワインビネガー

ぶどう果汁を発酵させた後、酢酸菌で発酵させた食酢。赤と白がある。

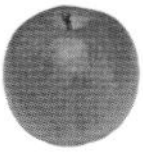

りんご酢

原料がりんごの食酢。ペクチンと酢酸が血糖値の上昇を抑制する。

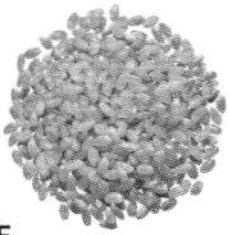

黒酢

玄米、麹菌、水を自然発酵、熟成させたもの。ビタミンとミネラルが豊富。

からだによく効く 食べあわせ

酢 ＋ 牛乳

骨を丈夫にする

酢のカリウムはカルシウムの吸収を高めるはたらきがある。 カルシウムが豊富な牛乳と組み合わせ、骨の強化に期待。

酢 ＋ さけ

疲労をやわらげる

疲労をやわらげるクエン酸に、免疫力を高めるたんぱく質（さけ）を組み合わせると、相乗効果が生まれる。

⑩

ココナッツオイル（ココナッツパウダー）

効果
肌荒れ解消
肥満解消
腸のはたらき強化
免疫力増強

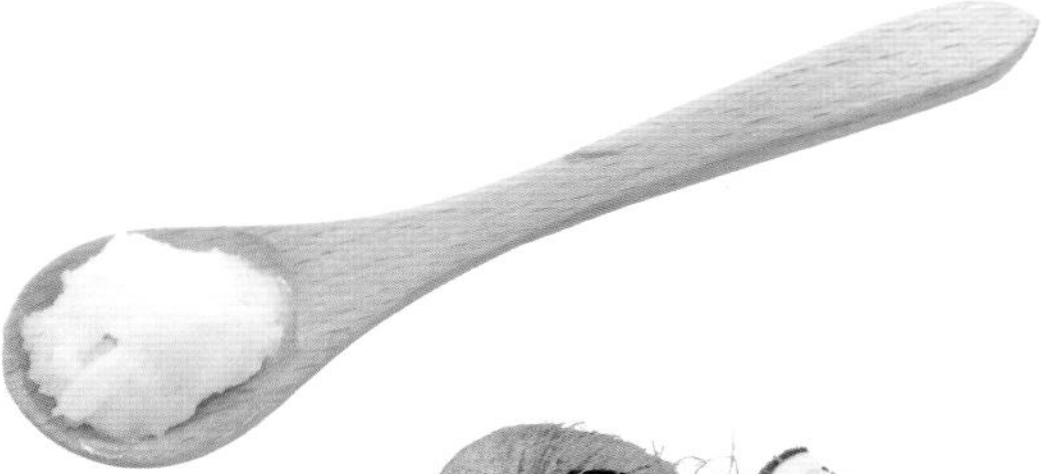

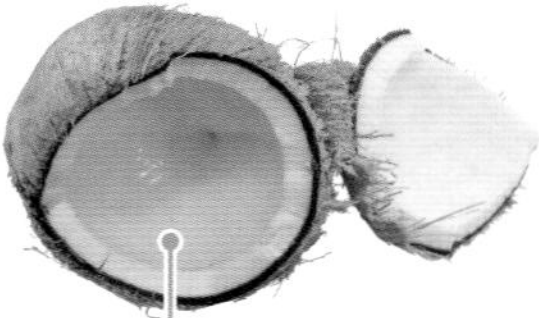

ヴァージンココナッツオイルは、無添加でヤシ100%の油でできているため、安全でミネラルが豊富

保存法

直射日光が当たらない涼しい場所で保存。冷蔵庫での保存も可能だが、固まる可能性があるので注意。

主成分 〔可食部100g中〕（ココナッツオイル ※やし油）

エネルギー	921kcal	中鎖脂肪酸	60.0g
ビタミンE	0.3mg	脂質	100.0g
飽和脂肪酸	83.96g		

腸内をきれいに整え 美容全般に期待

ココナッツから抽出されたココナッツオイルは、ほかの植物油と比べて中鎖脂肪酸が多く、脂肪燃焼効果が上がるといわれています。また、**腸のぜん動運動を促す作用があり、整腸作用**も期待できます。その結果、免疫力を増強させたり、肌荒れを解消したりなど、さまざまな健康効果につながります。

またココナッツパウダーは、ココヤシの実の胚乳をすりおろし、粉末状に加工したものなので、さまざまな料理に混ぜ込んで使えます。ココナッツの風味が豊かで、オイルと同様の効果が期待できます。

調理のコツ

ココナッツオイルは、加熱しても酸化しにくいので、さまざまな加熱料理に向いている。また、コレステロール低下の作用があるビタミンEも熱に強い。お菓子や、コーヒーなどのドリンクにも使用できる。

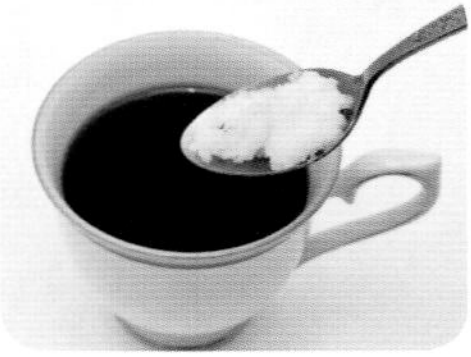

使い切り＆お役立ち情報

ココナッツオイルには保湿効果があるとされ、スキンケアやヘアケアとしての商品も流通している。美容専用の商品を活用しよう。

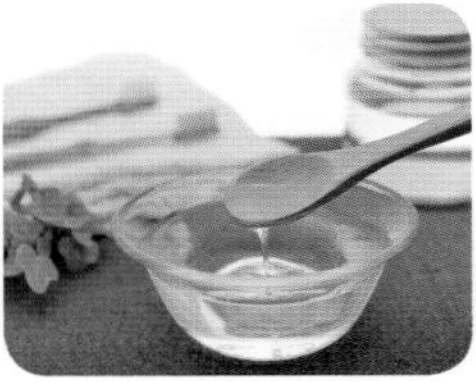

種類

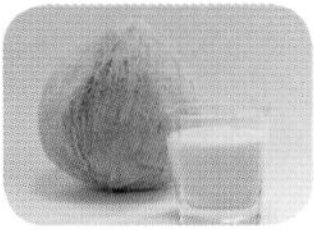

ココナッツミルク

ココナッツの胚乳からつくられたもので、牛乳アレルギーの代替製品としても注目されている。タイ料理をはじめ、エスニック料理で多用される。

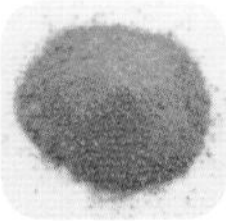

その他

ココナッツウォーター、ココナッツシュガーなど、ココナッツを原料にしたさまざまな製品が流通している。

からだによく効く食べあわせ

ココナッツオイル ＋ りんご

美容にはたらく❷

ココナッツオイルの中鎖脂肪酸は体脂肪になりにくく、りんごのペクチンは便通をスムーズにするはたらきがある。

ココナッツパウダー（ミルク）＋ いちご

美容にはたらく❶

ココナッツパウダー（ミルク）の中鎖脂肪酸はダイエットに役立ち、いちごのビタミンCはコラーゲンの生成を促す。

旬 通年

⑪

はちみつ

grains / beans / algae

効果
疲労をやわらげる
のどのはれを予防
咳止め
口内環境を整える

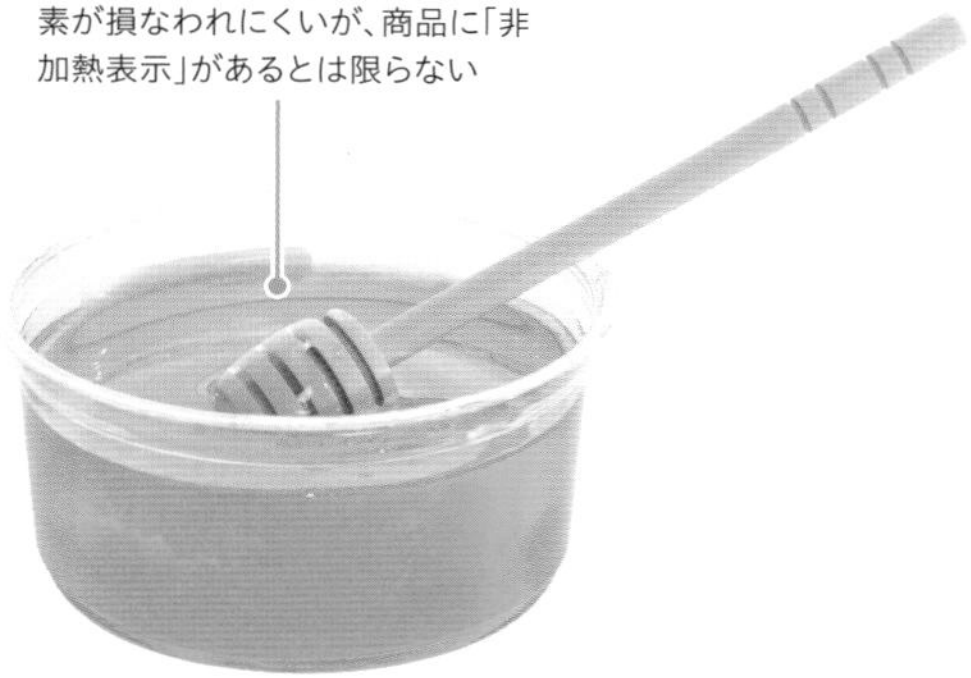

非加熱（低温加熱）のものは栄養素が損なわれにくいが、商品に「非加熱表示」があるとは限らない

保存法

直射日光が当たらない涼しい場所で保存。

主成分〔可食部100g中〕

エネルギー	303kcal	ナイアシン	0.3mg
炭水化物	81.9g	カルシウム	4mg
ビタミンB_2	0.01mg	鉄	0.2mg

素早くエネルギーになり疲労回復にはたらく

ミツバチが植物の花蜜を採取し、巣房に貯えて熟成させたはちみつ。採取する植物によって色や香りが異なり、さまざまな種類があります。甘味度が砂糖よりも高いことから、料理やお菓子の甘味づけとして優れています。**主成分は果糖やブドウ糖などの糖分。エネルギーに素早く変化する**ため、疲労回復の効果が期待できます。

また殺菌作用のあるグルコン酸や、強い殺菌力のあるグルコースオキシターゼという酵素も含まれているため、のどの炎症、咳止め、口内の環境を整える効果があるとされています。

調理のコツ

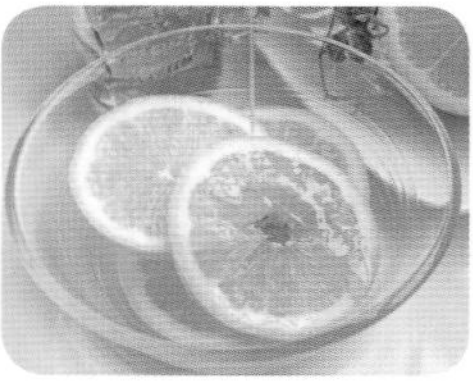

ビタミンや酵素は熱に弱い性質がある。料理に使用する際は、加熱中ではなく、冷めてから加えるとより効果的に栄養を摂取できる。また、はちみつに不足しているビタミンCを合わせるとよい。

使い切り＆お役立ち情報

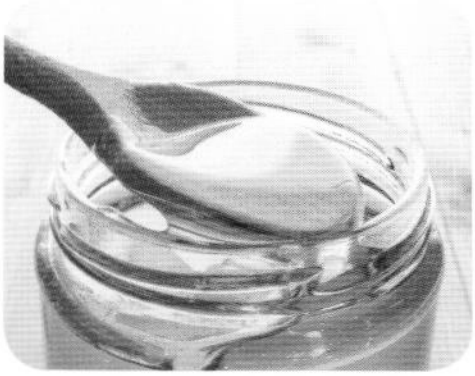

はちみつは生後1歳未満の乳児には与えてはいけない。ボツリヌス菌が含まれており、乳児ボツリヌス症を発症することがある。離乳食などにより腸内環境が整った1歳以上からの摂取とすること。

種類

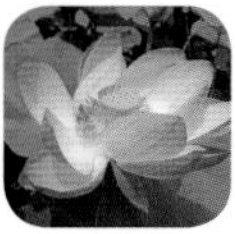

レンゲ

日本を代表する種類で、「はちみつの王様」とも呼ばれる。

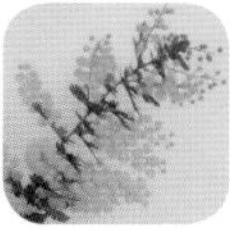

アカシア

淡白な味とやさしい香りが特徴で、結晶しにくい。

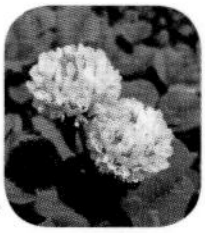

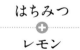

クローバー

世界中でポピュラー。フローラルな香りで、グルコン酸が豊富。

からだによく効く 食べあわせ

はちみつ ＋ トマト

疲労をやわらげる

はちみつの糖分は素早くエネルギーに変化する。これに抗酸化作用のあるリコピン（トマト）を組み合わせ、疲労回復に期待。

はちみつ ＋ レモン

血糖値の抑制

はちみつの果糖は血糖値の上昇を抑える作用がある。抗酸化作用があるビタミンC（レモン）を組み合わせ、免疫力も高める。

旬 7〜9月

⑫

こんぶ

grains / beans / algae

効果
血流改善
骨を丈夫にする
コレステロール改善

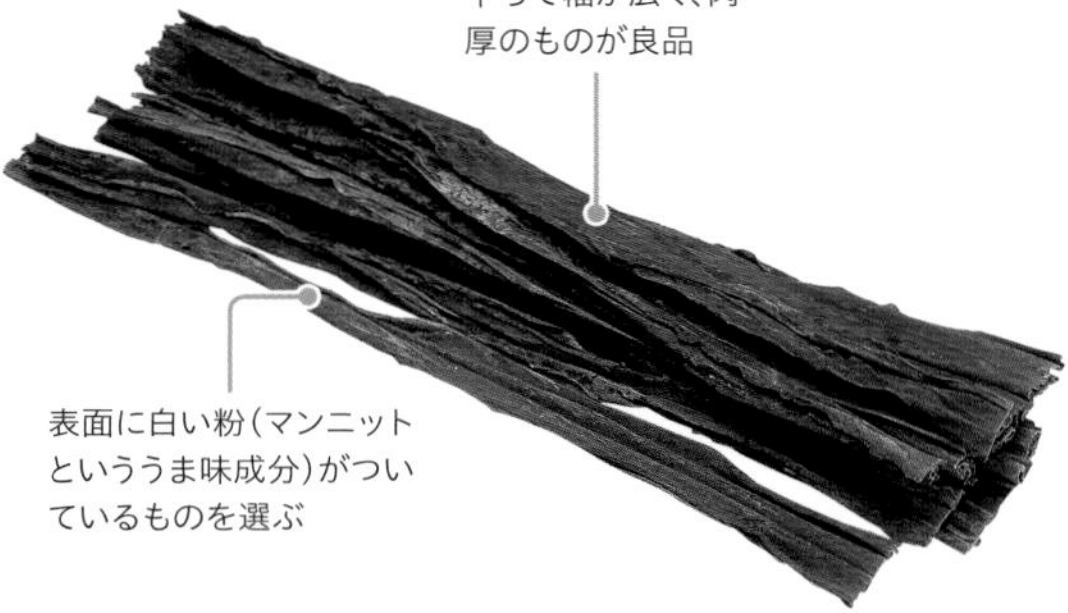
平らで幅が広く、肉厚のものが良品
表面に白い粉（マンニットといううま味成分）がついているものを選ぶ

からだによく効く 食べあわせ

こんぶ ＋ だいず

血流改善

血圧を下げるカリウムとアルギン酸に、血管をしなやかにするたんぱく質（だいず）を組み合わせる。

保存法

湿度の低い場所で保存。

主成分〔可食部100g中〕（まこんぶ 素干し）

エネルギー	146kcal	ビタミンA（β-カロテン）	1,600μg	ビタミンB2	0.31mg
カリウム	6,100mg			食物繊維	32.1g
カルシウム	780mg	ビタミンB1	0.26mg		

海のミネラルが凝縮 血流改善に期待

海水のミネラルがギュッと凝縮されており、特に**カリウムの含有量が多く、血圧低下にはたらきます。**骨を丈夫にするカルシウムも豊富です。また、水に浸すと出るぬめりは、食物繊維のアルギン酸によるもので、コレステロールを下げる作用があります。うま味成分であるグルタミン酸が豊富で、昔からだしに重宝されます。

使い切り&お役立ち情報

「よろこんぶ」という語呂で縁起物とされ、長寿食品としても親しまれる。ミネラルが豊富なことからさまざまな健康効果をもたらすことが理由だと考えられている。

旬 2〜6月

13

わかめ

grains / beans / algae

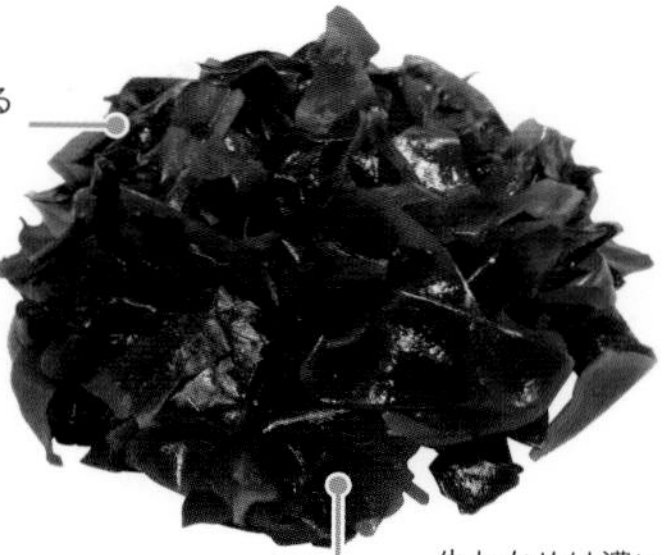

厚く弾力のあるものを選ぶ

生わかめは濃い緑色で、ツヤのあるものが良品

効果
血流改善
腸のはたらき強化
骨を丈夫にする

からだによく効く 食べあわせ

わかめ ＋ たけのこ

血流改善

余分なコレステロールを排泄するアルギン酸に、血液をサラサラに保つ食物繊維（たけのこ）を組み合わせる。

保存法

塩蔵わかめはポリ袋に入れて冷蔵。乾燥わかめは乾燥剤と一緒に密閉して保存。

主成分〔可食部100g中〕（原藻 生）

エネルギー	16kcal	ビタミンC	15mg
カリウム	730mg	食物繊維	3.6g
カルシウム	100mg		

ぬめり成分が血圧上昇を防ぐ

カルシウムやミネラルが豊富で、骨を丈夫にし、血流改善につながる頼もしい食材。食物繊維も豊富なので、便秘解消も期待できます。また、特有の**ぬめり成分は食物繊維のアルギン酸によるもので、余分なナトリウムを排泄して血圧の上昇を防ぐほか、コレステロールを低下させ**、脂質異常症の予防に効果が期待できます。

使い切り＆お役立ち情報

乾燥わかめは黒褐色で、ツヤのあるものが良品。水に戻してから使用するほか、汁物で食感を残したい場合は、お椀にわかめを入れて汁を注ぐ方法もある。

海藻の種類

Seaweed

01.

骨を丈夫にする

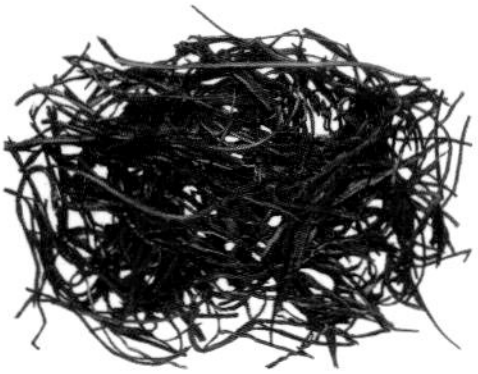

あらめ

若いあらめが食用にされる。カリウムによる血流改善や、カルシウムによる骨を丈夫にすることなどが期待できる。煮物や和え物、サラダなどに利用され、低カロリーの点でも重宝される。

02.

血圧を下げる作用あり

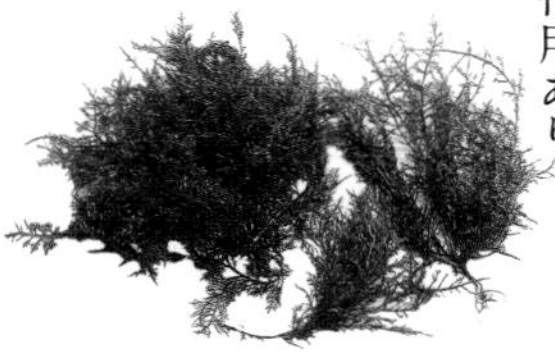

てんぐさ

カリウムやカルシウム、鉄、マグネシウムなどのミネラルが豊富で、血流改善に有効な食材。寒天やところてんなどの加工品を食べることが多く、ダイエット中の食材としても人気がある。

03.

便通をスムーズに

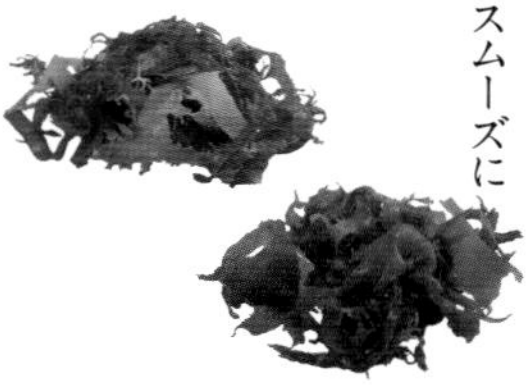

とさか

形が鶏のとさかに似ていることが名前の由来。カルシウムや食物繊維が豊富なので、骨粗しょう症予防や便秘解消が期待できる。赤色や緑色があり、サラダや刺身のつまとして彩りを添える。

04.

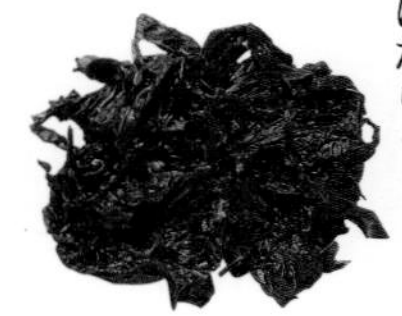

免疫力増強に
はたらく

のり

日本の食卓に欠かせない食品。α-カロテン、β-カロテン、カリウム、カルシウムなどが豊富。カロテンには抗酸化作用、カリウムには血圧低下作用があり、免疫力増強が期待できる。

05.

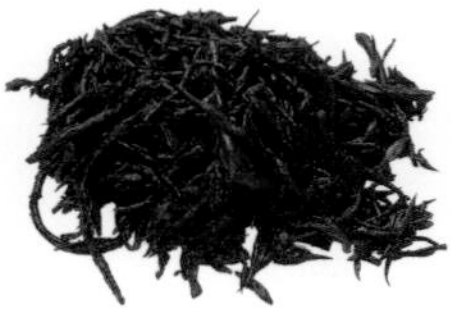

かぜ予防や
美肌づくりに

ひじき

鉄、マグネシウムなどのミネラルを含み、特にカルシウムが豊富で、骨粗しょう症予防が期待できる。ビタミンも豊富で、ビタミンB_2とβ-カロテンはかぜ予防や美肌づくりにはたらく。

06.

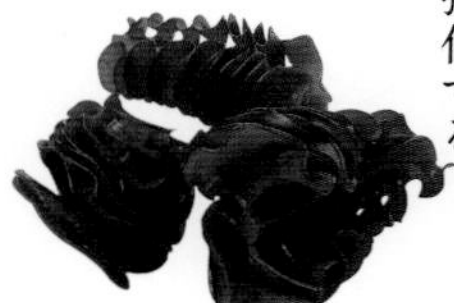

胃のはたらきを
強化する

めかぶ

わかめの根元近くのひだになっている部分。独特のぬめりは、食物繊維のフコイダンとアルギン酸によるもので、免疫機能の向上、胃の粘膜を保護するなどの効果が期待できる。

07.

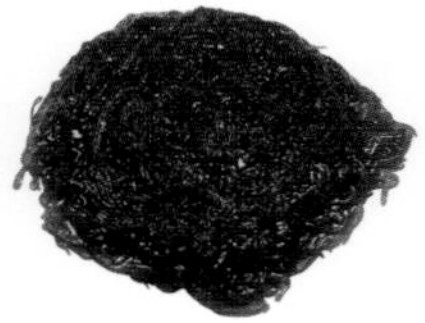

整腸作用に
期待できる

もずく

カルシウムやβ-カロテンが豊富なほか、食物繊維も多く含まれており、腸内から有害物質を排泄するのに有効にはたらく。胃の中で水分を含んでふくらむ性質があることから、ダイエット中の食材としても人気。

用語解説

ア

亜鉛▼P.15参照。

アミノ酸▼たんぱく質の構成要素で、天然のたんぱく質を構成しているアミノ酸は約20種類ある。それ以外のアミノ酸であるタウリンやグルタミン酸などは、機能性成分として注目されている。

アミラーゼ▼アミノ酸のひとつで、新陳代謝を活性化し、疲労回復を促す。アスパラガスや牛肉、豚肉、鶏肉などに含まれる。

アルギン酸▼こんぶやわかめなどの褐藻類に含まれる多糖類で、天然の食物繊維。高血圧予防や、ダイエット効果が期待される。

α-リノレン酸▼脂質の主成分である、不飽和脂肪酸の一種。体内で合成されないため、食材から摂る必要がある必須脂肪酸のひとつで、植物油に多く含まれる。

α-ピネン▼みょうがなどに含まれる独特の香りの精油成分。発汗、呼吸、血液循環などの機能を促す作用がある。

アントシアニン▼ブルーベリーやぶどうなどの植物に含まれる青紫色の色素。目などの機能を向上させる成分として注目されている。

イソフラボン▼だいずをはじめとする、マメ科の植物に多く含まれる機能性成分。女性ホルモンと構造が似ているため、女性ホルモン類似の作用がある。

EPA（エイコサペンタエン酸）▼多価不飽和脂肪酸の一種。血小板を凝集させる物質の生成を抑え、血液をサラサラにする。IPA（イコサペンタエン酸）ともいう。

エリタデニン▼しいたけ特有の成分で、血中の悪玉コレステロール値を下げ、血液をサラサラにする効果がある。

オリゴ糖▼ブドウ糖などの単糖（糖質の最小単位）が数個、結合したもの。腸内環境を整える、免疫力を増強するなどのはたらきが期待できる。

オレイン酸▼脂質を構成している不飽和脂肪酸の一種。オリーブ油などに含まれる。善玉コレステロールを減らさず、悪玉コレステロールを減少させる効果があるとされている。

カ

活性酸素▼呼吸によって体内に取り込まれた酸素の一部が通常の状態よりも活性化されたもの。体内の代謝過程においてさまざまな成分と反応し、過剰になると細胞を傷つけ、疲労や老化の原因となる。

果糖▼別名「フルクトース」。はちみつなどに含まれている糖類の一種。消化吸収されやすく、素早くエネルギーに変わる。

カプサイシン▼とうがらしに含まれる辛味成分で、殺菌効果がある。

ガラクタン▼さといもなどに含まれるぬめりの成分で、食物繊維の一種。コレステロールを低下させ、血流改善にはたらくといわれる。

カリウム▼P.15参照。

カルシウム▼P.15参照。

機能性成分▼からだをつくったり、エネルギーのもとになったりするといった栄養素としてのはたらきに加え、「免疫機能を高める」「神経系や消化器系の機能を調整する」といった生体調整機能を持つ成分。

クエン酸▼果物などに多く含まれる。酸味を呈する有機酸の一種。からだの中ではエネルギー代謝に関与し、疲労を回復させるといわれる。

グルカン▼ブドウ糖を多く含む多糖類の総称で、食物繊維の一種。特にきのこの仲間に含まれるものをβ-グルカンと呼ぶ。

グルコマンナン▼ブドウ糖とマンノースという物質が結合した食物繊維。こんにゃくに含まれている成分として有名。コレステロール低下作用がある。

グルタミン酸▼たんぱく質を構成するアミノ酸の一種で、ストレスを緩和する作用があるといわれている。海藻類や野菜に多く含まれ、うま味成分となる。特にこんぶには多く含まれている。

抗酸化作用▼体内で発生する活性酸素（反応性の高い酸素）は脂質やたんぱく質などのさまざまな生体成分を酸化させて、細胞の機能を低下させ、老化をはじめさまざまな不調を引き起こす。その酸化を抑制する作用のこと。

酵素▼体内での化学反応のスピードを変化させる物質。たんぱく質からなり、それぞれの酵素が特定の化合物にはたらき、消化、吸収、代謝などの仕組みを保っている。

コラーゲン▼たんぱく質の一種で、体内では皮膚や骨に多く含まれている。細胞と細胞をつなぐセメント役をし、細胞をしっかりとつくるはたらきを持つ。魚介類ではフカヒレ、かれい、肉類では豚足などに豊富に含まれている。

コレステロール▼脂質の一種。細胞膜の原料となるなど、欠かせない成分。ただし、LDLコレステロールが多すぎると、動脈壁に沈着・酸化して、動脈硬化などの生活習慣病の原因になる。そのため、LDLコレステロールは、悪玉コレステロールとも呼ばれる。

サ

脂質▼P.14参照。

ショウガオール▼ショウガに含まれる辛味成分。抗菌作用があり、食中毒の予防に効果があるほか、胃酸の分泌を促進させて、消化や吸収を助けるはたらきもある。

食物繊維▼体内で消化されない難消化成分。便秘改善や肥満予防、生活習慣病の予防に役立つといわれている。ただ、摂りすぎると下痢の原因になったり、カルシウムや鉄の吸収を妨げたりすることがある。

セルロース▼小麦やこめなどの穀類の外皮や、豆類、野菜、果物などの植物性食品に多く含まれる食物繊維。便秘解消、腸内善玉菌の増殖などの効果が期待されている。

セレン▼ミネラルの一種。欠乏により、肝障害を生じることが知られているが、魚介類や野菜など多くの食材に含まれているため、通常の食生活であれば不足しにくい。

タ

タウリン▼主に魚介類に含まれるアミノ酸の一種。コレステロール低下作用がある。

炭水化物▼P.12参照。

たんぱく質▼P.10参照。

中鎖脂肪酸▼脂肪酸の一種で、ココナッツなどに含まれる天然成分。エネルギーとして素早く分解される特徴がある。一般的な油に含まれる脂肪酸を長鎖脂肪酸という。

DHA（ドコサヘキサエン酸）▼多価不飽和脂肪酸の一種。生活習慣病の予防や、脳の発育などに効果が期待できる。

鉄▼レバーやひじきなどに多く含まれ、血液の構成成分となり、貧血予防に効果がある。動物性食品のほうが吸収率はよく、植物性食品の場合にはビタミンCと一緒に摂ると、吸収率がアップする。

銅▼魚介類やレバーに多く含まれるミネラルの一種。血液の生成を助け、貧血予防の効果が期待できる。通常の食生活であれば不足する心配はほとんどない。

糖質▼果物や穀物に多く含まれていて、体内でブドウ糖や果糖などに分解され、エネルギーになる。ビタミンB_1と一緒に摂れば、糖質をエネルギーに変えられる。

ナ

ナイアシン▼水溶性ビタミンのひとつで、ビタミンB群の仲間である。糖質をエネルギーに変える際に必要とされる。

ナトリウム▼P.15参照。

乳酸菌▼糖類を発酵して乳酸を生成させる細菌の総称。チーズ、ヨーグルトなどの乳製品の製造に使用される。整腸作用に優れている。

ハ

ビタミン▼P.16参照。

ビタミンB群▼エネルギー代謝にはたらくビタミンB_1、B_2、B_6、ナイアシン、パントテン酸のほか、血流改善に関わるやビタミンB_{12}や葉酸、皮膚の健康維持に作用するビオチンを総称していう。

ビタミンK▼P.16参照。

ビタミンU▼キャベツから発見された成分で、アミノ酸の一種であり、ビタミンの分類には入らない。胃腸の粘膜を守るはたらきがある。

必須アミノ酸▼たんぱく質を構成するアミノ酸のうち、人体で合成できない9種類をいう。イソロイシン、ロイシン、リジン、メチオニン、フェニルアラニン、スレオニン、トリプトファン、バリン、ヒスチジンがあり、健康なからだづくりには欠かせない。

ビフィズス菌▼乳酸菌の一種で、ヨーグルトなどに多く含まれる。整腸作用に優れている。

フィシン▼いちじくに含まれるたんぱく質の分解酵素。食後に摂取すると、肉や魚などの消化を促進してくれる。

フコイダン▼海藻に多く含まれる食物繊維。ぬるぬる成分のもとで、肝機能向上や高血圧予防などの効果が期待されている。

ブドウ糖▼別名をグルコースといい、天然にもっとも多く分布している単糖（最少単位の糖）。もっとも重要なエネルギー源のひとつ。

不飽和脂肪酸▼脂質を構成する脂肪酸の一種。植物油脂や魚に多く含まれ、血中コレステロールを下げるはたらきがある。特にリノール酸、α-リノレン酸、アラキドン酸は必須脂肪酸と呼ばれ、体内では合成できないため食事から摂る必要がある。

β-カロテン▼緑黄色野菜に多く含まれる、カロテノイド（自然界に存在する脂溶性色素）の一種。カロテノイドには何種類かあり、そのうちのいくつか（β-カロテン含む）は体内でビタミンAに変換され、ビタミンAとしてはたらく。具体的には皮膚や粘膜を丈夫にする。

ペクチン▼果物などに多く含まれる食物繊維。水溶性と不溶性があり、不溶性は未熟な果実に含まれ、熟すにしたがって水溶性に変わる。水溶性はコレステロール低下、不溶性は便秘解消などのはたらきが期待されている。

飽和脂肪酸▼脂質を構成する脂肪酸の一種。二重結合を持たない。肉類や乳製品に多く含まれ、中性脂肪や体内で合成するコレステロールの原料にもなる。摂りすぎると肥満やからだの不調の原因になるので注意が必要。

ポリフェノール▼植物が光合成でつくり出す。何千種類とあり、なかでもアントシアニンやカテキンは抗酸化作用を持つため注目されている。

マ

マグネシウム▼P.15参照。

マンガン▼骨の形成に役立つほか、エネルギーの産出にも関係するミネラル。穀類や緑黄色野菜など多くの食材に含まれるため、通常の食生活で不足する心配はほとんどない。

ミネラル▼P.15参照。

ムチン▼オクラやさといもなどに含まれるぬめり成分で、消化器の粘膜を保護し、たんぱく質の消化、吸収を助ける作用がある。

ヤ

有機酸▼酸性の有機化合物。野菜や果物に多く含まれ、酸味や香りのもとになる。

葉酸▼P.17参照。

ラ

リグニン▼ごぼうなどの野菜や、なしなどの果物に含まれる、食物繊維の一種。コレステロール低下作用や整腸作用がある。

リコピン▼リコペンとも呼ばれる。トマトをはじめ、スイカやグレープフルーツに含まれる赤色の脂溶性色素。強い抗酸化作用がある。

リジン▼たんぱく質の構成要素であるアミノ酸のひとつ。その中でも、体内では合成されず、食べ物から摂らなければならない必須アミノ酸に類する。魚介類や肉類に多く含まれている。

リノール酸▼必須脂肪酸のひとつで、コレステロール低下作用がある。高血圧予防の効果があるとされている。大豆油、とうもろこし油、紅花油などの植物油、アボカドやくるみなどにも含まれる。

硫化アリル▼硫黄を含む化合物の一種。たまねぎやにんにくなどに含まれ、刺激臭や辛味のもととなる成分である。ビタミンB_1とともに摂取すると、ビタミンB_1の吸収が促進されるので、疲労回復などに役立つ。

リンゴ酸▼果物に多く含まれる有機酸の一種。

ルチン▼ビタミンCなどとともにはたらき、毛細血管を強くするはたらきがある。そばに多く含まれる。

監修者

三浦理代 （みうら まさよ）

女子栄養大学栄養学部卒業。女子栄養大学食品栄養研究室助手を経て、平成13年より女子栄養大学教授。平成29年3月女子栄養大学定年退職、同年4月より女子栄養大学名誉教授、現在に至る。農学博士、管理栄養士。主な著書に『水産食品栄養学』（共著・技報堂出版）、『食品機能論』（共著、同文書院）、『スタンダード食品学』（共著、アイ・ケイコーポレーション）など。

永山久夫 （ながやま ひさお）

食文化史研究家・西武文理大学客員教授。1934年生まれ。古代から明治時代までの食事復元に長年携わり、NHK大河ドラマでも食膳を再現するなど食文化史研究の第一人者。「チコちゃんに叱られる！」「突撃！カネオくん」（NHK）などに出演するなど、テレビ、ラジオ、講演活動でも活躍中。主な著書に『「和の食」全史　縄文から現代まで 長寿国・日本の恵み』（河出書房新社）、監修書に『歴史ごはん 信長、秀吉、家康たちが食べた料理』（くもん出版）など。本書では「使い切り＆お役立ち情報」内の民間療法、薬膳・漢方に関することを監修。

スタッフ

編集・制作	株式会社スタジオポルト 株式会社オメガ社
本文デザイン	関根千晴（スタジオダンク）
写真提供	株式会社オメガ社
イラスト	平井きわ（p8）
校正	株式会社ぷれす　井上由香理

からだによく効く
食材＆食べあわせ手帖 改訂版

監修者	三浦理代 永山久夫
発行者	池田士文
印刷所	図書印刷株式会社
製本所	図書印刷株式会社
発行所	株式会社池田書店 〒162-0851 東京都新宿区弁天町43番地 電話03-3267-6821（代）／振替00120-9-60072

落丁・乱丁はお取り替えいたします。

ISBN978-4-262-13054-5

20000010